第4版 装具学

日本義肢装具学会 監修

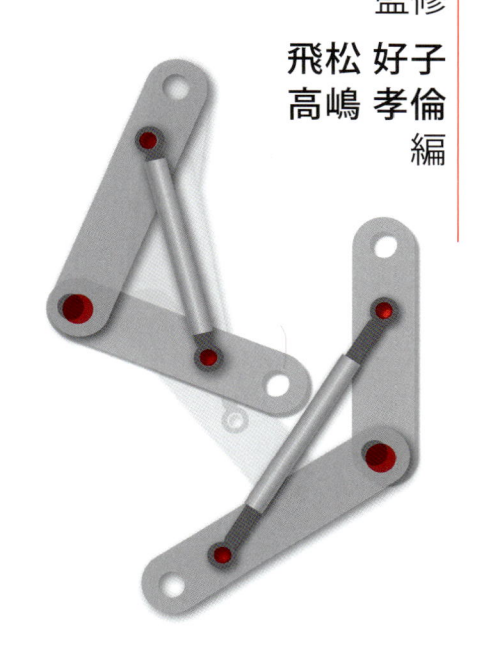

飛松 好子
高嶋 孝倫 編

医歯薬出版株式会社

● 編　者
飛松好子
高嶋孝倫

● 執筆者
飛松好子（とびまつよしこ）	国立障害者リハビリテーションセンター顧問
加賀谷斉（かがやひとし）	藤田医科大学医学部リハビリテーション医学I講座教授
才藤栄一（さいとうえいいち）	藤田医科大学最高顧問，教授
高嶋孝倫（たかしまたかみち）	長野保健医療大学地域保健医療研究センター教授
丸山貴之（まるやまたかゆき）	国立障害者リハビリテーションセンター学院義肢装具学科
芳賀信彦（はがのぶひこ）	国立障害者リハビリテーションセンター自立支援局長
浅見豊子（あさみとよこ）	佐賀大学医学部附属病院リハビリテーション科診察教授
緒方徹（おがたとおる）	東京大学医学部附属病院リハビリテーション科准教授
平岡久忠（ひらおかひさただ）	東京逓信病院整形外科部長・院長補佐
野坂利也（のさかとしや）	北海道科学大学保健医療学部義肢装具学科教授
中村喜彦（なかむらよしひこ）	国立障害者リハビリテーションセンター学院義肢装具学科
栗山明彦（くりやまあきひこ）	人間総合科学大学保健医療学部リハビリテーション学科義肢装具学専攻教育顧問，教授
山室健一（やまむろけんいち）	東京洪誠病院副院長
久野木順一（くのぎじゅんいち）	日本赤十字社医療センター脊椎整形外科顧問
白土修（しらどおさむ）	公立大学法人福島県立医科大学会津医療センター整形外科・脊椎外科学講座教授
大江隆史（おおえたかし）	NTT東日本関東病院院長
松本芳樹（まつもとよしき）	株式会社松本義肢製作所代表取締役社長
三浦俊樹（みうらとしき）	JR東京総合病院副院長
森崎裕（もりざきゆたか）	東京大学医学部附属病院講師
徳田章三（とくだしょうぞう）	徳田義肢製作所代表取締役
飛松治基（とびまつはるき）	湘南中央病院リハビリテーション科医長
根岸和諭（ねぎしかずゆ）	福岡義肢製作所
畑幸彦（はたゆきひこ）	北アルプス医療センターあづみ病院統括院長
矢﨑潔（やさききよし）	目白大学保健医療学部作業療法学科教授

（執筆順）

This book is originally published in Japanese under the title of :
SOUGUGAKU
(Orthotics)

Editor :
TOBIMATSU, Yoshiko
　Adviser, National Rehabilitation Center for Persons with Disabilities
TAKASHIMA, Takamichi
　Professor, Department of Rehabilitation, Nagano University of Health & Medicine

ⓒ 1987 1st ed., 2013 4th ed.

ISHIYAKU PUBLISHERS, INC
　7-10, Honkomagome 1 chome, Bunkyo-ku,
　Tokyo, 113-8612, Japan

第4版の序

　1987年6月に本書が加倉井周一先生を編者として初版されて以来，1990年11月には第2版が，2003年2月には第3版が出版された．飛松好子は第3版から著者の一人に加えていただいたのであるが，そのときに，加倉井周一先生より「後は君に任せるから」といわれ，深く考えもせずに「はい」と答えたことを覚えている．その後，2008年1月に加倉井周一先生はご病気で亡くなられた．生前何かとかわいがっていただいた私は，同じく義肢装具に関わる仕事を専らとするようになっていたが，これも加倉井周一先生のおかげである．

　さて，第3版を出版してから早10年の時が過ぎようとし，そろそろ次の版が欲しいと思い始めたとき，生前の加倉井先生の言葉を思い出した．何とか意志を継ぎたいと思ってはいたが，とても一人では無理である．そこで，義肢装具士であり，国立障害者リハビリテーションセンター学院義肢装具学科主任教官である高嶋孝倫先生にお願いして，一緒に編集をすることとなった．

　このたびの編集の方針は，これまで通り執筆を義肢装具士と医師とで分担し，それぞれの専門性を発揮してもらうこととした．また，それぞれの分野の専門家に分担執筆していただくこととした．そのために個性豊かな文章にあふれ，時には編者の意向を通すこともあって，一部の執筆者の方には，無理をお願いすることにもなった．この場を借りてお詫び申し上げる．一方で，執筆者の個性あふれる文章を生かしたいとも考えたので，統一性のとれていない部分もあろうかと思うが，それぞれの著者の装具にかける思いを感じ取っていただけたら幸いである．

　このように執筆者が多かったので，医歯薬出版編集部には大変ご迷惑をかけた．何度も国立障害者リハビリテーションセンターに足を運んでいただき，編集作業に取り組み，遅い執筆者を励ますなど，編集部の努力があってこそ出版にこぎつけたと言っても過言ではない．編者を代表してお礼申し上げる．

　最後に生前この本の編集に力を注ぎ，第3版までの編集を勤めた加倉井周一先生のご冥福をお祈りするとともに，この版を捧げたいと思う．生前，あまり褒めていただいた覚えはないのだが，ともあれ無事出版にこぎつけることができて安堵している．義肢装具分野の発展と教育に役立てていただけたら幸いである．

2013年1月

編者を代表して
飛松好子

第3版の序

　本書は，義肢装具士の教本として1987年6月に初版，1990年11月に第2版が出版されたが，幸いにも義肢装具士養成校ならびに理学療法士・作業療法士養成校の教科書として多くの人々に愛読されてきた．しかしこの間の装具領域の進歩は著明なものがあり，内容を大幅に改めるべき時期に到達したので第3版に取り組んだ．
　第3版ではこれまでの本書の以下の基本方針を踏襲するとともに，執筆者の大幅な変更を行った．
1)　医師（装具の概念，適応，構成要素，チェックポイント担当）と義肢装具士（製作担当）の共同執筆の形式を遵守する．
2)　装具の種類が多いことと紙面の制約のため，製作法は代表的なもののみを取り上げる．
3)　装具の構成部品は既製品（prefabricated components）を最大限利用する．
4)　用語は「福祉関連機器用語（義肢・装具部門）」JIS T 0101-1997による．
　　また各章で内容を改めた箇所は以下のとおりである．
- 「総論」は全面的に書き直すとともに，Evidence-Based Practice としての装具療法の必要性を強調した．
- 「整形外科靴」では，ドイツ流の整形外科靴の設計，製作法を重点的に取り上げた．
- 「下肢装具」では，新たに股装具，対麻痺装具を加えた．
- 「体幹装具」は全面的に書き直すとともに，側彎症治療装具の現状と問題点に留意した．
- 「上肢装具」では，指装具，手関節装具，小児の手，火傷用スプリント，肘装具を新しく加えた．

本書がわが国の装具学のレベルアップに貢献することを期待してやまない．

2003年2月

加倉井周一

第2版の序

　本書の初版が出たのは1987年6月であったが，その後3年間に幸いにも多くの読者の好評を得て増刷を重ねることができた．この間，技術の進歩もさることながら，義肢装具士法の施行に伴う指定講習会ならびに国家試験も順調に進み，さらには1989年11月のISPO神戸世界大会も成功裏に終わり，わが国の義肢装具のレベルも飛躍的に高まりつつあるといっても過言ではない．

　ところでわが国では，これまで義肢装具に関する書物は数多く刊行されてきたが，装具学というタイトルをつけたのは，本書の姉妹書である義肢学とならんで初めてである．もとより義肢装具は患者・身体障害者に対する応用技術の一つではあるが，正確な義肢装具を作成・適合させるためには医学的知識とならんで，バイオメカニクス，材料学，製作加工法，患者への適合学（man-machin interface）などを集大成する必要があり，これらがきちんと学問的にまとまって初めて高度の製作技術（たとえば諸外国で試みられているCAD/CAMによる装具製作）が実用普及化するものと考えている．このような立場からみると，残念ながらわが国の装具のレベルは下肢装具，一部の体幹装具を除きまだまだ研究を重ねる必要があるように思われる．

　もとより限られたページ数の中に装具学のすべてを網羅することは不可能であるが，初版以来できるだけup-to-dateな内容をコンパクトにまとめる努力をはらってきたつもりである．

　さて改訂第2版では，下記の内容変更を行った．

① 　義肢装具士の誕生に伴うチームアプローチの必要性，採寸・採型など特殊行為制限項目について説明を加えるとともに，日整会，リハ医学会がまとめた義肢装具統一処方箋の変更（これまで1枚であった装具処方箋を，上肢・下肢・体幹装具処方箋に3分割した）について説明した（総論）．

② 　靴のバイオメカニクスに関する章を設けるとともに，臨床的に製作頻度の高いUCBL靴インサートの製作法を加えた（整形靴）．

③ 　金属製短下肢装具の製作法にtibial torsionの概念（Lahneis）を設けるとともに，対麻痺患者に重要なScott-Craig長下肢装具の説明を加えた（下肢装具）．

④ 　さまざまな頸椎装具の生体工学的効果一覧とヨーロッパの側彎症装具の状況を加えた（体幹装具）．

　本書がわが国の装具のレベルアップにささやかな貢献ができることを期待するとともに，今後ともより一層内容の充実をはかっていきたい．

1990年10月

加倉井周一

序

　装具は古くから整形外科の保存療法の有力な手段として，また最近ではリハビリテーション医学の領域で非常に重要な位置を占めているにもかかわらず，必ずしも体系化が十分成されなかったきらいがある．その理由は多々あるが，疾患—機能障害と装具のデザイン，材料，機能との対応が単純な数式ではなく複雑な方程式のように幾つもの回答があることが最大の特徴であり，この点が義肢と大きく異なる所以であろう．

　装具が患者に真に役立つためには，処方する医師ならびに関連スタッフとそれを受けて製作する製作技術者のコミュニケーションが大切であることは言うまでもないことである．製作技術者のレベルを高めるためには義肢装具士の資格制度が必要なことは論をまたないが，永年のわれわれの努力と行政当局の御理解により，この程ようやく義肢装具士の資格制度が正式に発足するはこびになった．今後は義肢装具士に要求されるカリキュラムの検討，すでに業務についている人達に対する経過措置の講習会の開催，ならびに国家試験の実施など多くの事項に対処しなければならない．いずれにせよまず要求されるものは研修のための教本であり，その作成が急がれる次第である．日本整形外科学会・日本リハビリテーション医学会・日本義肢協会・日本義肢装具製作技術者協会の代表者で構成している義肢装具士身分制度推進協議会では，永年資格制度導入の際の具体的な諸問題の検討とあわせて義肢学・装具学の教本の作成についての企画を重ねてきたが，幸いにも医歯薬出版（株）ならびに各執筆者のご協力を得てようやく本書の刊行にいたった次第である．

　わが国ではすでに装具に関する成書は幾つかあるが，製作技術者のための教本はかつて故飯田卯之吉氏の「義肢装具製作教程」のうち義肢編は完成したものの装具については未完のままになっており，今日にいたるまで皆無である．

　今回刊行した本書の狙いは，以下のとおりである．

① 義肢装具士にとって必要な医学の基礎知識（解剖学・patho-mechanics）を分かりやすくまとめた．
② 個々の装具について概念・適応・構成要素ならびにチェックポイントは医師が，製作は装具士が分担し共同執筆の形をとった．
③ 装具の種類が多いことと紙面の制約のために，製作法は代表的なもののみを取り上げざるをえなかったが，読者の便をはかるためにできるだけ多くの図・写真を加えた．
④ 最近の傾向をふまえて，装具の構成部品は既製品（prefabricated components）を最大限利用することを原則とし，個々の部品や材料の説明はできる限り少なくした．また採型・採寸時の注意，陽性モデル修正，アライメント・適合を重視した．
⑤ 用語は「福祉関連機器用語（義肢・装具部門）」JIS T 0101-1986 によった．

　先にも述べたように本書は一義的には装具製作技術者を対象としたものであるが，装具にかかわりのある医師・セラピスト諸氏にもお役に立つものと確信する次第である．内容については十分意をつくしたつもりであるが，ご意見・ご批判をいただければ幸いである．本書がわが国の装具のレベルアップに少しでもお役に立つことができれば編者

としてこれにまさる喜びはない.今後とも各方面の方々のご支援を切に願ってやまない.

1987年6月

加 倉 井 周 一

目次

第4版の序 …………………………………………… iii
第3版の序 …………………………………………… v
第2版の序 …………………………………………… vii
序 …………………………………………………… ix

総論　1

A. 装具・装具療法とは …………………… 1
B. 装具の基本構造 ………………………… 1
C. 装具の基本原則 ………………………… 1
D. 装具の分類 ……………………………… 3
E. 装具の処方 ……………………………… 3
F. 装具の適合判定 ………………………… 5
G. 装具療法における効果判定 …………… 5
H. 装具の支給にかかわる法制度 ………… 6

付表1　上肢装具の分類 …………………… 8
付表2　下肢装具の分類 …………………… 9
付表3　体幹装具の分類 …………………… 10
付表4　上肢装具処方箋（新規・再交付・修理）… 11
付表5　下肢装具処方箋（新規・再交付・修理）… 12
付表6　体幹装具処方箋（新規・再交付・修理）… 13
付表7　補装具の支給体系一覧表 ………… 14

〈飛松好子〉

文　献 ……………………………………… 7

I　靴型装具と足底装具　17

1　総論 …………………………………… 17
A. 足の構造 ………………………………… 17
　1）骨格と関節 …………………………… 17
　2）足部の筋 ……………………………… 18
　3）足部の運動 …………………………… 18
　4）足のアーチ …………………………… 20
　5）足趾の形態 …………………………… 20
B. 足の生理 ………………………………… 20
　1）足部の感覚 …………………………… 20
　2）足部の循環 …………………………… 20
C. 足の成長 ………………………………… 20
D. おもな足部変形と原因 ………………… 21
E. 靴インサートの適応と処方 …………… 24
F. 整形靴の適応疾患と処方 ……………… 24

〈加賀谷斉，才藤栄一〉

2　一般の靴と靴型装具 ………………… 25
A. 概念と用語について …………………… 25

B. 一般靴とも共通する靴の基本構造 …… 25
　1）皮革靴の構造と部品名称 …………… 25
　2）靴の高さ ……………………………… 25
　3）靴の開き ……………………………… 26
　4）靴のサイズ …………………………… 26
C. 靴型 ……………………………………… 26
　1）概念と基本形状 ……………………… 26
　2）底型とつま先形状の決定 …………… 26
　3）靴インサートと一体式の靴型 ……… 27
　4）特殊な靴型形状 ……………………… 27
D. 靴型装具の特殊構造 …………………… 28
　1）靴型装具の構造強度を高める補正 … 29
　2）ヒールの種類と特殊なヒール ……… 30
　3）靴底の補正 …………………………… 31
　4）靴の補高 ……………………………… 32
　5）足底圧分散 …………………………… 33

〈高嶋孝倫〉

E. 靴型装具の材料 ………………………… 34

1) アッパー ……………………… 34
　　2) ライニング，表面材 …………… 34
　　3) 月形しん，先しんなど ………… 34
　　4) シャンク ……………………… 35
　　5) 底　材 ………………………… 35
　　6) 靴インサート ………………… 35
　F. 製作方法 ………………………… 35
　　1) 採型・採寸・トレース ………… 35
　　2) 底型の設計 …………………… 37
　　3) 靴型の製作 …………………… 37
　　4) 靴インサートの製作 …………… 38
　　5) 仮合わせ（適合チェック）…… 38
　　6) アッパーの製作 ……………… 38
　　7) カウンター（月形しん），先しん…… 39
　　8) つり込み ……………………… 40
　　9) シャンクの取り付け ………… 40
　　10) 底付け ……………………… 41
　　　　　　　　　　　　（丸山貴之）
　G. チェックポイント ……………… 41
　　　　　　　　　　　　（芳賀信彦）

3　足底装具 ……………………………… 42
　A. UC-BL シューインサート ……… 42
　　1) 概念と基本構造 ……………… 42

　　2) 製作方法 ……………………… 43
　　　　　　　　　　　　（高嶋孝倫）
　　3) チェックポイント …………… 43
　　　　　　　　　　　　（芳賀信彦）
　B. 除圧を目的とした足底挿板 ……… 43
　　1) 概念と基本構造 ……………… 43
　　　　　　　　　　　　（高嶋孝倫）
　　2) チェックポイント …………… 44
　　　　　　　　　　　　（芳賀信彦）
　C. 外側ウェッジ …………………… 44
　　1) 概　念 ……………………… 44
　　　　　　　　　　　　（高嶋孝倫）
　　2) チェックポイント …………… 44
　　　　　　　　　　　　（芳賀信彦）

4　足趾装具 ……………………………… 45
　A. 適応疾患・症状と目的 ………… 45
　　　　　　　　　　　　（芳賀信彦）
　B. 概念と構造 ……………………… 46
　　1) 外反母趾用装具 ……………… 46
　　2) 槌趾用装具 …………………… 46
　　　　　　　　　　　　（高嶋孝倫）

文　献 …………………………………… 46

II　下肢装具　　　　　　　　　　　49

1　総　論 ……………………………… 49
　A. 下肢の構造 ……………………… 49
　　1) 解剖・機能解剖 ……………… 49
　B. 下肢装具の処方 ………………… 51
　　1) 概　念 ……………………… 51
　C. 下肢のおもな変形 ……………… 52
　　1) 関節可動性に関する変形 …… 53
　　2) 骨形状に関する変形 ………… 53
　　3) 足部や下肢の変形を主体とする疾患… 53
　D. 正常歩行と病的歩行 …………… 55
　　1) 歩行周期 …………………… 55
　　2) 病的歩行 …………………… 55
　　　　　　　　　　　　（浅見豊子）
　E. 下肢装具の分類と構成要素 …… 55
　F. 継手の軸位と要素部品の位置について… 56

　　1) 股継手 ……………………… 56
　　2) 膝継手 ……………………… 58
　　3) 足継手 ……………………… 58
　　4) 関節軸と継手軸の不一致によって生じる現象 ……………………… 58
　G. 下肢装具のメカニクス ………… 58
　　1) 3点固定の原理 ……………… 58
　　2) モーメントのつりあい ……… 59
　　3) 短いレバーアーム …………… 60
　　4) 装具の剛性と強度 …………… 60
　　5) 短下肢装具による自由度の拘束と運動の抑制 ……………………… 61
　　　　　　　　　　　　（高嶋孝倫）

2　短下肢装具 ………………………… 62

- A. 短下肢装具の概念 …………… 62
- B. 構成要素 64
  - 1) 下腿支持部 …………………… 64
  - 2) 足継手 ………………………… 64
  - 3) 足　部 ………………………… 65
  - 4) その他付属品 ………………… 66

（高嶋孝倫）

- C. 適応（疾患と装具） ……………… 66

（浅見豊子）

- D. 金属支柱構造の短下肢装具 …… 66
  - 1) 両側支柱の構造 ……………… 67
  - 2) 金属材料について …………… 67
  - 3) 製作方法 ……………………… 68

（高嶋孝倫）

  - 4) チェックポイント …………… 71

（浅見豊子）

- E. プラスチック短下肢装具 ……… 71
  - 1) 種類と構造 …………………… 71
  - 2) プラスチック材料 …………… 71
  - 3) シューホーン型の製作方法 … 72

（高嶋孝倫）

  - 4) チェックポイント …………… 75

（浅見豊子）

  - 5) その他のプラスチック短下肢装具 … 75
- F. 機能的分類 ……………………… 77
  - 1) 底屈：制限，背屈：フリー，弱い抵抗 … 78
  - 2) 底屈：制動，背屈：フリー … 80
  - 3) 底屈：制動，背屈：抵抗がある … 81
- G. 装具歩行の例 …………………… 82
  - 1) 立脚相初期（踵接地直後） … 82
  - 2) 立脚中期 ……………………… 83
  - 3) 立脚相後半 …………………… 83
  - 4) 遊脚相 ………………………… 83
  - 5) 短下肢装具による立位 ……… 84

（高嶋孝倫）

3　長下肢装具 ……………………… 84

- A. 概念と構成要素 ………………… 84
  - 1) 構成要素のバリエーション … 85
  - 2) 膝継手 ………………………… 85
  - 3) 水平面の軸位について ……… 86
  - 4) 膝当て ………………………… 87

（高嶋孝倫）

- B. 適応（適応疾患と構成要素の関連性） … 87

（緒方　徹）

- C. 両側支柱付長下肢装具の製作方法 …… 88
  - 1) トレース ……………………… 88
  - 2) 採　寸 ………………………… 88
  - 3) 部品のレイアウト …………… 89
  - 4) 支柱・半月の曲げ加工 ……… 89

（高嶋孝倫）

- D. チェックポイント ……………… 89

（緒方　徹）

4　膝装具 …………………………… 90

- A. 概　念 …………………………… 90
  - 1) 異常可動性の抑制 …………… 90
  - 2) 可動域の制限 ………………… 91
  - 3) 変形・拘縮に対する矯正 …… 91
  - 4) 保温と適度な加圧（サポーター） … 92
- B. 構成要素 ………………………… 92
  - 1) 大腿支持部，下腿支持部 …… 92
  - 2) 膝継手 ………………………… 93
  - 3) 膝当て，膝パッド，ストラップ類 … 93
  - 4) サポーター …………………… 93

（高嶋孝倫）

- C. 膝装具の適応疾患 ……………… 93
  - 1) 膝不安定性 …………………… 93
  - 2) 膝蓋骨脱臼・亜脱臼 ………… 94
  - 3) Osgood-Schlatter 病 ………… 95
  - 4) 変形性膝関節症（osteoarthrosis of the knee；膝 OA） …………… 96
- D. チェックポイント ……………… 96

（平岡久忠）

5　股装具 …………………………… 96

- A. 概　念 …………………………… 96
- B. 構成要素 ………………………… 97
- C. 特殊な股装具 …………………… 97
  - 1) SWASH（standing walking and sitting hip orthosis） ………… 97
  - 2) ツイスター …………………… 97

（高嶋孝倫）

D. 適応（適応疾患と構成要素の関連性）… 98
E. チェックポイント …………………… 98
　　　　　　　　　　　　　　（緒方　徹）

6　免荷装具 ……………………………… 98
A. PTB 免荷装具 …………………………… 98
　1）基本構造と構成要素 ……………… 98
　　　　　　　　　　　　　　（野坂利也）
　2）適応（適応疾患と構成要素の関連性）… 98
　3）チェックポイント ………………… 98
　　　　　　　　　　　　　　（緒方　徹）
B. 坐骨支持免荷装具 ……………………… 99
　1）基本構造と構成要素 ……………… 99
　　　　　　　　　　　　　　（野坂利也）
　2）適応（疾患と装具）……………… 100
　3）チェックポイント ……………… 100
　　　　　　　　　　　　　　（緒方　徹）

7　骨盤帯長下肢装具 ………………… 100
A. 基本構造と構成要素 ………………… 100
　1）骨盤帯 …………………………… 100
　2）股継手 …………………………… 101
　　　　　　　　　　　　　　（高嶋孝倫）
B. 適応（疾患と装具）………………… 101
　　　　　　　　　　　　　　（緒方　徹）

8　対麻痺用装具 ……………………… 101
A. 基本構造と構成要素 ………………… 101
　1）両長下肢装具 …………………… 101
　2）骨盤帯長下肢装具 ……………… 101
　3）パラウォーカー ………………… 102
　4）RGO（reciprocating gait orthosis）… 102
　5）内側股継手 ……………………… 103
　6）hybrid assistive system（HAS）…… 104
　7）立位保持用装具（スタビライザー）… 104
　8）パラポジウム …………………… 104
　　　　　　　　　　　　　　（高嶋孝倫）
B. 適応（疾患と装具）………………… 105
　　　　　　　　　　　　　　（緒方　徹）

9　先天性内反足の装具 ……………… 105
A. 内反足の装具療法と装具の目的 …… 105
B. デニスブラウン装具 ………………… 106
　1）概念と適応 ……………………… 106
　　　　　　　　　　　　　　（芳賀信彦）
　2）構　造 …………………………… 106
　3）製　作 …………………………… 107
C. その他の内反足装具 ………………… 107
　1）靴型装具 ………………………… 107
　　　　　　　　　　　　　　（中村喜彦）

10　先天性股関節脱臼装具 …………… 107
A. 概念と適応（治療概念と装具療法）…… 107
　　　　　　　　　　　　　　（芳賀信彦）
B. 種類と構造 …………………………… 107
　　　　　　　　　　　　　　（中村喜彦）
C. チェックポイント …………………… 109
　　　　　　　　　　　　　　（芳賀信彦）

11　ペルテス病装具 …………………… 109
A. 基本構造と構成要素 ………………… 109
　1）トライラテラル型（Tachdjian 型）… 109
　2）改良型ポーゴスティック型 …… 109
　3）西尾式外転免荷装具 …………… 109
　4）SPOC 装具 ……………………… 110
　5）スコティッシュライト型（アトランタ型）………………………………… 110
　6）股外転装具 ……………………… 110
　7）トロント型 ……………………… 111
　8）ニューイントン型 ……………… 112
　9）バチェラー型 …………………… 112
　　　　　　　　　　　　　　（高嶋孝倫）
B. 適応（治療概念と装具療法）……… 112
C. チェックポイント …………………… 113
　　　　　　　　　　　　　　（芳賀信彦）

文　献 ……………………………………… 113

III 体幹装具

1 総論 ……………………………………… 117
- A. 体幹の構造 …………………………… 117
  - 1) 体幹の骨性要素 ………………… 117
  - 2) 体幹の筋肉 ……………………… 117
- B. 体幹のランドマーク ………………… 117
- C. 体幹の運動 …………………………… 118
  - 1) 頸部の運動 ……………………… 118
  - 2) 体幹の運動 ……………………… 120
- D. 脊柱にかかる荷重 …………………… 120
- E. 体幹装具の処方 ……………………… 121
  （飛松好子）
- F. 体幹装具の分類と構成要素 ………… 121
  - 1) 骨盤帯（pelvic band） ………… 121
  - 2) 胸椎バンド（thoracic band） … 122
  - 3) 支柱（uprights） ……………… 122
  - 4) 肩甲間バンド（interscapular band）… 123
  - 5) 腹部前当て（abdominal support）… 124
  （栗山明彦）

2 頸椎装具 ………………………………… 124
- A. 概念と分類 …………………………… 124
  （栗山明彦）
- B. 適応（疾患と装具） ………………… 124
  - 1) 変性疾患 ………………………… 124
  - 2) 外傷保存療法 …………………… 124
  - 3) 頸椎術後 ………………………… 124
  （山室健一）
- C. 構造 …………………………………… 125
  - 1) 頸椎カラー（cervical collar） … 125
  - 2) ワイヤーフレーム式（wire collar）… 126
  - 3) フィラデルフィアカラー（Philadelphia collar） ………………………… 126
  - 4) 支柱式（post appliances） …… 126
  （栗山明彦，山室健一）

3 頸胸椎装具 ……………………………… 127
- A. 概念と分類 …………………………… 127
  （栗山明彦）
- B. 適応（疾患と装具） ………………… 127
  （山室健一）
- C. 構造 …………………………………… 127
  - 1) モールド式（molded type） …… 127
  - 2) SOMIブレース（sterno occipital mandibular immobilizer brace） …… 128
  - 3) ヘイロー装具（Halo brace） …… 129
  （栗山明彦，山室健一）

4 胸腰仙椎装具 …………………………… 129
- A. 概念と分類 …………………………… 129
  （栗山明彦）
- B. 適応（疾患と装具） ………………… 129
  （飛松好子）
- C. 構造 …………………………………… 130
  - 1) 軟性コルセット（thoraco lumbo sacral corset） …………………… 130
  - 2) テイラー型（Taylor type） …… 131
  - 3) ナイトテイラー型（Knight-Taylor type） …………………………… 131
  - 4) スタインドラー型（Steindler type）… 131
  - 5) モールド式（molded type） …… 132
  - 6) ジュエット型（Jewett type） … 133
  （栗山明彦，飛松好子）

5 腰仙椎装具 ……………………………… 133
- A. 概念と分類 …………………………… 133
  （栗山明彦）
- B. 適応と構造 …………………………… 133
  - 1) 軟性コルセット（lumbo sacral corset） ………………………… 133
  - 2) チェアバック型（chairback type）… 134
  - 3) ナイト型（Knight type） ……… 135
  - 4) ウィリアムス型（Williams type） …… 136
  - 5) モールド式（molded type） …… 137
  （栗山明彦，久野木順一）

6 仙腸装具 ………………………………… 137
- A. 概念と分類 …………………………… 137
  （栗山明彦，久野木順一）

7 側弯症装具 ……………………………… 138

A. 側弯症装具の概念と分類 ………… 138
 1）側弯症装具の種類 ……………… 138
        （中村喜彦）
 2）側弯症治療における装具療法 ……… 138
        （白土　修）
B. ミルウォーキー型 ………………… 140
 1）概念と構造 ……………………… 140
        （中村喜彦）
 2）適応（疾患と装具）…………… 142
 3）チェックポイント ……………… 142
        （白土　修）

C. アンダーアーム型 ………………… 143
 1）概　念 …………………………… 143
        （中村喜彦）
 2）適応（疾患と装具）…………… 144
        （白土　修）
 3）構造と製作 ……………………… 145
        （中村喜彦）
 4）チェックポイント ……………… 146
        （白土　修）
文　献 ……………………………………… 146

Ⅳ　上肢装具　　149

1　総　論 …………………………… 149
A. 上肢・上肢帯の構造と機能 ……… 149
 1）上肢帯の大きな可動域 ………… 149
 2）肘関節，前腕，手関節 ………… 149
B. 手の構造と機能 …………………… 150
C. 手がその機能を十分に発揮できるために必要なこと ……………………… 151
 1）指が十分に可動するのに必要なこと … 151
 2）手における腱の特徴 …………… 152
D. 母指の特色 ………………………… 153
 1）CM 関節の構造 ………………… 153
 2）母指を作動させる筋 …………… 153
 3）母指の可動域 …………………… 153
E. 手の内在筋 ………………………… 153
 1）骨間筋 …………………………… 153
 2）虫様筋（lumbrical muscle）…… 153
 3）lateral band と鷲手変形 ……… 154
 4）lateral band とボタン穴変形 … 154
F. 手の知覚と神経支配 ……………… 154
G. その他の機能解剖 ………………… 154
 1）手根骨の概説 …………………… 154
 2）CM 関節の可動性 ……………… 155
 3）指の長さの意味 ………………… 155
 4）PIP 関節角度と DIP 関節の動きの調和 …………………………… 155
 5）指 PIP 関節の構造と病理 ……… 156
 6）指 MP 関節の構造と病理 ……… 156
H. 手における軟部組織損傷治療の困難さ … 157

 1）損傷された腱の治癒 …………… 157
 2）腱損傷治癒の進歩と課題 ……… 157
I. 上肢装具の処方 …………………… 157
        （大江隆史）
J. 上肢装具の分類と構成要素 ……… 159
K. 上肢装具のメカニクス …………… 159
        （野坂利也）

2　指装具 ……………………………… 160
A. DIP 関節 …………………………… 160
 1）概念と構造 ……………………… 160
        （松本芳樹）
 2）適応（疾患と装具）…………… 161
 3）チェックポイント ……………… 161
        （三浦俊樹）
B. PIP 関節 …………………………… 161
 1）概念と構造 ……………………… 161
        （松本芳樹）
 2）適応（疾患と装具）…………… 162
 3）チェックポイント ……………… 163
        （三浦俊樹）
C. MP 関節 …………………………… 163
 1）概念と構造 ……………………… 163
        （松本芳樹）
 2）適応（疾患と装具）…………… 164
 3）チェックポイント ……………… 164
        （三浦俊樹）
D. 屈曲ダイナミックスプリント（屈曲補助装具）…………………………… 164

1）概念と構造 …………………… *164*
　　　　　　　　　　　　　（松本芳樹）
　　2）適　応 …………………………… *164*
　　3）チェックポイント ……………… *165*
　　　　　　　　　　　　　（森崎　裕）
　E. 母指IP関節 ……………………… *165*
　　1）概念と構造 …………………… *165*
　　　　　　　　　　　　　（松本芳樹）
　　2）適応（疾患と装具）…………… *165*
　　3）チェックポイント ……………… *166*
　　　　　　　　　　　　　（三浦俊樹）
　F. 母指MP関節 ……………………… *166*
　　1）概念と構造 …………………… *166*
　　　　　　　　　　　　　（松本芳樹）
　　2）適応（疾患と装具）…………… *166*
　　3）チェックポイント ……………… *166*
　　　　　　　　　　　　　（三浦俊樹）
　G. 母指CM関節 ……………………… *167*
　　1）概念と構造 …………………… *167*
　　　　　　　　　　　　　（松本芳樹）
　　2）適応（疾患と装具）…………… *167*
　　3）チェックポイント ……………… *167*
　　　　　　　　　　　　　（三浦俊樹）

3　手関節装具 ……………………… *168*
　A. 手背屈保持装具 ………………… *168*
　　1）概念と適応 …………………… *168*
　　　　　　　　　　　　　（大江隆史）
　　2）種類と構造 …………………… *168*
　　　　　　　　　　　　　（松本芳樹）
　　3）チェックポイント ……………… *169*
　　　　　　　　　　　　　（大江隆史）
　B. 伸展ダイナミックスプリント（伸展補助
　　装具）…………………………………… *169*
　　1）概念と構造 …………………… *169*
　　　　　　　　　　　　　（松本芳樹）
　　2）適応（疾患と装具）…………… *169*
　　3）チェックポイント ……………… *170*
　　　　　　　　　　　　　（森崎　裕）
　C. 屈筋腱縫合後に対するスプリント …… *170*
　　1）概念と構造 …………………… *170*
　　　　　　　　　　　　　（松本芳樹）
　　2）適　応 …………………………… *170*
　　3）チェックポイント ……………… *171*
　D. 関節リウマチのスプリント …… *171*
　　1）適　応 …………………………… *171*
　　2）チェックポイント ……………… *171*
　　　　　　　　　　　　　（森崎　裕）

4　対立装具 ………………………… *171*
　A. 短対立装具 ……………………… *171*
　　1）概念と種類 …………………… *171*
　　　　　　　　　　　　　（徳田章三）
　　2）適応（疾患と装具）…………… *172*
　　3）チェックポイント ……………… *172*
　　　　　　　　　　　　　（飛松治基）
　B. 長対立装具 ……………………… *173*
　　1）概　念 …………………………… *173*
　　　　　　　　　　　　　（徳田章三）
　　2）適応（疾患と装具）…………… *173*
　　　　　　　　　　　　　（飛松治基）
　　3）構造と製作（ランチョ型）…… *173*
　　4）対立装具の付属品 …………… *174*
　　　　　　　　　　　　　（徳田章三）
　　5）チェックポイント ……………… *179*
　　　　　　　　　　　　　（飛松治基）

5　把持装具 ………………………… *179*
　A. 概　念 …………………………… *179*
　　　　　　　　　　　　　（根岸和諭）
　B. 適　応 …………………………… *179*
　　　　　　　　　　　　　（飛松治基）
　C. 構造と種類 ……………………… *179*
　　1）構　造 …………………………… *179*
　　2）種　類 …………………………… *182*
　　　　　　　　　　　　　（根岸和諭）
　D. チェックポイント ……………… *184*
　　　　　　　　　　　　　（飛松治基）

6　肘装具 …………………………… *184*
　A. 概念と適応 ……………………… *184*
　　1）概　念 …………………………… *184*
　　2）適　応 …………………………… *184*
　　　　　　　　　　　　　（畑　幸彦）

目次　*xvii*

B. 構　造 …………………………… *185*
　　　　　　　　　　　　　　（松本芳樹）

7　肩装具 …………………………… *186*
　A. 肩外転装具 …………………………… *186*
　　1）概念と構造 …………………………… *186*
　　　　　　　　　　　　　　（松本芳樹）
　　2）適　応 …………………………… *186*
　　3）チェックポイント …………………………… *186*
　B. 肩甲骨保持装具 …………………………… *186*
　　1）適　応 …………………………… *186*
　　2）チェックポイント …………………………… *186*
　C. 反復性肩関節前方脱臼用装具 …………………………… *187*
　　1）適　応 …………………………… *187*
　D. 肩鎖関節脱臼用装具 …………………………… *188*
　　1）適　応 …………………………… *188*
　E. アームスリング …………………………… *188*
　　1）適　応 …………………………… *188*
　　2）チェックポイント …………………………… *188*
　　　　　　　　　　　　　　（畑　幸彦）

8　上肢の骨折用装具 …………………………… *188*
　A. 上腕骨骨幹部骨折 …………………………… *188*
　　1）適　応 …………………………… *188*
　　2）チェックポイント …………………………… *188*
　B. 橈骨遠位端骨折 …………………………… *190*
　　1）適　応 …………………………… *190*
　　2）チェックポイント …………………………… *190*
　　　　　　　　　　　　　　（畑　幸彦）
　C. 前腕回内外拘縮に対する装具 …………………………… *190*
　　1）概念と構造 …………………………… *190*
　　　　　　　　　　　　　　（松本芳樹）

9　自助具とスプリント …………………………… *191*
　A. スプリント …………………………… *191*
　　1）概　念 …………………………… *191*
　　2）種類と構造 …………………………… *192*
　B. BFO …………………………… *193*
　C. 自助具 …………………………… *194*
　　1）概　念 …………………………… *195*
　　2）自助具の目的と自助具 …………………………… *195*
　　3）自助具の条件 …………………………… *195*
　　4）スプリントと自助具 …………………………… *197*
　　　　　　　　　　　　　　（矢﨑　潔）

文　献 …………………………… *198*

索　引 …………………………… *201*

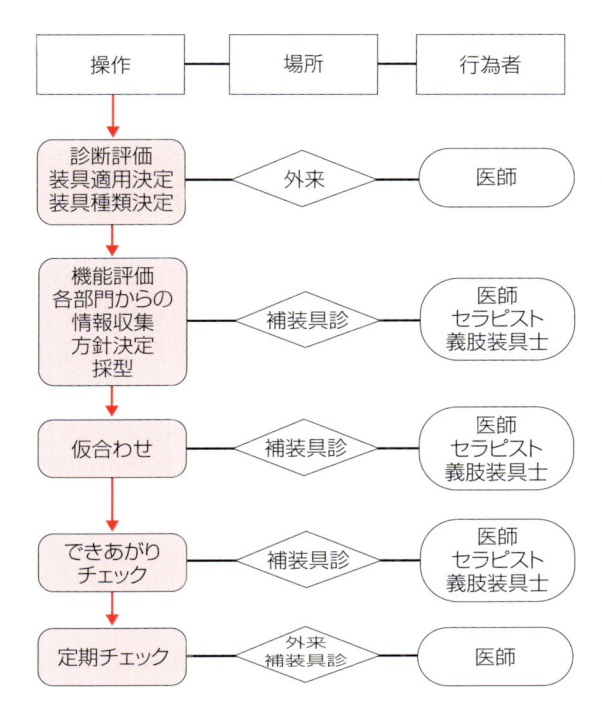

図7 装具の処方からできあがり，その後の経過観察の流れ
(陣内一保・安藤徳彦・伊藤俊之編集：子供のリハビリテーション医学．医学書院，1999．一部改変)

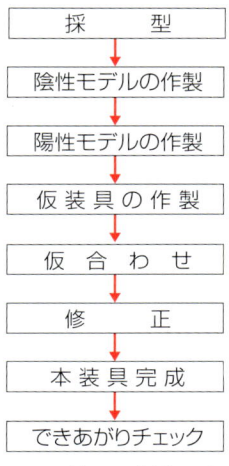

図8 装具の製作工程

医師，義肢装具士，セラピストが出席するが，必要に応じて看護師，ケースワーカーも出席する．そこで患者の機能評価が行われ，各部門間で意見交換が行われる．医師はリハビリテーション過程における患者の医学管理とリハビリテーションプログラム管理を行う．リハビリテーションプロセスにおける装具の必要性を説明し，その身体への影響を予想する．理学療法士，作業療法士は，リハビリテーション過程における装具の必要性とその効果について理解し，装具を使った訓練とその使用法についても指導する．効果，見込みについて他のスタッフに情報をもたらす．看護師は医師とともに健康管理をするとともに，日常生活における装具の着脱訓練と装具の管理指導を行う．義肢装具はときに患者の心理的抵抗感から拒否されることがある．心理士は患者の心理状態に関して検査を行い，その結果をスタッフに伝え，心理的側面を把握する．ケースワーカーは装具にかかわる社会資源などの情報を患者にもたらす．義肢装具士は装具のリハビリテーションにおける役割を理解し，また患者の心理的側面を含めて理解し，素材の選択と製作を行う．

方針が決まれば義肢装具士は採型を行い製作に取りかかる（図8）．完成までの途中に仮合わせが行われる．仮合わせは補装具診で行われ，仮の装具をつけてその効果を観察し，適合性について検査する（表6）．最終チェックの際にも補装具診が開かれる．

整形外科術後療法，あるいは治療過程において必要となった装具の処方の場合には，医師の判断と責任において処方が出され，義肢装具士に条件を伝える．仮合わせ，できあがりチェックは同じように行われる．

F. 装具の適合判定

仮合わせ，できあがりに際してチェックすべき項目は一般的なものから特異的なものまで多岐にわたる（表6）．疼痛など感覚障害の有無や，高次脳機能障害のある場合にフィードバックされない項目に注意する．

G. 装具療法における効果判定

術後の局所安静のための装具装用などの場合を除き，装具療法の効果を実証的に判断するためには運動の観察が必要である．運動の評価法には表

7のようなものがある．運動評価の観点としてそのパターン，働く力，運動の速さ，身体活動としてどのようなことが起こっているかという観点から測定される．装具とは生体に力を及ぼすものであり，装具の装着によってなんらかの運動の変化が生じているはずである．それゆえ実証に基づく装具療法を行うためには運動の計測が必要となる．装具の効果を知るためには比較の対象が必要である．

また装具療法の効果は，単に身体局所の運動の制御が効果的に行われたか否かということのみならず，機能の階層ごとにその効果について判定されなければならない（図9）．帰結とは最終的な効果判定である．帰結の効果判定には2つの軸があり，1つは機能状態であり，他の1つは社会参加の観点から判定される．機能状態を図るものとしては，歩行，ADL（日常生活活動）の測定があげられる．歩行の計測には，先にあげた歩行速度やパターン観察の他，歩行の生活における有用性を測るHofferの分類（表8）があげられる．ADL測定の尺度にはADLの指標としてのバーセルインデックス[7]やFIM（Functional Independence Measure；機能的自立測定尺度）[8]がある（表9）．参加を制限するものをハンディキャップという．ハンディキャップの尺度としてはCHART[9]があり，日本語正式版がつくられている[10]．またQOLを測るものとしては，一般的なものの代わりに，医学の領域では健康関連QOLが用いられる．健康関連QOLを測る尺度としてどの疾患にも適用される一般的なものとしてはSF 36がある[11]．

H. 装具の支給にかかわる法制度

補装具の支給に関する制度としては社会保障制度のうち医療保障と社会福祉によるものとがある．

医療保障で支給される場合の装具は治療用装具である．医療保険は大きく被用者保険と国民保険とに分けられる．日本は国民皆保険制度であり，国民はなんらかの医療保険に属している．医療機関を受診した場合には医療給付が行われるが，装具に対する給付は治療材料として支払われ，採型をした場合には義肢装具採型法として診療報酬が

表6　装具の適合判定

- 長さは適当か
  中足趾節間関節，中手指節間関節は覆われているか，または十分露出されているか，上前腸骨棘は覆われているか
  関節運動を制御するだけの十分な長さがあるか
  体幹装具の場合，座ったとき鼠径部に食い込まないか
- 末梢神経，血管を圧迫することはないか
  橈骨神経，尺骨神経，腓骨神経など
- 骨突出部は当たらないか
  外果，内果，第5中足骨頭など
- 身体の起伏に沿っているか
  踵部，下腿部，体幹など
- 関節を動かしたとき装具がずれることはないか
  身体関節軸と装具継手軸の一致
- 痛み，不快感はないか
- 継手の可動範囲，条件は処方どおりか
- カフ，バンドの位置，幅は妥当か
- プラスチック製の場合，厚さとトリムラインは妥当か

表7　運動の評価

運動要素	測定尺度　基準	単位	測定機器
運動パターン	正常運動 発達尺度	時間，長さ 正常運動からの変移 疾患特異的パターンの有無 発達年齢	運動解析装置，時計等
働く力	力 モーメント	kgw, N, Nm 等	床反力計，運動解析装置等
速さ		m/min 等	時間，距離測定機器
身体活動	筋活動量，関節角度	比，角度	筋電計，関節角度計等

図9 機能的健康状態包括的尺度

表8 歩行能力の分類（Hofferに準ずる）

1. community ambulator
   a．独歩群：戸外，室内とも歩行可能で杖不要
   b．杖歩行群：戸外，室内とも歩行可能なるも杖必要
2. household ambulator
   社会的活動に杖歩行と車いす移動を併用
3. non-functional ambulator
   訓練時のみ杖歩行可能で，その他は車いす使用
4. non ambulator
   移動にはすべて車いすを要す

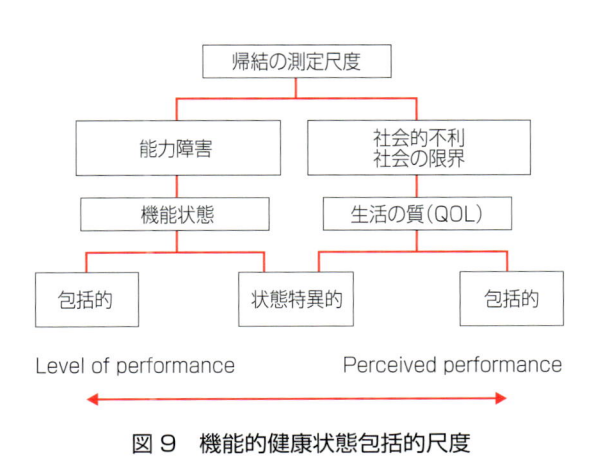

表9 装具療法の帰結の尺度

機能評価	10m最大歩行速度
	各歩行パラメータ
	Hofferの歩行分類
	日常生活活動（ADL）
	基本的　バーセルインデックス
	FIM
	道具的　老研式活動能力指標
	Frenchay Activities Index (FAI)[12]
社会参加評価	ハンディキャップ　CHART
	健康関連QOL　　　SF 36

支払われる．

症状が固定した後，障害者の生活に必要なものとして装具が支給される場合には，障害者総合支援法（2013年4月1日施行）に基づいて補装具費が支給される[12]．

労災によるものは労災保険から，生活保護の場合には生活保護のうちの医療扶助として支払われる．なお2001年より施行が開始された介護保険法では装具は支給されない．福祉用具の貸与または購入資金の援助が行われる．

（飛松好子）

―― 文　献 ――

1) 加倉井周一，初山泰弘，渡辺英夫編：新編装具治療マニュアル．医歯薬出版，2000．
2) Mindy Aisen編，中村隆一監訳：神経内科リハビリテーションにおける装具学．医歯薬出版，1995．
3) 陣内一保，安藤徳彦，伊藤俊之編集：子供のリハビリテーション医学．医学書院，1999．
4) 中村隆一：義肢装具のチェックポイント．第6版，医学書院，2003，p 27．
5) Christiane Gauthier-Gagnon, Marie-Claude Grise : Tool for Outcome Measurement in Lower Limb Amputee Rehabilitation. Institute de Readaptation de Montriol, Canada, 2001.
6) 岩谷　力：二分脊椎．泌尿器外科，**1** : 707-713, 1988.
7) Mahoney FI, Barthel DW : Functional evaluation ; the Barthel Index. *Maryland State Med J*, **14** : 61-65. 1965.
8) Granger CV et al : Guide for the use of the uniform data set for medical rehabilitation. Uniform Data System for Medical Rehabilitation Project Office of the Buffalo State University, New York, 14203, USA.
9) Whiteneck GC, Charlifue SW, Gerhart KA et al : Quantifying handicap. A new measure of longterm rehabilitation outcome. *Arch Phys Med Rehabil*, **73** : 519-526, 1992.
10) 熊本圭吾，岩谷　力，飛松好子・他：CHART日本語版の作成．総合リハ，**30** : 249-256, 2002.
11) 福原俊一，鈴鴨よしみ編著：健康関連QOL SF-36日本版マニュアル Version 1, 2．パブリックヘルスリサーチセンター，2001．
12) Holbrook M, Skilbeck CE : An activities index for use with stroke patients. *Age and Aging*, **12** : 166-179, 1983.

付表1　上肢装具の分類

装具JIS用語（JIS T 0101-1986改正）	ISO
• IP屈曲補助装具 • IP伸展補助装具 •　　〃　　（コイルスプリング式） •　　〃　　（針金枠式） • 指固定装具	FO；finger orthosis
• MP屈曲補助装具 • MP伸展補助装具 • 手関節指固定装具 　　プラットホーム型 　　サンドイッチ型 　　パンケーキ型	HdO；hand orthosis WHFO；wrist-hand-finger orthosis
• 短対立装具（ランチョ型，エンゲン型など） （• 把持装具） 　　把持装具（指駆動式） 　　　〃　　（指駆動補助式）	HdO；hand orthosis
• 長対立装具（ランチョ型，エンゲン型など）	WHO；wrist-hand orthosis
• 手関節装具 　　手関節背屈装具 　　手関節背側支持装具 　　トーマス型懸垂装具 　　オッペンハイマー型装具	WHO；wrist-hand orthosis
• 把持装具 　　把持装具（手関節駆動式） 　　　〃　　（つめ車式） 　　　〃　　（肩駆動式） 　　　〃　　（体外力源式）	WHO；wrist-hand orthosis
• 肘装具 　　肘固定装具 　　肘装具（体外力源式）	EO；elbow orthosis
• 肩装具 　　肩外転装具 　　肩甲骨保持装具 　　懸垂装具 　　腕つり	SO；shoulder orthosis
• 機能的上肢装具	SEWHO；shoulder-elbow-wrist-hand orthosis
• BFO	

付表2　下肢装具の分類

装具 JIS 用語（JIS T 0101-1986 改正）	ISO
• 足装具 　　｛靴インサート 　　　ふまず支え	FO；foot orthosis
• 整形靴（靴型装具） 　　｛短靴 　　　チャッカ靴 　　　半長靴（編上靴） 　　　長靴	
• 短下肢装具 　　｛短下肢装具（両側支柱付） 　　　　〃　　　（片側支柱付） 　　　　〃　　　（らせん状支柱付） 　　　　〃　　　（両側ばね支柱付） 　　　　〃　　　（後方板ばね支柱付） 　　　プラスチック短下肢装具 　　　短下肢装具（プラスチック製靴インサート付） 　　　PTB 短下肢装具	AFO；ankle-foot orthosis
• 膝装具 　　｛膝装具（スウェーデン式） 　　　プラスチック膝装具 　　　膝装具（軟性）	KO；knee orthosis
• 長下肢装具 　　｛長下肢装具（両側支柱付） 　　　　〃　　　（片側支柱付） 　　　坐骨支持長下肢装具 　　　機能的長下肢装具（UCLA 式） 　　　プラスチック長下肢装具	KAFO；knee-ankle-foot orthosis
• 股装具 　　　股内・外転装具（蝶番式） • ペルテス病装具 　　｛トロント型，三辺形ソケット式，ポーゴスチック型など • 先天股脱装具 　　｛リーメンビューゲル型，フォンローゼン型，バチェラー型，ローレンツ型，ランゲ型など	HpO；hip orthosis
• 骨盤帯膝装具 • 脊椎膝装具	HKO；hip-knee orthosis
• 骨盤帯長下肢装具 • 骨盤帯 • ツイスタ付長下肢装具 • 脊椎長下肢装具	HKAFO；hip-knee-ankle-foot orthosis

付表3　体幹装具の分類

装具 JIS 用語（JIS T 0101-1986 改正）	ISO
• 仙腸装具 • 仙腸ベルト	SIO ; sacro-illiac orthosis
• 腰仙椎装具 　腰仙椎装具（ナイト型） 　　　〃　　　（ウィリアムス型） 　　　〃　　　（チェアバック型） 　　　〃　　　（軟性）	LSO ; lumbo-sacral orthosis
• 胸腰仙椎装具 　胸腰仙椎装具（モールドジャケット式） 　　　〃　　　（ジュエット型） 　　　〃　　　（テーラー型） 　　　〃　　　（ナイトテーラー型） 　　　〃　　　（スタインドラー型） 　　　〃　　　（軟性）	TLSO ; thoraco-lumbo-sacral orthosis
• 頸椎装具 　頸椎装具（支柱付） 　　〃　　（モールド式） 　頸椎カラー 　斜頸枕	CO ; cervical orthosis
• 頸胸椎装具 　頸胸椎装具（ハロー式）	CTO ; cervico-thoracic orthosis
• 側弯症装具 　側弯症装具（ミルウォーキー型） 　　　〃　　（アンダーアーム型）	CTLSO ; cervico-thoraco-lumbo-sacral orthosis TLSO ; thoraco-lumbo-sacral orthosis

付表4　上肢装具処方箋（新規・再交付・修理）

氏名：	男・女	明治・大正・昭和・平成　　年　　月　　日生（　　）歳
住所：（〒　　　）		TEL：　　（　　）
病名：		職業：
医学的所見：		

[交付区分] 総支・労災・健保・生保・戦傷・自費・その他（　　　　　　　　　　　）

[処方] 右・左・両側（右：　　　　　　　　　　　　　左：　　　　　　　　　　　　　　　　　）
- 肩　装　具　　　：肩外転装具・懸垂装具・腕吊り
- 肘　装　具　　　：屈曲・伸展・中間位，固定・補助
- 手関節装具　　　：掌屈・背屈・中間位，固定・補助
- 指装具（　　指）：MP/PIP/DIP，屈曲・伸展，母指対立，固定・補助
- 把持装具　　　　：指駆動，手関節駆動，肩駆動，体外力源式
- BFO　　　・その他（　　　　　　　　　　　　　　　）

[採型・採寸の区分] 採型・採寸

[支持部]　胸郭支持：軟性・モールド・金属枠
　　　　　骨盤支持：軟性・モールド・金属枠
　　　　　上腕支持：軟性・モールド・半月・カフバンド
　　　　　前腕支持：軟性・モールド・半月・カフバンド
　　　　　手部（背側・掌側）：軟性・モールド・半月・カフバンド

[継手]　　肩継手　：固定・遊動・制限（角度　　　　　度）・補助
　　　　　肘継手　：固定・遊動・制限（角度　　　　　度）・補助
　　　　　手継手　：固定・遊動・制限（角度　　　　　度）・補助
　　　　　MP継手：固定・遊動・制限（角度　　　　　度）・補助
　　　　　PIP継手：固定・遊動・制限（角度　　　　　度）・補助
　　　　　DIP継手：固定・遊動・制限（角度　　　　　度）・補助

[付属品]　対立バー，Cバー，屈曲・伸展補助バネ，アウトリガー，ダイアルロック，ターンバックル，
　　　　　その他（　　　　　　　　　　　　　）

[特記事項]

医師の所属：	
医師　　　処方　　年　　月　　日　　㊞	仮合せ　　年　　月　　日　良・不良　　㊞
義肢装具士　採型・採寸　年　月　日　㊞	適合判定　年　月　日　良・不良　　㊞

付表　11

付表5　下肢装具処方箋（新規・再交付・修理）

氏名： 　　　　　　　　　　　　　　　　男・女　　明治・大正・昭和・平成　　年　月　日生（　　）歳
住所：（〒　　　　）　　　　　　　　　　　　　　　　　　　　TEL：　　（　　　）
病名：　　　　　　　　　　　　　　　　　　　　　　　　職業：
医学的所見：　　　　　　　　　　　　　　　　　　　　　　　　　　　　体重：　　　　　kg （処方上重要な点）
交付区分：総支・労災・健保・生保・戦傷・自費・その他（　　　　　　　　　　　　）
[処方] 左・右・両側（左：　　　　　　　　　　　　右：　　　　　　　　　　　　　　　　） ・足装具・整形靴（靴型装具）・短下肢装具・膝装具・長下肢装具・股装具 ・骨盤帯膝装具・脊椎膝装具・骨盤帯長下肢装具・骨盤帯ツイスタ付長下肢装具 ・脊椎長下肢装具・免荷装具（　　　　　　　　　）・ペルテス病装具（　　　　　　　　） ・先天股脱装具（　　　　　　　　　　　）・その他（　　　　　　　　　　　　　　）
[採型・採寸の区分] 採型・採寸
[足部] ・足板・足部覆い・靴インサート（皮革・熱硬化性樹脂・熱可塑性樹脂） 　　　　・靴（短靴・チャッカ靴・半長靴・長靴）・あぶみ・歩行あぶみ（　　　　　　　） 　　　　・ふまず支え・ウエッジ（　　　　　　　）・補高の場所（　　　　　　）・高さ（　　　　　）cm 　　　　・その他（　　　　　　　　　　　） [支持部] 下腿部（金属支柱・両側・片側・らせん状・鋼線・板ばね） 　　　　　　半月（金属・プラスチック　　　　　個），下腿コルセット 　　　　　　プラスチック支柱（短下肢装具の形式：　　　　　　　　　　） 　　　　　　PTB支持　その他（　　　　　　　　　） 　　　　大腿部（金属支柱・両側・片側・坐骨支持） 　　　　　　半月（金属・プラスチック　　　　　個），大腿コルセット 　　　　　　プラスチック支柱（　　　　　　　　　　　　　） 　　　　骨盤部（モールド・皮革・支柱付き・フレーム） [継手] 足継手：固定・遊動・制御（背屈　　　度/底屈　　　度）調節式・ばね補助（背・底・両側） 　　　　プラスチック継手（遊動式・可撓式）・継手なし 　　　　膝継手：固定・遊動・補助・制御（屈曲　　　度/伸展　　　度・輪止め・ダイアルロック） 　　　　股継手：固定・遊動・補助・制御（屈曲　　　度/伸展　　　度・輪止め・内外転蝶番） [付属品] 膝当て・Tストラップ・Yストラップ・ツイスター（綱索入り・布紐・ゴム紐） 　　　　その他（　　　　　　　　　　　）
[特記事項]

医師の所属：				
医師	処　方　　年　月　日　㊞	仮合せ	年　月　日　良・不良	㊞
義肢装具士	採型・採寸　年　月　日　㊞	適合判定	年　月　日　良・不良	㊞

12　総論

付表6　体幹装具処方箋（新規・再交付・修理）

氏名： 　　　　　　　　　　男・女　　　明治・大正・昭和・平成　　年　　月　　日生（　　）歳
住所：（〒　　　）　　　　　　　　　　　　　　　TEL：　（　）

病名：	職業：
医学的所見：	

[交付区分] 総支・労災・健保・生保・戦傷・自費・その他（　　　　　　　　　　　　　）

[処方]

頸椎装具：頸椎カラー：顎受け（あり・なし），モールド式，支柱付き（2本，3本，4本），ハロー式，斜頸枕

　　[付属品] 胸椎装具付き，胸腰仙椎装具付き，高さ調整，ターンバックル

胸腰仙椎装具：軟性，モールドジャケット式（支柱なし・あり），テーラー型，ナイトテーラー型，スタインドラー型，ジュエット型，その他（　　　　　　　　　　　　　　　　　　　　　　　　　　）

　　[付属品] 腰部継手，ターンバックル，バタフライ，装具用股吊り，腹部前当て（レース開き・パッド式）

腰仙椎装具：軟性，モールド式，ナイト型，ウィリアムス型，チェアバック型，その他（　　　　　　　）

　　[付属品] 腰部継手，ターンバックル，バタフライ，装具用股吊り，腹部前当て（レース開き・パッド式）

仙腸装具：軟性，モールド式，仙腸ベルト，大転子ベルト，骨盤帯（芯あり・なし）

　　[付属品] バタフライ，装具用股吊り

側弯症装具：ミルウォーキー型，アンダーアーム型（形式指示：　　　　　　　　　　　　　　　　　）

　　[付属品] 胸椎パッド・腰椎パッド・肩リング・腋窩吊り・アウトリガー・前方支柱・後方支柱・側方支柱・ネックリング・胸郭バンド

[採型・採寸の区分] 採型・採寸

[特記事項]

医師の所属：			
医師	処　方　　年　月　日　㊞	仮合せ　　年　月　日　良・不良　㊞
義肢装具士	採型・採寸　年　月　日　㊞	適合判定　年　月　日　良・不良　㊞

付　表　　13

付表7（1） 補装具の支給体系一覧表

社会保障区分	労災ファンド	
制度	労働者災害補償保険	公務員災害
法律	労働者災害補償保険法（昭22）	国家公務員災害補償法（昭26），地方公務員災害補償法（昭42）
条項・規則・要綱など	23条・保健施設取扱規定	人事院規則16-3 国公災21, 22条 地方災47条
制度名	労働福祉事業	福祉施設
経営・運営主体	政府	政府 地方公務員 災害補償基金
所管機関	労働基準局	人事院・地方自治体
窓口	労働基準監督署	人事担当部局
給付資格	障害給付を受給し，または受給したことがある者 「労働障害者」	退職後の支給なし
補装具の種類　義肢	○	（左に準ずる）
装具	○	
座位保持装置		
座位保持いす		
起立保持具		
頭部保持具		
排便補助具	○	
頭部保護帽		
歩行器	○	
歩行補助つえ	○	
収尿器	○	
車いす	○	
電動車いす	○	
盲人安全つえ	○	
義眼	○	
眼鏡	○	
点字器	○	
補聴器	○	
人工喉頭	○	
ストマ用装具		
その他	かつらなど	
費用の負担（負担の有無）	無	無
処方・適合検査，その他の適用など	労災病院 義肢採型指導医 （骨格義肢は講習受講者）	実施機関に一任
製作業者の指定	なし	実施機関に一任

付表7（2） 補装具の支給体系一覧表

社会保障区分	社会福祉ファンド		
制度	戦傷病者援護	身体障害者福祉	児童福祉
法律	戦傷病者特別援護法（昭38）	障害者総合支援法（平25）	障害者総合支援法（平25）
条項・規則・要綱など	21条・省令規則		
制度名	補装具支給	補装具支給	補装具支給
経営・運営主体	政府	政府	政府
所管機関	都道府県	市町村	都道府県 指定都市・中核市
窓口	都道府県	市町村	福祉事務所
給付資格	別表規定に該当する者	身体障害者手帳所持者（18歳以上）	身体障害者手帳所持者（18歳未満）
補装具の種類　義肢	○	○	○
装具	○	○	○
座位保持装置	○	○	○
座位保持いす			○
起立保持具			○
頭部保持具			○
排便補助具			○
頭部保護帽	○	○	○
歩行器	○	○	○
歩行補助つえ	○	○	○
収尿器	○	○	○
車いす	○	○	○
電動車いす	○	○	○
盲人安全つえ	○	○	○
義眼	○	○	○
眼鏡	○	○	○
点字器	○	○	○
補聴器	○	○	○
人工喉頭	○	○	○
ストマ用装具	○	○	○
その他	－	－	－
費用の負担（負担の有無）	無	有	有
処方・適合検査，その他の適用など	都道府県知事への委任	身体障害者厚生相談所	育成医療指定保健所・同医療機関
製作業者の指定	都道府県知事への委任	地方自治体指定	地方自治体指定

I 靴型装具と足底装具

1 総論

A. 足の構造

1）骨格と関節

足は7個の足根骨，5個の中足骨，14個の趾骨で構成される（図I-1）．

(1) 後足部

距骨と踵骨からなる．踵骨は足の骨のなかで最も大きい．距骨は踵骨に対して内側上方に位置する．距骨は脛骨，腓骨との間に距腿関節を，舟状骨，踵骨との間に距踵舟関節を，踵骨との間に距踵関節（距骨下関節）をつくる．踵骨は立方骨との間に踵立方関節をなす．距腿関節はいわゆる足関節のことであり，主として底背屈に作用する．足部の底背屈以外の動きは距踵関節を中心として行われることが多い．

(2) 中足部

舟状骨，立方骨，内側（第1）楔状骨，中間（第2）楔状骨，外側（第3）楔状骨の5個の骨で構成される．横足根関節（ショパール関節）とは，距踵舟関節と踵立方関節を合わせたよび名であり後足部と中足部の境となる．中足部と前足部の境界，すなわち楔状骨・立方骨と中足骨で形成される関

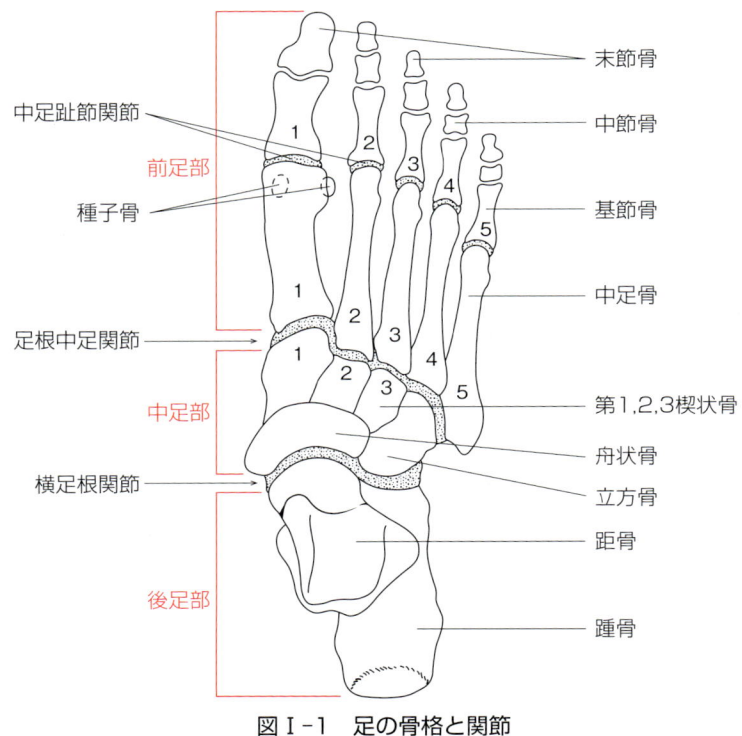

図I-1 足の骨格と関節

節を足根中足関節（リスフラン関節）とよぶ．

(3) 前足部

第1～5中足骨，第1～5趾基節骨，第2～5趾中節骨，第1～5趾末節骨からなる．第1中足骨の足底面，第1趾基節骨の足底面に種子骨が存在することが多い．中足骨と基節骨間を中足趾節関節，基節骨と中節骨間を近位趾節間関節，中節骨と末節骨間を遠位趾節間関節とよぶ．

2) 足部の筋

足部の運動に関与する筋は下腿前面筋，下腿後面筋，下腿外側面筋，足固有筋の4群に分けられる．

(1) 下腿前面筋群

前脛骨筋，長母趾伸筋，長趾伸筋，第3腓骨筋が相当し，いずれも深腓骨神経支配である．

(2) 下腿後面筋群

後脛骨筋，長趾屈筋，長母趾屈筋，腓腹筋，ヒラメ筋からなりいずれも脛骨神経支配である．

(3) 下腿外側面筋群

長腓骨筋，短腓骨筋からなり，浅腓骨神経支配である．

(4) 足固有筋

　a. 足背筋

短母趾伸筋，短趾伸筋でいずれも深腓骨神経支配である．

　b. 足底筋

母趾外転筋，短趾屈筋，虫様筋，背側骨間筋，底側骨間筋，母趾内転筋，短母趾屈筋，小趾外転筋，短小趾屈筋，小趾対立筋，足底方形筋が存在する．脛骨神経の枝である内側足底神経または外側足底神経から支配されている．

3) 足部の運動

足部の運動は主として距腿関節と距踵関節によって行われるが，2つの関節の運動軸がずれているために，複雑な運動を呈する．主として距腿関節は底屈・背屈運動を，距踵関節は内がえし・外がえし運動を担う．関連する筋が足部の運動軸付近を通過する位置によって運動方向が定まる（表Ⅰ-1，図Ⅰ-2）[1]．運動方向の用語に一部混乱があるので以下に述べる．

(1) 内がえし・外がえし

本邦では日本整形外科学会，日本リハビリテーション医学会によって，内がえし（inversion）は足部の回外，内転，底屈の複合した運動，外がえし（eversion）は回内，外転，背屈の複合した運動と定義されており[2]，臨床的に用いられている内がえし・外がえしに合致する．しかし，American Orthopaedic Foot and Ankle Society（AOFAS）の定義ではinversionは回外，eversionは回内であり，本邦とは異なる運動を示す[3]．

表Ⅰ-1　足の底背屈，内外反に関与するおもな筋

筋名	起始	停止	支配神経	作用
前脛骨筋	脛骨，下腿骨間膜	内側楔状骨，第1中足骨底	深腓骨神経	足関節背屈，内反
長母趾伸筋	下腿骨間膜	第1基節骨，末節骨	深腓骨神経	母趾伸展
長趾伸筋	腓骨，前下腿筋間中隔	第2-5中節骨，末節骨	深腓骨神経	足趾伸展
第3腓骨筋	腓骨，前下腿筋間中隔	第5中足骨底	深腓骨神経	足関節背屈，外反
後脛骨筋	下腿骨間膜，脛骨	舟状骨粗面，内側楔状骨	脛骨神経	足関節底屈，内反
長趾屈筋	脛骨後面	末節骨底	脛骨神経	足趾屈曲，内反
長母趾屈筋	腓骨，後下腿筋間中隔	第1末節骨底	脛骨神経	母趾屈曲，内反
腓腹筋	大腿骨内側上顆，外側上顆	踵骨隆起後面（アキレス腱）	脛骨神経	足関節底屈，内反，膝関節屈曲
ヒラメ筋	腓骨頭	踵骨隆起後面（アキレス腱）	脛骨神経	足関節底屈，内反
長腓骨筋	腓骨頭	第1,2中足骨底，内側楔状骨	浅腓骨神経	足関節底屈，外反
短腓骨筋	腓骨，前下腿筋間中隔	第5中足骨粗面	浅腓骨神経	足関節底屈，外反

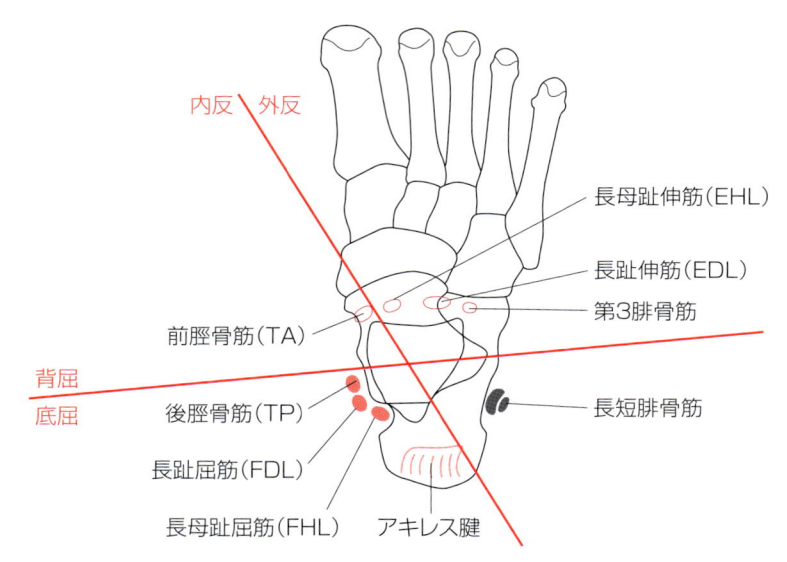

図I-2　足の運動に関与する筋と運動軸付近を通過する位置
(森　於莵・大内　弘:筋学. 分担解剖学1　改訂第11版. 金原出版, 1982. p 412)

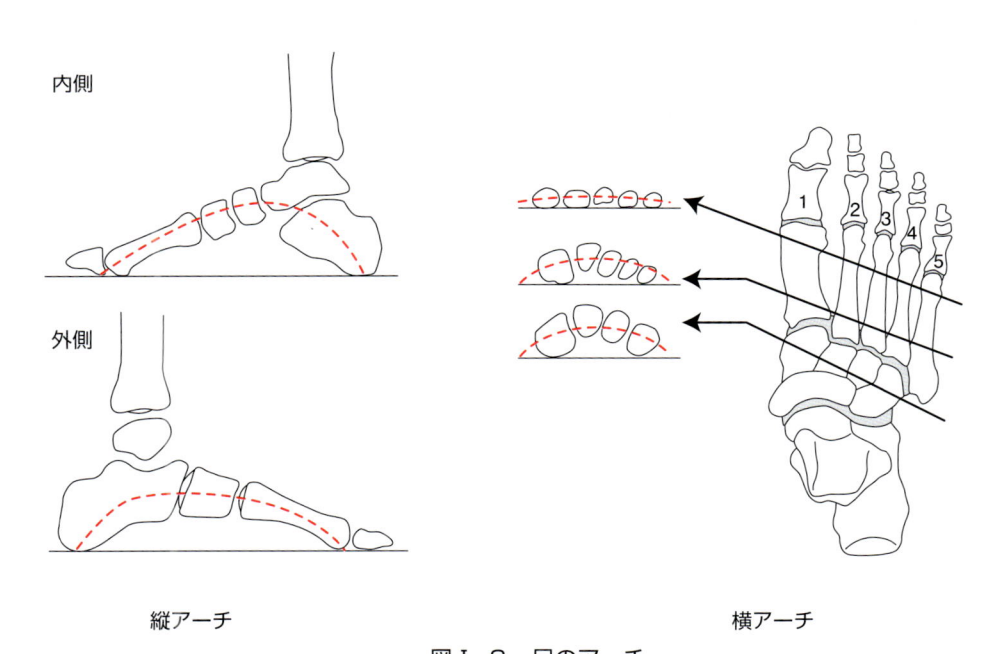

図I-3　足のアーチ
(藤井英夫・前澤範明:足診療マニュアル　第2版. 医歯薬出版, 2004. p 18)

(2) 内転・外転

　足底面で踵骨長軸に対する前足部の動きであり，主として横足根関節の動きによる．

(3) (踵骨) 内反・外反

　内がえし・外がえしと同じ意味で用いられることもあるが，後方からみて下腿軸に対して踵骨が内側に位置する場合を内反，外側に位置する場合を外反と考えるとわかりやすい．とくに踵骨内反の原因として後脛骨筋が重要である．

4) 足のアーチ（図Ⅰ-3）

足部には3つのアーチ構造がある[4]．アーチは衝撃を吸収して体重移動を円滑にするという役割をもつ．また，内側縦アーチにはMTP関節を伸展させると足底腱膜が緊張して内側縦アーチが挙上するという足底腱膜の巻き上げ（windlass）機構が存在する[5]（図Ⅰ-4）．なんらかの原因で足部のアーチが破綻すると有痛性の足部疾患の原因となる．

(1) 内側縦アーチ
距骨，踵骨，舟状骨，第1～3楔状骨，第1～3中足骨から構成される．

(2) 外側縦アーチ
踵骨，立方骨，第4～5中足骨から構成される．

(3) 横アーチ
舟状骨，立方骨，楔状骨，中足骨から構成される．

5) 足趾の形態

母趾が他趾より長いエジプト型，第Ⅱ趾が母趾より長いギリシャ型，足趾の長さがほぼ同じ正方形型がある（図Ⅰ-5）[6]．

B. 足の生理

1) 足部の感覚

伏在神経，浅腓骨神経，腓腹神経，深腓骨神経，足底神経によって支配される（図Ⅰ-6）[6]．

2) 足部の循環

膝窩動脈が前脛骨動脈と後脛骨動脈に分かれる．前脛骨動脈が足背動脈に，後脛骨動脈が内側足底動脈と外側足底動脈になり，足部の循環を維持する．

C. 足の成長

生下時には足底は扁平で，X線上は距骨，踵骨，5本の中足骨の骨核（ときに立方骨核）しか認めない．生後3週間で立方骨核，2～3歳で楔状骨

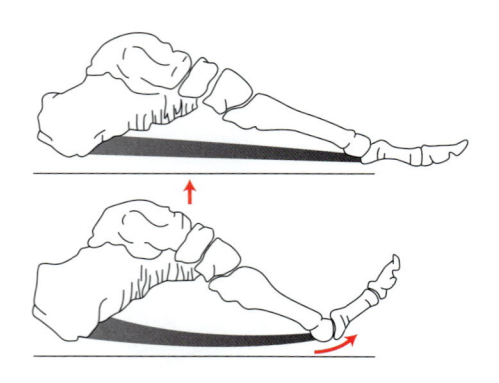

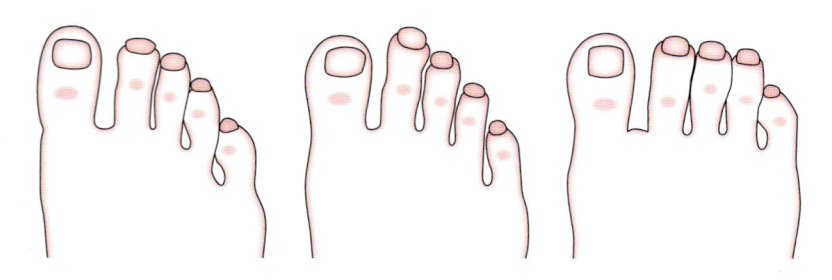

図Ⅰ-4　足底腱膜の巻き上げ（windlass）機構
MTP関節を伸展させると足底腱膜が緊張して内側縦アーチが増強する．（寺本　司：足の診療ガイドブック／高倉義典編，南江堂，2001. p 8）

エジプト型	ギリシャ型	正方形型
母趾が他趾より長い	Ⅱ趾が母趾より長い	足趾の長さがほぼ同じ

図Ⅰ-5　足趾の形態
（高倉義典：足関節と足趾／国分正一・鳥巣岳彦監修：標準整形外科学　第10版．医学書院，2008. p 601）

核を認めるようになり，最後に4歳ごろに舟状骨核が出現する．足部アーチは3歳ごろまで認めず，外見上は8～9歳になって成人の足の形態に近づく．踵骨骨端核は6～8歳，第1中足骨頭部の種子骨は13～14歳ごろに初めてX線上に陰影として認める[4]．

D. おもな足部変形と原因（図Ⅰ-7）[6]

- 尖足：足関節底屈位拘縮
- 踵足：足関節背屈位拘縮
- 内反足：踵骨内反
- 外反足：踵骨外反
- 内転足：前足部の内転

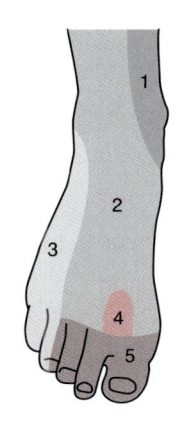

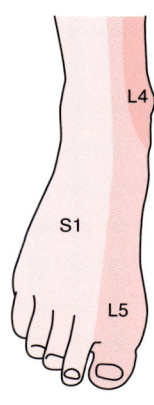

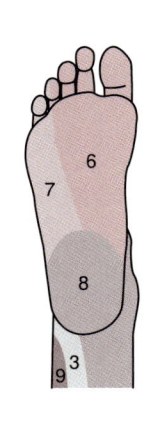

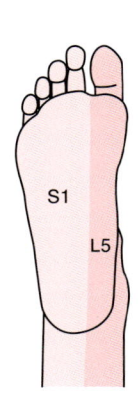

図Ⅰ-6　足部の神経支配
1. 伏在神経　2. 浅腓骨神経　3. 腓腹神経　4. 深腓骨神経　5. 足底神経，深腓骨神経，腓腹神経　6. 内側足底神経　7. 外側足底神経　8. 踵骨枝　9. 外側腓腹皮神経
（高倉義典：足関節と足趾／国分正一・鳥巣岳彦監修：標準整形外科学　第10版．医学書院，2008．p 600）

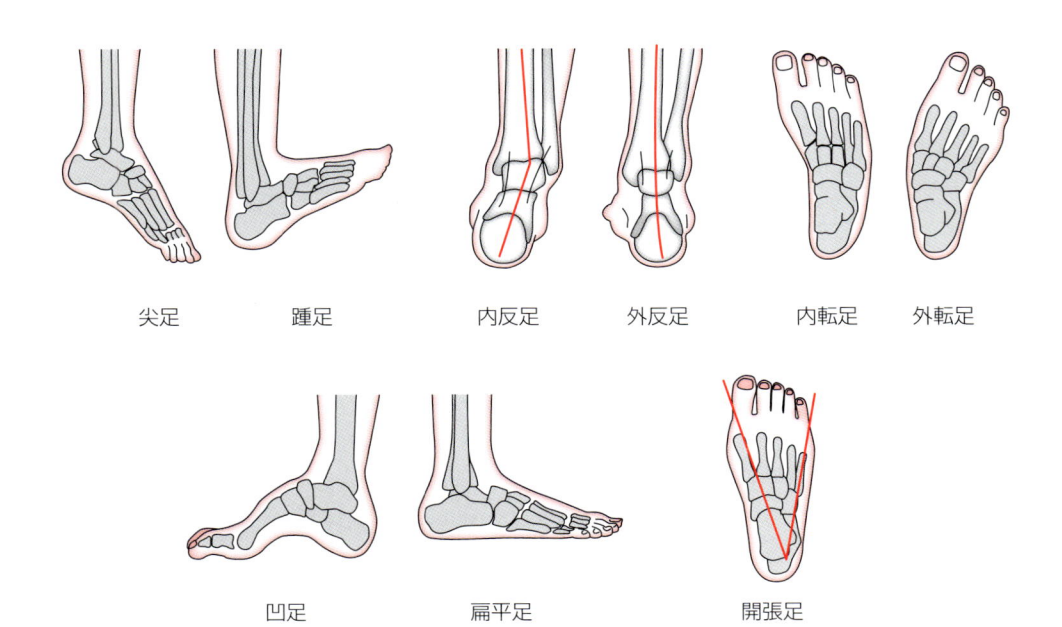

尖足　　踵足　　内反足　　外反足　　内転足　　外転足

凹足　　扁平足　　開張足

図Ⅰ-7　足部変形
（高倉義典：足関節と足趾／国分正一・鳥巣岳彦監修：標準整形外科学　第10版．医学書院，2008．p 601）

- 外転足：前足部の外転
- 凹足：縦アーチ増強
- 扁平足：縦アーチ低下
- 開張足：横アーチ消失
- 内反尖足：踵骨内反＋尖足
- 外反扁平足：踵骨外反＋扁平足
- 先天性内反足：尖足＋踵内反＋凹足＋内転足の4つの複合変形

表Ⅰ-2 靴インサートの適応と処方

種類	構造	適応
①外反扁平足用	舟状骨縁（内側バッケン）および踵縁（外側バッケン）が高くついている	前足部回内変形（軽度～中等度）
②外反扁平足用	舟状骨縁（内側バッケン），前足部縁および踵縁（外側バッケン）が高くついている	前足部回内変形（中等度～高度）
③凹足用	足底靱帯の中央断面を免荷して，足部にかかる力を分散するように足部の延長を目的としたシャーレ状とする．長軸のアーチを高く支えることは禁忌（足底靱帯の緊張がとれず，アーチ低下が再発するため）	凹足
④捻転（Hohmann）	足板の外縁は第5中足趾節関節まで十分かかっている（捻転の切れ込み）．第1～2およびできれば第3中足骨骨頭は自由に動かすことができ，かつ足板の前方は平になっている	外反扁平足 鷲爪変形を伴う凹足
⑤内反足用	高い内側踵縁，母趾球縁および内側バッケン（第5中足骨粗面に相当）のついたもの	軽度内反足
⑥外反踵用（UCBL式と同じ）	踵骨のアライメントを確保するため踵部および内側縁を深くしたシャーレ状の足板．前縁は足趾間溝より7～8mm後方まで延長されている	外反踵
⑦翼状（Volkmann）	翼状金属バッケンで踵を内外側からしっかりと固定する．金属製足底は，後側部では内側に向かってアーチにきっちり沿っているため，荷重時に傾斜モーメントが生じて外反足を矯正する	外反足

（加倉井周一・高嶋孝倫：装具学 第3版．医歯薬出版，2003．p 35）

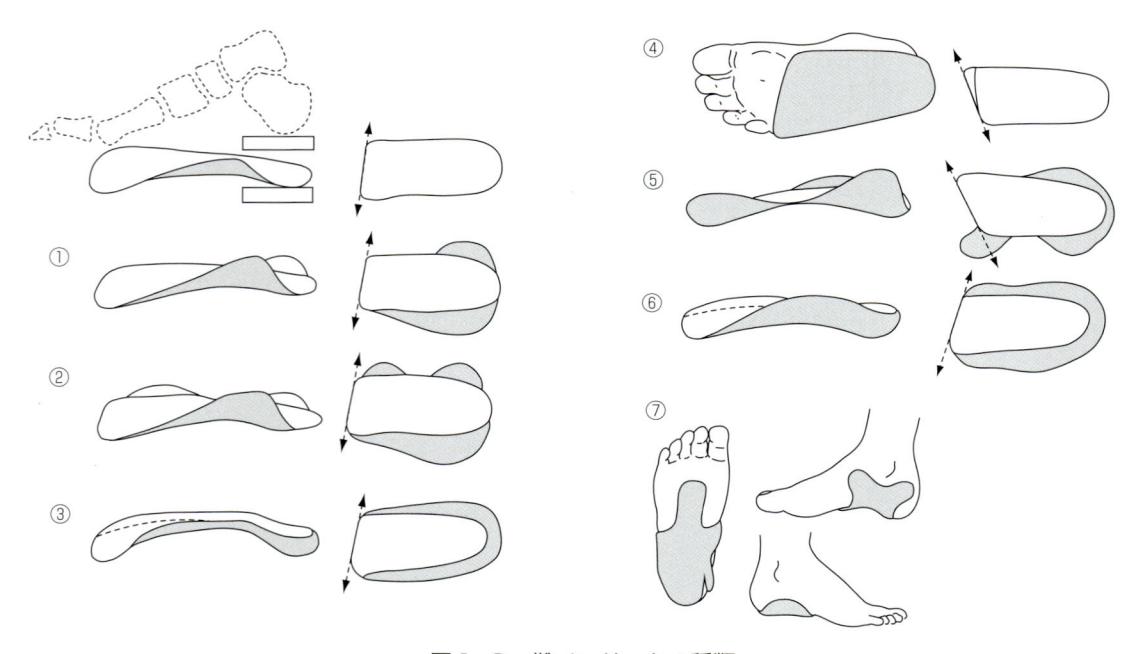

図Ⅰ-8 靴インサートの種類
（加倉井周一・高嶋孝倫：装具学．第3版．医歯薬出版，2003．p 35）

表 I-3　整形靴の適応一覧（1）

部位	病因	矯正の目的	具体的な処方
足関節・距骨下関節	1. 関節炎（外傷後，多発性関節リウマチ含む）	・関節可動域の制限 ・踵外反または内反に対する補正	①ロッカーバーの延長 ②チャッカ靴または編上靴 ③月形しんの補強 ④外側フレアヒール
	2. 関節強直	・踏み返しの確保 ・脚長差および尖足の補正	①ロッカーバーの延長 ②必要があればメタタルザルパッド
	3. 関節不安定性	・不安定性の解消	①フレアヒール ②チャッカ靴または編上靴 ③月形しんの補強 ④外反または内反ストラップのついた短下肢装具（両側金属支柱）
中足部・後足部	1. 外反扁平足（弛緩性・痙直性）	・足部外反の矯正 ・長軸アーチの支持 ・筋・靱帯のコントロール	小児： ①フレアヒール ②チャッカ靴または編上靴 ③内側月形しんの延長 成人： ①トーマスヒール，ヒールの延長，内側フレアヒールまたは内側ヒールウェッジ ②可撓性のある踏まずしん ③内側ソールウェッジ ④舟状骨パッド
	2. 尖足	・底屈傾向の防止 ・中足骨骨頭の免荷 ・足部の靴内確保	①チャッカ靴または編上靴（短靴の場合，内外果が腰革内におさまるようにする） ②外科靴（着脱の便） ③内側長軸アーチ支え ④ヒールの補正 　靴内部：ヒールとボール部での均等な荷重 　靴外部：ヒールをできるだけ低くして前足部を挙上する
	3. 凹足	・足部全体の荷重の分散 ・中足骨骨頭の免荷	①チャッカ靴または編上靴（ときに超深靴） ②外側長軸アーチ支え（頂点を立方骨におく）および内側長軸支え ③外側ヒールウェッジおよびソールウェッジ ④ヒールの軽度補高 ⑤メタタルザルパッドまたはメタタルザルバー ⑥熱可塑性プラスチックの中敷 ⑦高い先しん
	4. 内反尖足（可撓性） （強直性）	・体重の内後側への移動 ・足関節・足部の正常アライメント確保 ・体重負荷の均一化 ・変形に合わせた靴底と床面の適合	①アウトフレアラストの選択 ②チャッカ靴または編上靴 ③外側月形しんの延長および挙上 ④逆トーマスヒール，外側フレアヒール（可撓性の場合は外側ソールウェッジ ⑤外側シャンクフィラー ⑥内側長軸アーチ支え ⑦ヒールは外側をできるだけ低くして前足部を挙上させる
	5. 踵骨棘	・疼痛部位の免荷	①内側長軸アーチ支え ②ヒールクッションまたはくり抜きかかと ③やわらかいヒールベースおよびヒール後部の挙上 ④踵月形しんの除去

1　総論

表 I-3 整形靴の適応一覧（2）

部位	病因	矯正の目的	具体的な処方
前足部	1. 横軸アーチの低下 ・MTP 関節の過伸展 ・第 1 中足骨短縮 ・前足部の回内または回外拘縮 ・尖足 ・外反母趾 ・内反母趾 ・内反小趾	・中足骨骨頭の免荷 ・体重移動ならびに運動の制限	靴内部での補正： ①舟状骨部を挙上した弾性のある中敷 ②メタタルザルパッドまたはダンサーパッド ③中足骨骨頭の靴底内部でのくり抜き ④ヒールを低くする 靴外部での補正： ①メタタルザルバー，ロッカーバーまたはデンバーバーの併用
	2. 鷲爪趾および槌趾	・疼痛部位の免荷 ・横軸アーチの支持 ・足根部変形の改善 ・踏み切りの改善	①長く幅の広い靴で飾りがない爪革のついたもの ②先しんを高くする ③中足部の支持 ④踏まずしん（スチールシャンク）の延長 ⑤爪革に対するフェルトクッション
	3. 外反母趾	・靴先内部のゆとりの確保 ・母趾外反傾向の阻止 ・足部前方移動防止	①爪革が長く幅広い靴 ②メタタルザルパッド ③舟状骨パッド（疼痛部固定） ④内側長軸アーチ支え ⑤適切なヒール高の選択
	4. 扇状足	・踏み返しの確保 ・不安定な関節の支持	①チャッカ靴または編上靴 ②月形しんを狭く補強 ③フレアヒール，踵の補高 ④メタタルザルパッドまたはロッカーバーの延長 ⑤第 5 中足骨骨頭へフェルトクッション
	5. 強剛母趾	・疼痛性母趾の免荷 ・運動制限	①疼痛部の免荷 ②メタタルザルバーまたは鋼製スプリングの入ったロッカーバー ③内側長軸アーチ支え（舟状骨パッド）
骨折	骨折	骨折部位の固定と運動制限 ・距腿関節 ・距骨下関節 ・後足部 ・中足部 ・前足部 ・指節骨	｝可撓性アーチ支え ｝踏まずしん（スチールシャンク）の延長 ｝硬性アーチ支えまたはメタタルザルバー，メタタルザルパッド

（加倉井周一・高嶋孝倫：装具学 第 3 版．加倉井周一編，医歯薬出版，2003. pp 36-37）

E. 靴インサートの適応と処方

表 I-2[7]，図 I-8[7] に記す．

F. 整形靴の適応疾患と処方

処方例を表 I-3[7] に示す．

（加賀谷斉，才藤栄一）

2 一般の靴と靴型装具

A. 概念と用語について

　靴型装具は，一般健常者も使用するいわゆる「靴」の外見と構造にさらなる機能を追加した装具である．本項では「靴」を一般靴と記述する．靴型装具の基本構造と部品名称，製作工程，外見は一般靴を基準とするものであることから，靴型装具を学ぶうえで，一般靴の知識は必要不可欠である．しかし，一般靴のほとんどが大量生産靴であり，手づくりの皮革靴はその一部であるのに対して，靴型装具のほとんどは多品目少量生産の手づくり皮革靴であり，形式は限られる．

　靴型装具は英語表記でorthopedic shoeであり訳して整形靴ともいわれる．しかし，厚労省の障害者総合支援法に規定される用語では一般靴の木型に補正を加えた木型で製作される靴型装具を整形靴と称するので注意を要する．ちなみに変形足に対して木型の製作を含めて製作される場合は特殊靴となる．

B. 一般靴とも共通する靴の基本構造

　靴が必要となる理由については，①寒冷地や熱帯で足を守る，気候による必然性，②悪天候など，実用からの要求，③足の汚れや受傷から守る，衛生的見地，そしてときに，④流行の影響などがあげられる[8]．

1) 皮革靴の構造と部品名称

　一般靴の部品名称を図Ⅰ-9aに示す．これらはすべて靴型装具と共通し，図Ⅰ-9bは靴型装具の特異的部品名称である．

2) 靴の高さ

　腰革の高さにより，長靴（boot），半長靴，チャッカ靴，短靴がある．足関節のコントロールやMP関節での踏み返しの抑制などを考慮して選択される（図Ⅰ-10）．

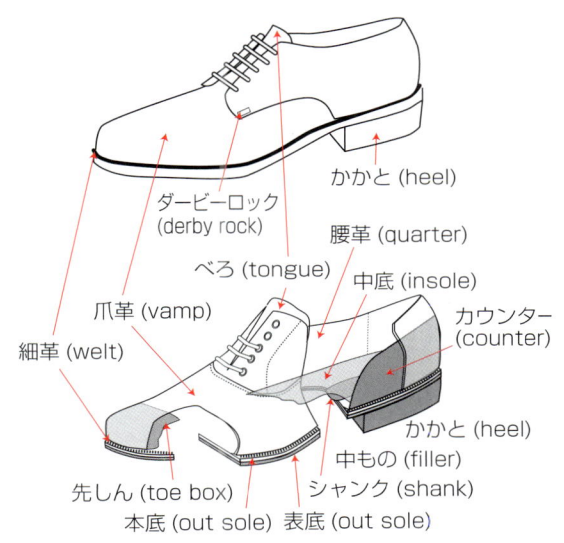

a. 一般靴（上：外羽根式，中：内羽根式）

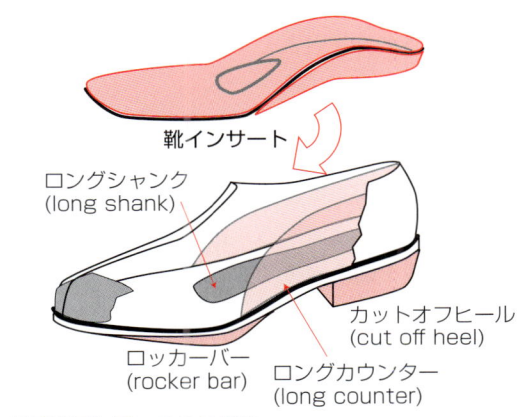

b. 靴型装具に用いられる構造

図Ⅰ-9　靴と靴型装具の基本構造

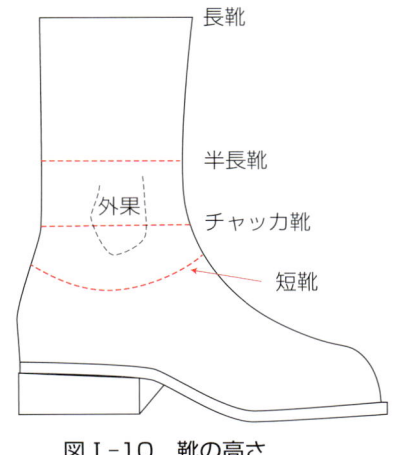

図Ⅰ-10　靴の高さ

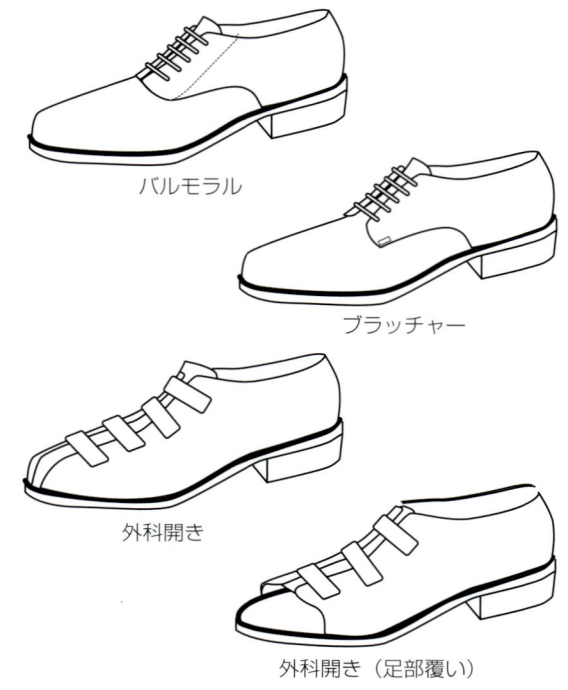

図Ⅰ-11 靴の開き
・バルモラル
・ブラッチャー
・外科開き
・外科開き（足部覆い）

表Ⅰ-4 足長に対する足囲の基準

足長（cm）	足囲		
	E	EE	EEE
24	237	243	249
24.5	240	246	252
25	243	249	255
25.5	246	252	258

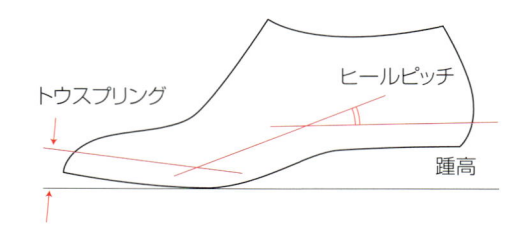

図Ⅰ-12 靴型のヒールピッチとトウスプリング

3） 靴の開き

　一般靴には腰革のレース部分の開き方によってブラッチャー（外羽根式，とんび），バルモラル（内羽根式）がある．靴型装具では大きく開く外科開き，ブラッチャーが用いられることが多く，ブラッチャーでは中足骨頭の保護を考えてダービーロック（図Ⅰ-9a）の位置に注意する．足部の術後やリウマチなど足入れの条件が悪い場合には足先まで開く外科開きが用いられる（図Ⅰ-11）．

4） 靴のサイズ

　日本の靴サイズは日本工業規格 JIS S5037「靴のサイズ」によって決められている．これは足長を基準にしており，たとえば25の靴とは，足長が250（±2）mmの足にフィットする靴の意味である．欧米諸国では靴型寸法つまり足長に捨て寸を加えた標記である．
　サイズは足長に対する足囲の基準があり，一部を表Ⅰ-4に示す．足囲はウィズとよばれ，A，B，C，D，E，EE，EEE，EEEE，F，Gに区分される．

C. 靴 型

1） 概念と基本形状

　靴型は一般靴・靴型装具製作の土台であり，硬質の木材，プラスチック，金属を用いて造形され，皮革のような柔らかい材料を足に機能的にフィットさせるための形状をもっている．従来，水目桜などの木材でつくられていたため木型というのが一般的であったが，現在ではプラスチック製のものも多く靴型と称する．足の形状そのものではない．靴型の目的・必要性は，以下に整理される．
①足のダミーとしての機能
②靴製作時の作業台としての機能
③スタイルを決定するベース
　とくに①の要素は靴型装具を製作し，適合させるうえで重要である．
　靴型は足底の角度に基準があり，この角度は踵の高さによって増減する（図Ⅰ-12）．また，靴型各部の名称を図Ⅰ-13に示す．

2） 底型とつま先形状の決定

　靴の外見は底型形状によるところが大きく，また機能的にも安定性の問題からもよく検討されるべきである．特殊な靴型を必要とする靴型装具で

図Ⅰ-13　靴型各部の名称

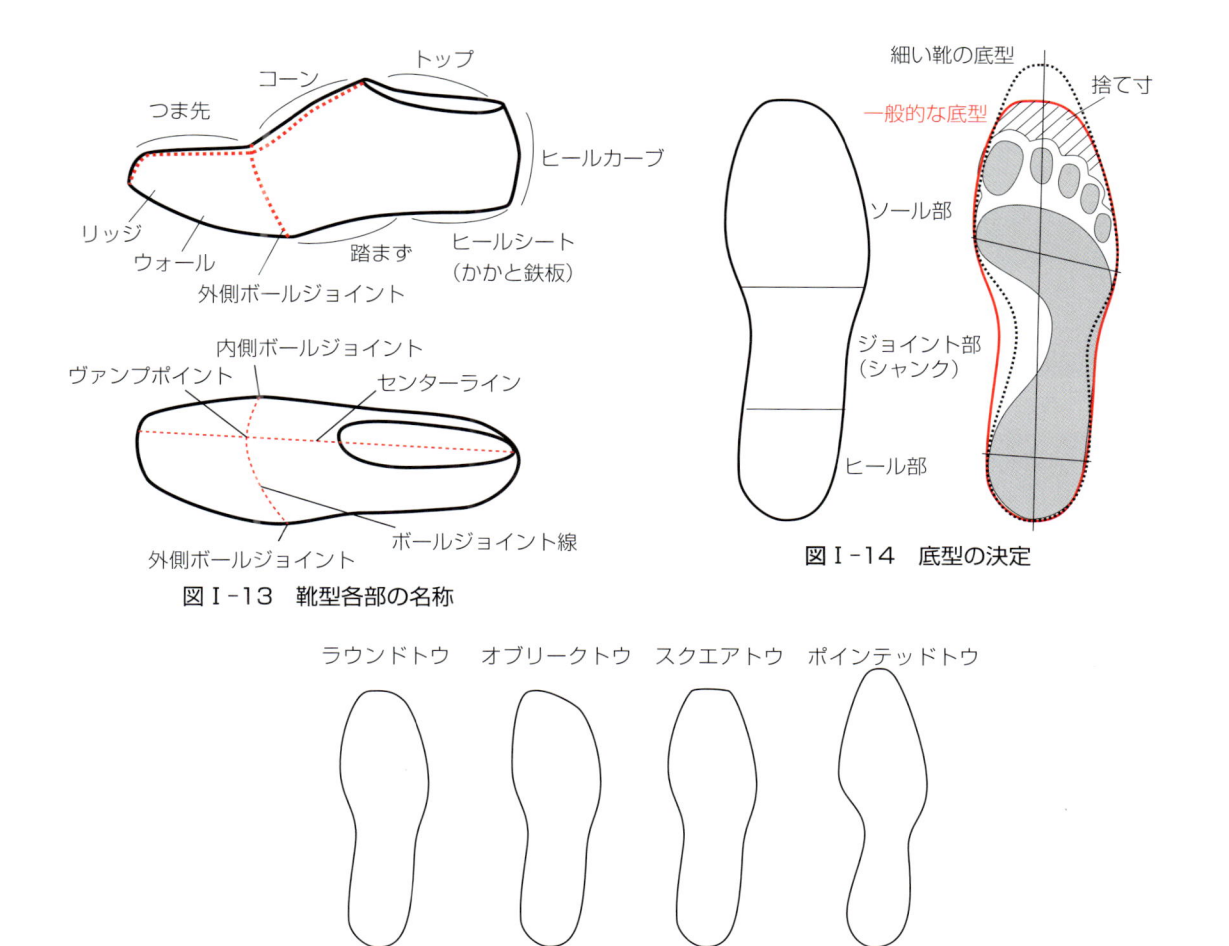

図Ⅰ-14　底型の決定

図Ⅰ-15　つま先形状の種類

は靴型の製作前に希望するデザインも考慮し底型（靴底の形状）が決定される．

　足底を3パートに分けいわゆる踵部分をヒール部，ボールライン手前からつま先にかけて前足部で接地する部分をソール部，中間のいわゆる踏まずの部分をジョイント部とよぶ．手法は後述とするが，ヒール部，ソール部では安定性を考慮して幅を決定し，ジョイント部は通常は安定性に影響しないので靴を細くみせたいときには細くすることができる（図Ⅰ-14）．つま先形状は捨て寸とともにここで決定される．図Ⅰ-15は一般靴にも共通のつま先形状である．

3）靴インサートと一体式の靴型

　一般靴の靴型では底面はなだらかな形状で金属板が貼り付けた構造となっている．靴型装具では足底の問題に適応した靴インサートと足甲部の型とが一体となって靴型を構成し（ヨーロッパ方式と筆者らはよんでいる），足底の問題を含めた適合性を重視した構造である（図Ⅰ-16）．

4）特殊な靴型形状

　健常者の靴をつくるためのものを標準靴型といい，靴型装具を含めて特殊な靴をつくるためのものを特殊靴型という．厚労省で定めるところによる「整形靴」は標準靴型に形状補正を施したものであり，足を採型して特殊靴型を製作される場合は「特殊靴」という名称が用いられる．

　特殊靴型の例では小児の靴に用いる等長ラスト，内反足を矯正するアウトフレアラスト，外反

採寸値

ギプスモデル

足底形状はフットインプリンター

フットプリント情報

靴型上部は従来と同様

足底形状をもつ靴型

靴インサート

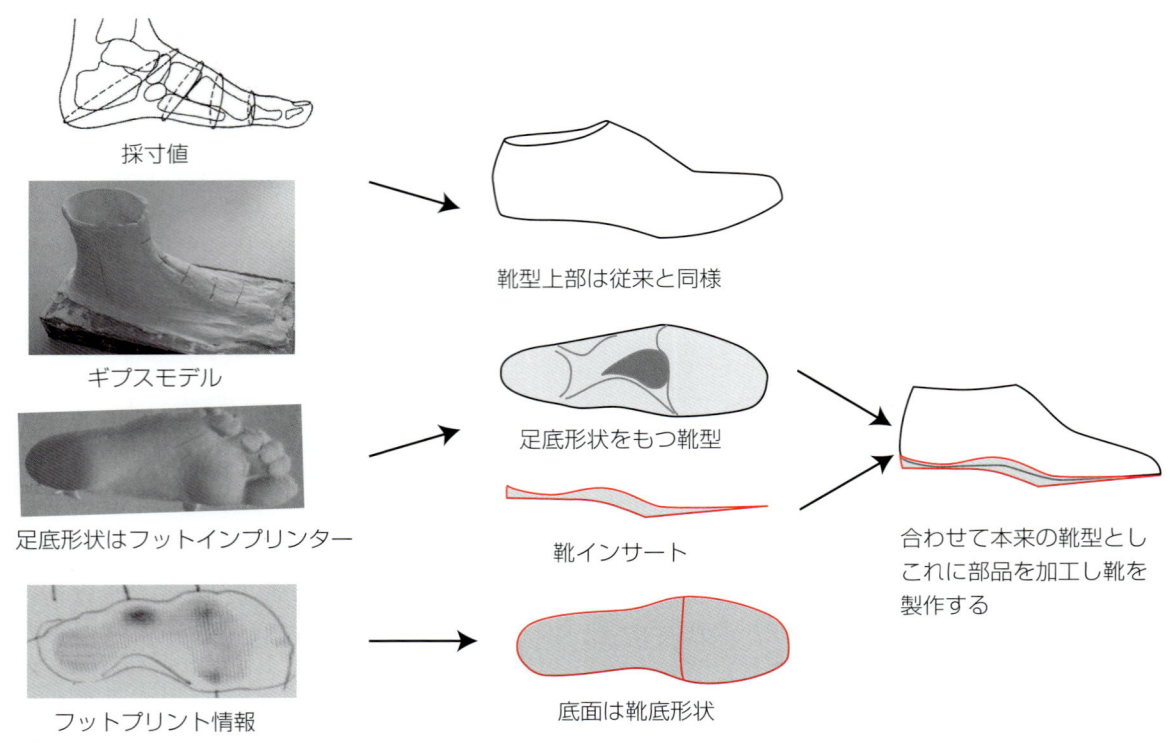

底面は靴底形状

合わせて本来の靴型としこれに部品を加工し靴を製作する

図Ⅰ-16　靴型装具に用いる靴インサート一体式の靴型

ストレートラスト　　等長ラスト

アウトフレアラスト
内反足の矯正

インフレアラスト
外反足の矯正

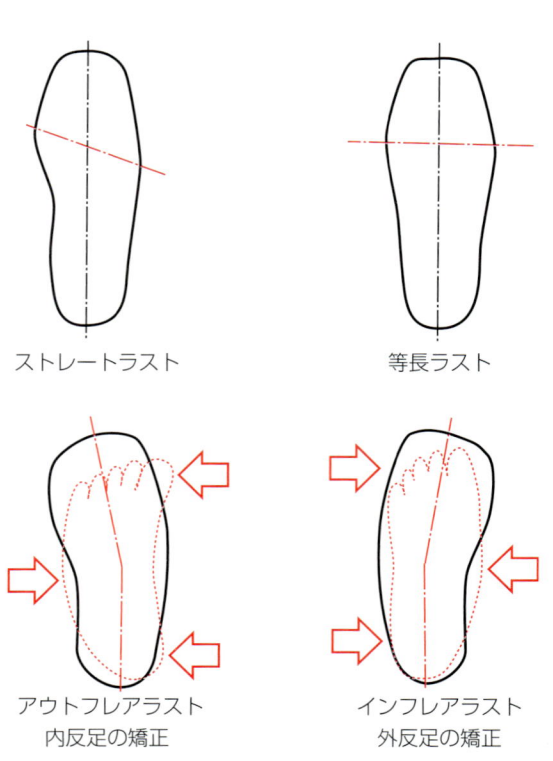

図Ⅰ-17　特殊靴型の種類

（扁平）足を矯正するインフレアラストなどがある（図Ⅰ-17）.

D. 靴型装具の特殊構造

　靴型装具（整形靴）は，「医師の処方に基づき，変形の矯正，疼痛のない圧力分散などの特定の目的のために特定の患者の足部に適合させた靴．靴型を基本に作成しアッパーのついたもの」とJIS（T0101）では定義されている．具体的には以下に整理される．

①起立歩行時の足部のバランス改善
- 変形の支持，もしくは順応
- 変形の矯正
- 矯正肢位の維持（ギプス，手術）
- 脚長差の補正（補高）

②過度の圧迫に対する免荷
- 疼痛部の保護
- 胼胝，潰瘍，槌指，外反母趾など
- 疼痛性・不安定性関節の運動制限
- 荷重の再配分によるストレスの軽減

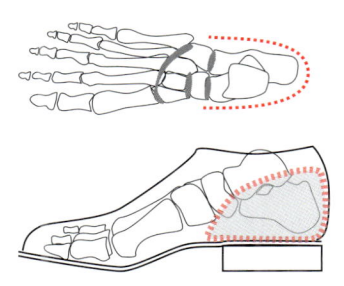

a. 通常の月形しん

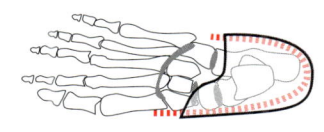

トーマスヒールを併用した例

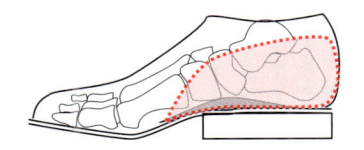

b. 内側ロングカウンター

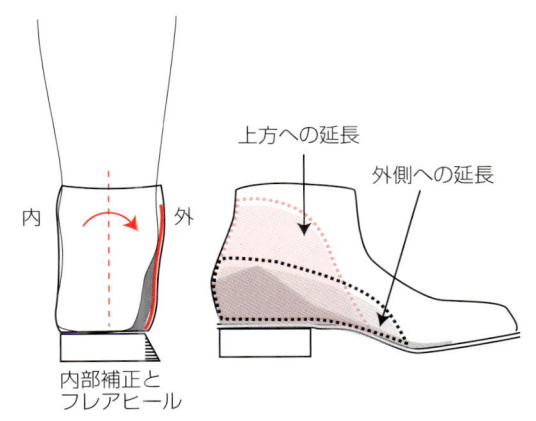

c. 上方と外側へのロングカウンター

図Ⅰ-18　ロングカウンター（月形しんの延長）

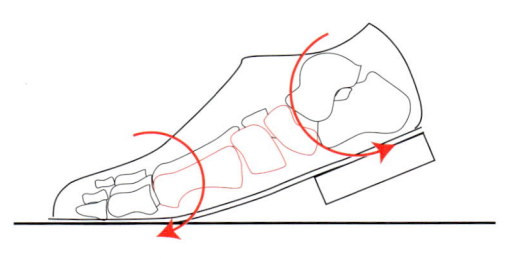

a. シャンクがない靴では足部へのストレスが生じる．

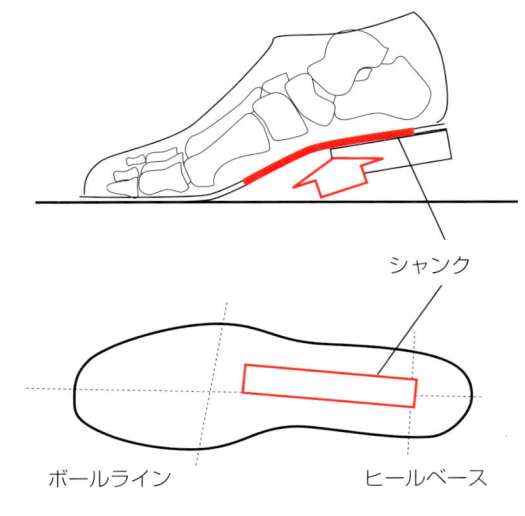

b. 通常のシャンク

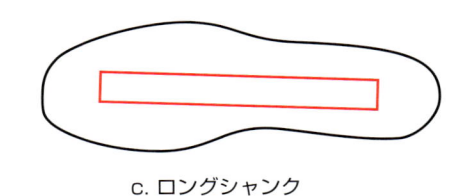

c. ロングシャンク

図Ⅰ-19　シャンク（踏まずしん）

　これらはすべて装具によって足に外力を与え，あるいは荷重反力を調整することによって効果を生む．ここでは靴型装具に特有の構成部品について形状のみでなく効果の成り立ちについて記述する．

1）靴型装具の構造強度を高める補正

(1) ロングカウンター（月形しんの延長）

　月形しんは一般の皮靴にも用いられ，表皮と裏革に挟まれてヒールの前方1cmくらいまでを覆う．靴の型くずれを防ぐとともに履くときの足入れをよくする．また，踵がずれないようにある程度の可撓性も要求される．

　外反扁平足などで内側に骨の突出があり，靴型装具のアッパー部分の強度不足が予測される場合は月形しんの内側を前方に延長し，ロングカウンターとすることで支持性を高める．内反足では外側を延長するが，踵骨を含む足部の回外がある場合には月形しんの外側を上方に延長し，さらなる変形に対する支持性を高める（図Ⅰ-18）．

2　一般の靴と靴型装具　29

(2) ロングシャンク

シャンク（踏まずしん）は通常は中心線のやや外側に位置し，ヒールベースからボールラインの後方3cmまでの長さで，外側縦アーチの支持を行う．シャンクがない靴では靴底の剛性が不足し，図Ⅰ-19 a のように足部の骨配列にストレスが生じる．

特殊な場合にはシャンクの長さを延長したり，靴底全体に及ぶカーボン FRP のシャンクを用いることがある．MP 関節に問題がある例などで，踏みかえし時の屈曲を減じる効果がある．しかし，歩容が悪くなるためにロッカーが併用される．

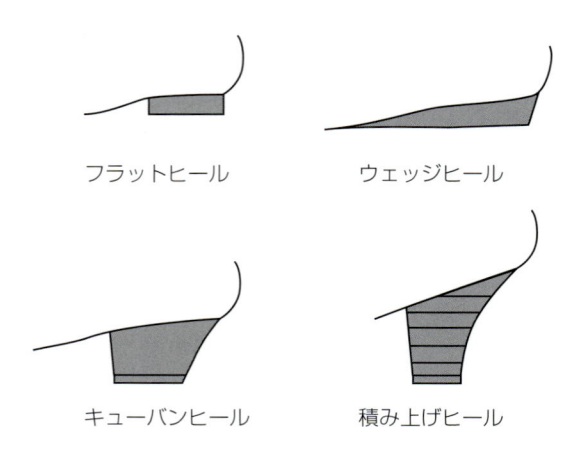

図Ⅰ-20　一般靴にも用いられるヒール

2）ヒールの種類と特殊なヒール

一般靴にも用いられるヒールの種類と靴型装具にのみ用いられるヒールとがあり混同されがちである．図Ⅰ-20 は一般靴にも用いられるものだが，フラットヒール，ウェッジヒールは装具によく用いられる．ウェッジヒールは前足部が接地するボールジョイント付近までの楔状のヒール形状で，ジョイント部（踏まず）の剛性を高めるため踏み返しが容易になり中・後足部の支持性が高まる．

(1) クッションヒール

ヒール後方に柔軟性のあるスポンジなどの素材を挿入したもので義足の SACH 足と同様に踵接地時の衝撃を吸収し，足底接地までの足関節運動を緩和する．靴型装具による急激な底屈や膝関節が前方に押されるといった問題に有用である（図Ⅰ-21）．サッチヒールという記述もあるが，SACH の H はヒールである点と英文資料の多くが cussion heel であるのでここではクッションヒールとする．

(2) カットオフヒール

ヒールの後方端を削って前方にずらしたもので，踵接地時の床反力作用点が前方にずれることによって足関節の底屈モーメント（外力）を減少させる（図Ⅰ-21 c）．丸く削られることが多く，ヒールロッカー，ラウンドヒールとも称される．

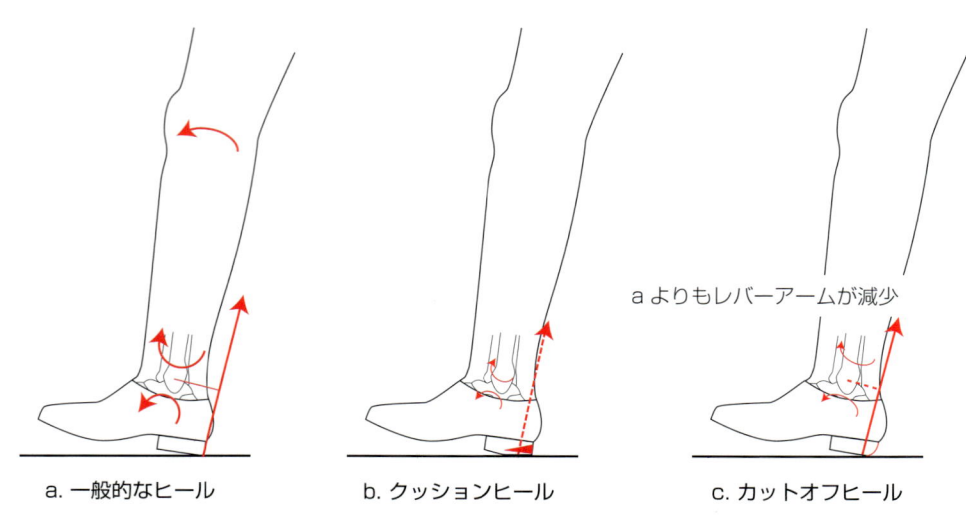

図Ⅰ-21　クッションヒール，カットオフヒールの効果

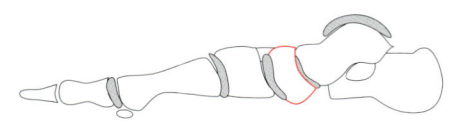

内側縦アーチの低下

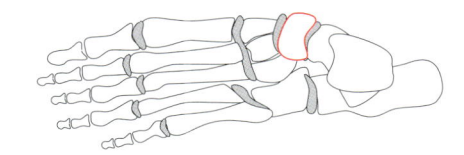

a. 扁平足の骨格

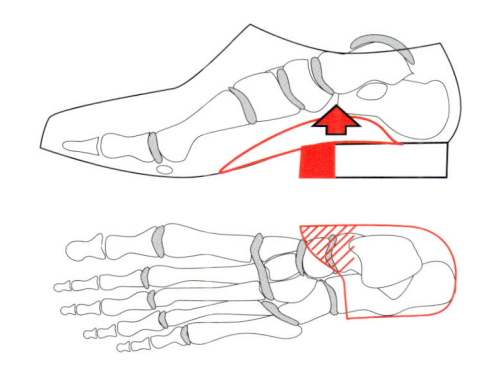

b. アーチの矯正とトーマスヒール

図Ⅰ-22　トーマスヒール

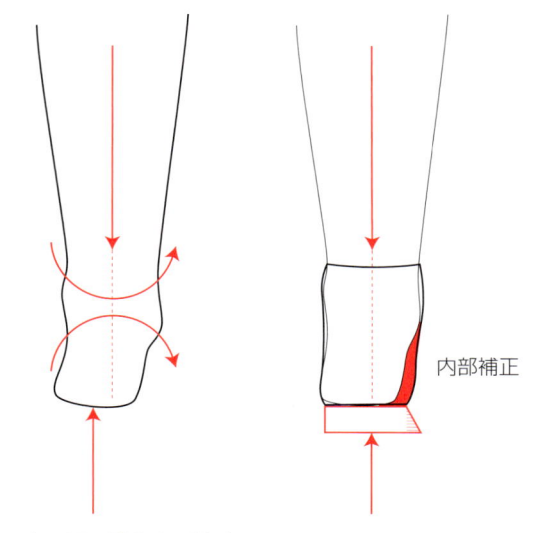

a. 内反足で発生する外だおれ　　b. フレアヒールの効果

図Ⅰ-23　内反足に用いたフレアヒールの例

クッションヒール，カットオフヒールともに歩行中の踵接地時に生じる外力による足関節運動を緩和するものであり，足関節に問題のある場合に用いられる．また，その効果は立脚相前半に作用するもので立脚相後半に効果のあるロッカーバーと併用されることが多い．

(3) トーマスヒール，逆トーマスヒール

ヒールの内側を舟状骨付近まで（1.5 cm 程度）延長されたもので，足の内側縦アーチの支持性を高める効果がある（図Ⅰ-22）．内側アーチが低下したいわゆる扁平足例に用いられ，内側アーチサポートやロングカウンター（内側月形しんの延長）が同時に用いられる．内側ヒールウェッジとの併用もある．下腿部より上位を観察し，荷重線が内側に変位していれば内側フレアヒールとの併用もある．逆トーマスヒールは外側に踵立方関節を超えて立方骨付近まで（1.5 cm 程度）延長する．

内反足に用いる．

(4) フレアヒール

通常はヒールの外側（内側もある）を広げ，支持面積を外側に拡大したものである．前額面で荷重線と床反力線とのずれによって発生するモーメントを緩和し，荷重によって生じる足関節へのストレスを減少させる（図Ⅰ-23）．

3) 靴底の補正

(1) ロッカーバー（ロッカーソール）

ロッカーとは本来は揺り椅子の弓状の底であり，回転するものを指す．○○ロッカーという複数の名称が存在し靴底にも設定する位置によっていわゆる中足ロッカーのほかに足趾ロッカーがある（図Ⅰ-24）．その効果は本来は足関節，MP関節で生じる歩行中の滑らかな動きに支障をきたす場合，たとえば関節障害や足部痛がある場合などに関節運動を代償することができる．

(2) メタタルザルバー，中足骨パッド

靴インサートに中足骨パッドを追加することにより，前額面での中足骨アーチの低下を矯正することができる．形状は製作の項に記載する．また，中足骨アーチが低下した足で中足骨頭に問題がある場合には，負荷を減じる効果があるメタタルザルバーが用いられる．中足骨頭ラインのやや

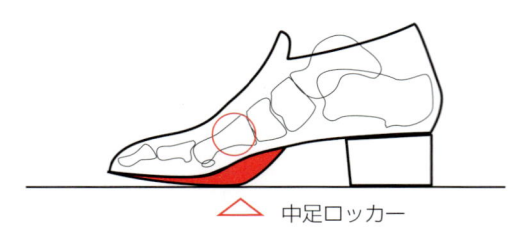

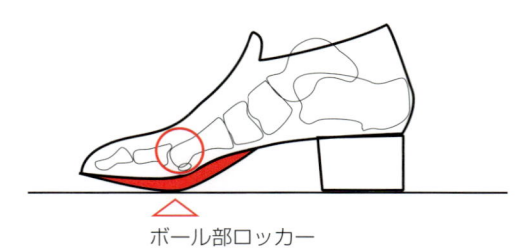

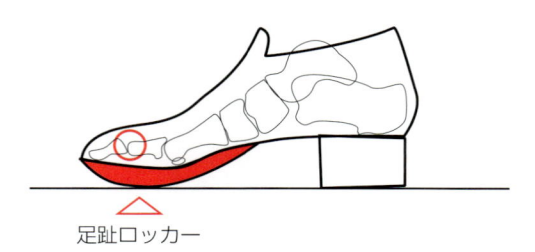

中足ロッカー

ボール部ロッカー

足趾ロッカー

図I-24　ロッカーの種類

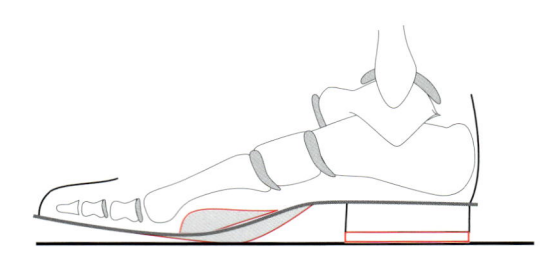

a. メタタルザルバーによる中足骨頭の免荷

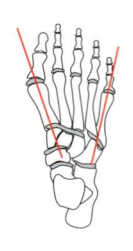

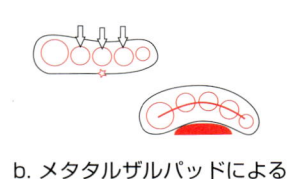

b. メタタルザルパッドによる中足骨横アーチの支持

図I-25　メタタルザルバーと中足骨パッド

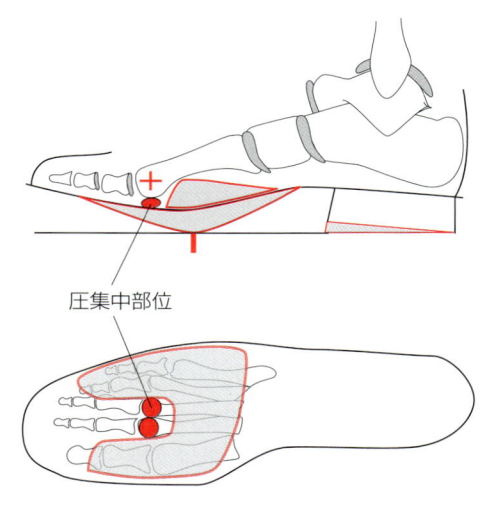

圧集中部位

図I-26　蝶型踏み返し

後方（1.5〜2 cm）に頂点がくるロッカー様の補正でその高さに合わせてヒール高を調整する（図I-25）．

(3) 蝶型踏み返し

メタタルザルバーで述べた中足骨頭の問題が第2・3あるいは第3・4中足骨頭下部に生じた場合には，とくにその部分の負荷を減じる手段として蝶型踏み返し（baterfly roll）がある．図I-26のように底材の中央部を切り取り段差を柔軟なスポンジ材で充塡したうえで表底を貼付するものである．

(4) ソールウェッジ

ソール部の内側，あるいは外側を高くしたもので，荷重点を変位させる効果がある（図I-27）．理論上はX脚や外反足では内側ソールウェッジを用いてアウトサイドボール部に荷重させる．他方，外側ソールウェッジは理論的にはO脚，内反足に対してインサイドボール部で荷重させる効果がある．しかし，内外反の程度が問題であり，下肢のアライメント状態によっては逆効果の場合もある．また，ソール部にヒール部と逆の外側ウェッジを施すと中足部にねじりが生じてアーチの上昇が期待できる．

4) 靴の補高

脚長差がある場合には靴に補高を行うことで対処できる．2 cm未満程度であれば靴内部の補高で対処できるが，それ以上になると靴の内部と外

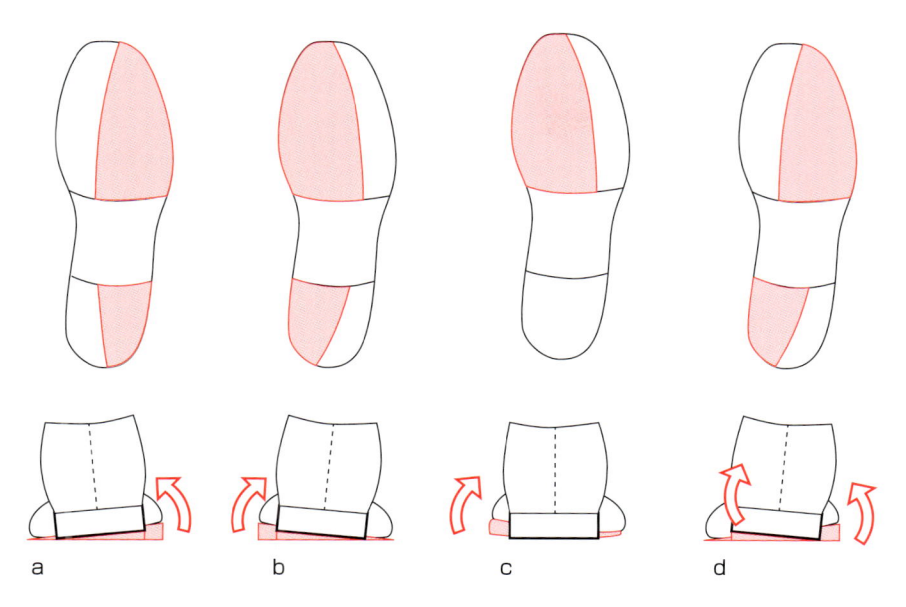

図Ⅰ-27　ウェッジの種類
a. 外側ヒールソールウェッジ，b. 内側ヒールソールウェッジ，c. 内側ソールウェッジ，d. 外側ソールウェッジ・内側ヒールウェッジ

部の両方で行う．補高によりソール全体が厚く，硬くなった場合には踏み返しのためにロッカーが併用される（**図Ⅰ-28**）．高さは立位時の骨盤の高低差で把握するが，脚長差をすべて補高するよりもわずかに短いくらいが実際には好まれる．大幅な脚長差の例では義足足部を用いた構造もある．

5）足底圧分散

正常歩行では足アーチによって荷重分散が行われるが，正常な分散が行われなくなると，前足部である中足骨頭下部やまれに踵部に圧集中が繰り返されることで問題が発生する．靴型装具による対処としては，以下の要件が考慮される．

- さらなる変形の予防
- 足底圧集中によって生じた胼胝・潰瘍などの病的組織の保護
- 足底や関節での体重支持機能の補助

足底圧を分散させる靴インサートの形状については足底装具の項に記述する．足底圧は靴インサートのみで減じるものではなく，靴型装具の構成要素も足底圧分散に関与する．圧集中による足底潰瘍などの問題は前足部と踵部に多い．これは

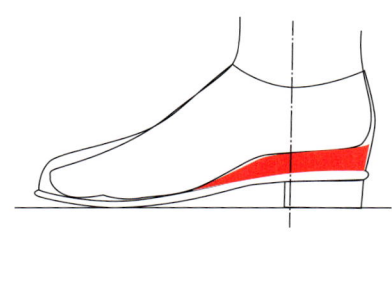

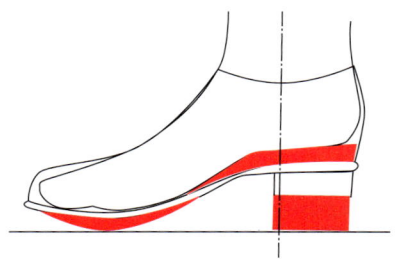

図Ⅰ-28　靴の補高

歩行周期中の足底接地面積による．踏み切り時には前足部のみの接地となり面積の減少から圧の増加は免れない．これに対処するために，ロングシャンクとロッカーを用いて擬似的な踏み切りを行うことにより圧を分散する方法がある（**図Ⅰ-29**）．

しかし，広範囲にわたる潰瘍形成や感染などにより，完全免荷を必要とする場合には靴型装具・

2　一般の靴と靴型装具　　33

ヒールオフ以降：
足底接地面積の減少に伴い圧が増加

半長靴：足関節運動の減少

ロングシャンク
ロッカー

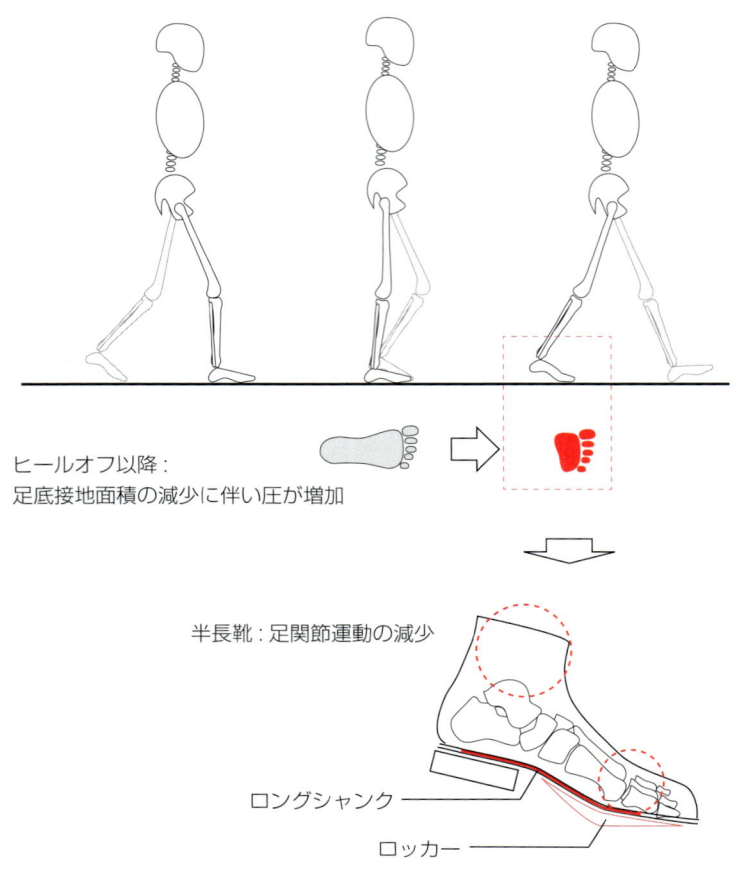

図Ⅰ-29　ロッカーとロングシャンクを用いた立脚相後半の圧分散

足底装具での対処は困難であり，車いすなどが使用される．さらに，足関節に変形を生じた場合には足関節のアライメントを悪化させない支持要素が必要となる．

E. 靴型装具の材料

材料の特性を適切に利用することにより靴型装具の効果が高まり，さらなる変形・潰瘍の悪化，感染などのリスクを減らすことが可能となる．

1）アッパー

靴型装具の基本形状を構成する要素であり，外見的な装飾性も求められる．表革と裏革（ライニング）とからなる．足部変形などに対して製作されることから形状追従性をもった柔軟で耐久性がある皮革素材が求められる．

2）ライニング，表面材

糖尿病などの感染が大きなリスクとなる場合においては，靴のライニング（内張り）や足底装具の表面カバーなど，足部周囲環境を構成する材料に抗菌性の材料を使用することは効果的である．また，足底圧分散を図る際に垂直荷重に着目されるが，歩行時の足底面と装具表面との摩擦による接線方向の剪断力も問題視される．装具表面に低摩擦材料を使用することにより，剪断力は低減され，潰瘍形成のリスクを低減することができる．

3）月形しん，先しんなど

従来は天然皮革の比較的硬い部位を硬質化させた材料が主であったが，最近では繊維強化された熱可塑性樹脂シートなど新素材も多く用いられている．

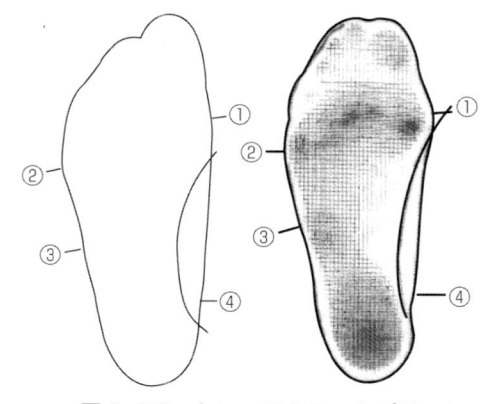

図Ⅰ-30　トレースとフットプリント
ランドマーク：①第1中足骨頭，②第5中足骨頭，③第5中足骨基部，④内果中央

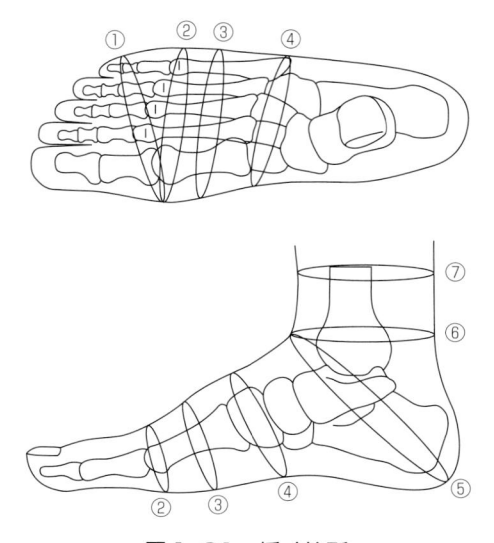

図Ⅰ-31　採寸箇所

4) シャンク

通常はバネ鋼製のシャンクを用いる．さらに高剛性材料を必要とする場合があるが，剛性を高めるには一般に重くなる．しかし，カーボンFRPなどは軽量で比強度も高く，ロングシャンクに用いると，金属製と比較しても耐久性と軽量性に優れるので有用である．加熱して成形できる熱可塑性のFRPシート材などもある．

5) 底　材

靴型装具では接着法による取り付け方法が多く，良好な接着性が求められる．使用時には歩行時の路面との摩擦が重要であり，また，耐摩耗性も要求される．

6) 靴インサート

アーチの支持が目的の部位には適度な応力をもった素材が適当である．通常はコルクや低発泡倍率のEVAスポンジが用いられる．また，足底圧分散が目的の場合には，荷重できる部位を判断してその部分の形状を適応させることが必要となり，この部分にも同様の部材が適用される．詳細は足底装具に記載する．

F．製作方法

前述したとおり，交付基準における靴型装具は，その製作法により整形靴と特殊靴とに分かれる．ここではとくに特殊靴についての製作法について述べる．

1) 採型・採寸・トレース

(1) トレース

足部の外形と内側縦アーチ形状，ランドマークを用紙に転写する．これは靴の形状や底型を設計する際に参考となる．

普通紙にトレースする方法と，フットプリントをとる方法がある（図Ⅰ-30）．フットプリントでは足底の圧力分布の情報も得ることができる．

(2) 採　寸

靴を装着するときと同条件とするため，靴下を履いた状態で採寸を行う．

採寸箇所は以下のとおりである（図Ⅰ-31）．

- ボールトウガース：第1中足骨頭と小趾DIPを通る周径（図Ⅰ-31 ①）
- ボールガース：第1・第5中足骨頭を通る周径（図Ⅰ-31 ②）
- ウェストガース：第1・第5中足骨骨幹部（ボールガースのすぐ近位）を通る周径（図Ⅰ-31 ③）
- インステップガース：内側楔状骨と第5中足骨基部を通る周径（図Ⅰ-31 ④）
- ヒールガース：踵から足関節部を通る周径（図Ⅰ-31 ⑤）

短靴よりも履き口（靴の上縁）の高い靴の場合は次の箇所も計測する．
- アンクルガース：足関節部の周径（図Ⅰ-31 ⑥）
- 履き口高さの下腿周径：靴の腰革の高さに相当する部位の周径（図Ⅰ-31 ⑦）．履き口が高い場合は，適当な高さで数箇所の周径を計測する．

採寸値は陽性モデル（木型）を修正する際の重要な情報となるが，計測位置が少しずれただけでも大きく異なるので，採寸の際に（1）のトレース図上に足を置き，採寸位置をトレース図上に記録すると採寸位置が明確となる．

(3) 採　型

靴型装具の採型においては，アライメントの設定が重要となる．

この時点で矯正や補正の程度を含めて足部，下腿のアライメント，靴のトウスプリング，ヒールピッチの設定などを決定しておく必要がある．ここで，靴型と靴インサートが一体で靴型となることをふまえ，靴インサートの形状（とくに踵部とMP部の厚さ）を考慮して，足部のアライメントおよびヒールピッチ／トウスプリングを決定する（図Ⅰ-32）．

採型時には採型台などを使用し（図Ⅰ-33），設定した足部のアライメントを再現する．

採型は非弾性ギプス包帯を巻きつける方法が基本であるが，ギプスシーネを足部底面／側面に貼り付ける方法もある．足底に胼胝や潰瘍の形成などをみる例では足底形状を正確に採型する必要があり，その場合はインプレッションフォームを利用した方法もとられる（図Ⅰ-34）．

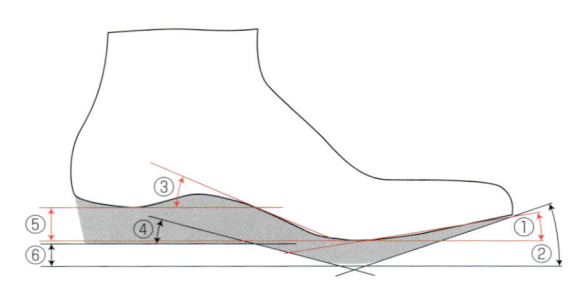

図Ⅰ-32　靴型のアライメントと靴のアライメント
①靴型のトウスプリング，②靴のトウスプリング，③靴型のヒールピッチ，④靴のヒールピッチ，⑤靴型の差高，⑥靴の差高

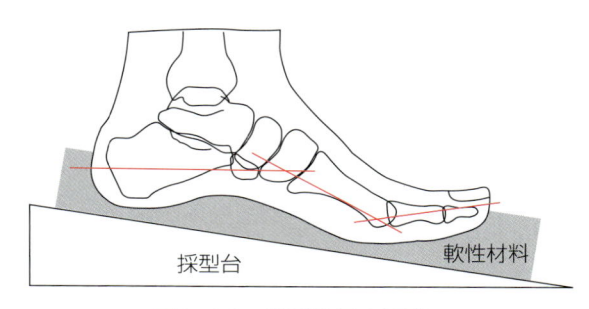

図Ⅰ-33　靴型装具の採型

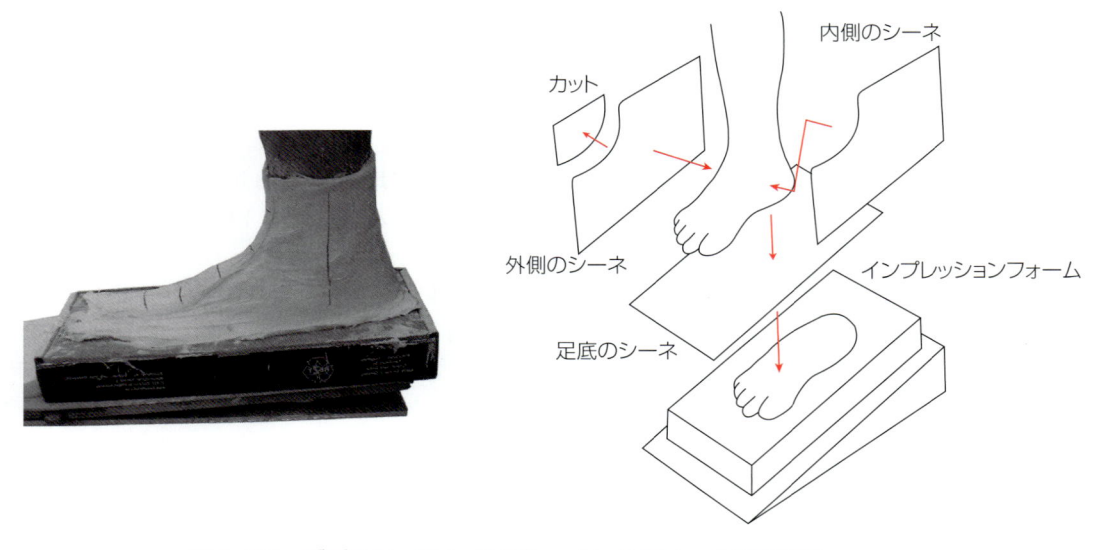

図Ⅰ-34　ギプスシーネとインプレッションフォームでの採型

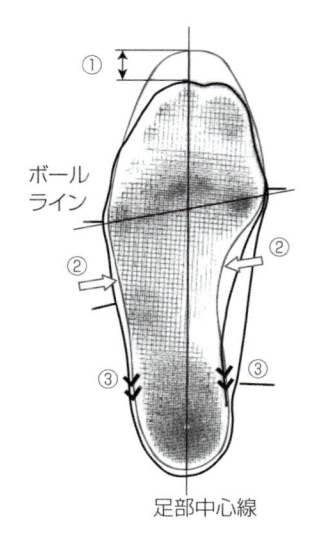

図Ⅰ-35　底型の設計

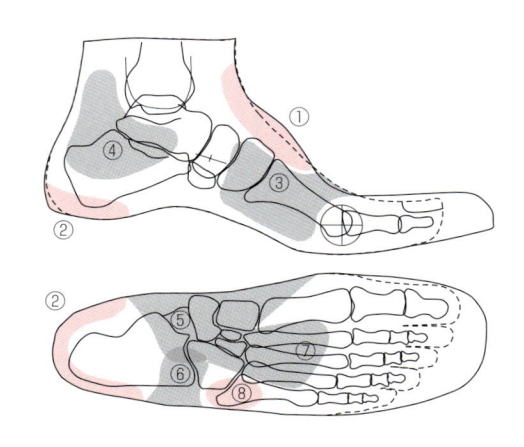

図Ⅰ-36　靴型の修正箇所

2）底型の設計

トレースあるいはフットプリント上で底型を設計する（図Ⅰ-35, p 27 図Ⅰ-14 参照）.

(1) 基準線の設定

基準線は第2趾と踵中央を結ぶラインが基本となる．ただし足部に変形がある場合はその限りでなく，靴の形状を考慮しながら調節する．

(2) つま先形状

通常は捨て寸を1～1.5 cm程度とする（図Ⅰ-35①）が，つま先形状の種類と外見によって適切に設定される．外見のために捨て寸を長くするとつまづきやすくなり，トウスプリングも大きくする必要がある．

左右で足形状が異なる場合，このつま先形状を含めた前足部の形状がなるべく左右で同じ印象となるように捨て寸や幅を決めることができる．

(3) 外形の設計

フットプリント上で設計する場合は，プリントされた外形線と接地面の間で安定性や外見を考慮し設定する．

ジョイント部の　ウエストに相当する部分（図Ⅰ-35②）は大きく絞り細くすることができる．この部分は通常は体重支持への寄与が小さく，細くすることで足とのフィット感を得ることができる．しかし，外反足などではこの部分の支持性も重要となるので注意する．

ヒール部はジョイント部から移行したのち，内外側でほぼ平行となる（図Ⅰ-35③）.

3）靴型の製作

靴型は足部形状を基本としているが，足への適合性を考慮した靴の形状へ修正していく．

(1) つま先延長

底型を設計したときに定めたつま先の形状に靴型を延長する．

(2) 靴型の修正

靴型の側面，とくにウエストガースの側面は削り（図Ⅰ-36③），その減じた分を足背に盛る（図Ⅰ-36①）.

果部の下方および踵骨側面は，靴のホールド性を高めるために削ることができる（図Ⅰ-36④）. とくに短靴の場合，この部分は大幅に削り，それにより減少する周径分を足背に盛る（図Ⅰ-36①）.

踵底面周囲は踵部の軟部組織の荷重による変形の余地を確保するために盛り修正を施す（図Ⅰ-36②）.

足底面は必要に応じて，骨の形状と変形に合わせて基本アーチの削り修正を行う（図Ⅰ-36⑤内側縦アーチ，⑥外側縦アーチ，⑦中足骨アーチ）. 内側縦アーチは，内果レベルが載距突起位置に相当することから修正位置を決定し，中足骨アーチはフットプリントのボールラインや中足骨頭の配

2　一般の靴と靴型装具　　37

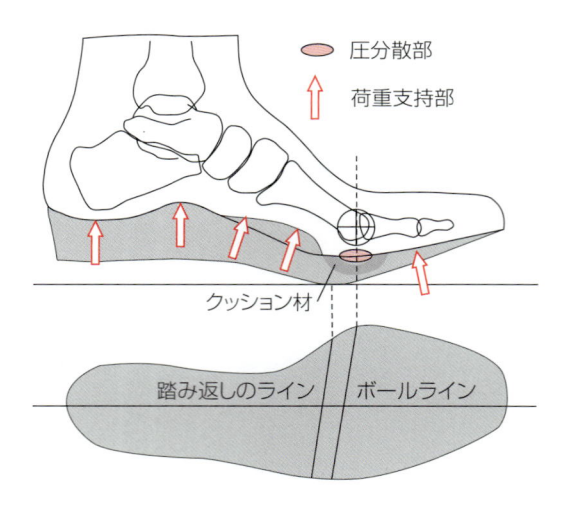

図Ⅰ-37 靴インサートによる圧分散

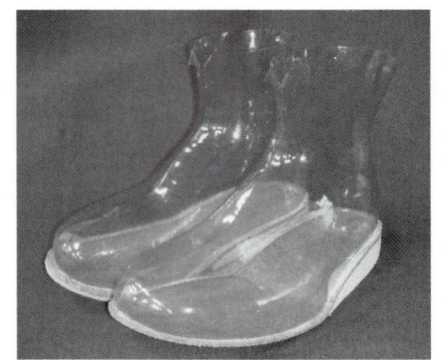

図Ⅰ-38 透明なプラスチックを用いたチェックシューズ

置から修正位置を決定する．

第5中足骨基部（図Ⅰ-36⑧）や，足底に圧集中部がある場合は適宜盛り修正を行うことにより除圧効果が得られる．

4）靴インサートの製作

靴型装具における靴インサートは，足部にかかる体重を直接支持する部分であり，足部の変形の矯正・保持，足底圧の分散のみならず，アライメントの補正や関節機能の代償なども担う要素でもある．そのような機能を付与するために，芯材やクッション材など，目的に応じて材料を使い分けることが重要である（図Ⅰ-37）．

靴インサートの底面の形状は2）で設計した底型の形状に準じて製作する．

また，このとき，踏み返しのライン（トウスプリングの開始位置）の設定を行う．通常は第1-5中足骨頭を結んだMPラインを目安に決定するが，それより近位に設定するほど踏み返しが助長される（図Ⅰ-37）．

また補高が必要な際も，靴インサートでの補高をすることで，最終的な靴の状態で補高を目立たなくすることができる．

5）仮合わせ（適合チェック）

仮合わせでは，靴型および靴インサートの形状の適合性および支持性などの機能の適合性を座位，立位，歩行のそれぞれで確認する．そのために，透明なプラスチック製のチェックシューズ（図Ⅰ-38）を用いる場合もある．

6）アッパーの製作

機能性を第一に，使用者の用途や嗜好も考慮しデザインを決定する．足の形状が左右で異なる場合も，ダービーロックの位置や飾り革の位置など，目につきやすい前足部のデザインは左右で同じような印象となるように工夫ができる．

靴の開きなどのデザインは装着性や足の変形などを考慮して決定する．

骨突起部に革の重なりや縫い目などが位置しないような配慮も必要である．

アッパーの型紙の製作は，靴型の形状をPVCシートなどで転写しそれを基にデザインする方法や，靴型にデザインテープなどを貼った上に直接アッパーのデザインを書き，それを基に型紙とする方法などがある．

皮革を型紙に合わせ裁断する．その際に皮革の繊維方向を考慮し，靴の長手方向に伸びにくい向きに裁断する．

裁断した革の端面や接合部には革すきや折り込みなどを施す．

腰革，つま革ごとにそれぞれ組み立てた後，腰革とつま革を合わせ縫製する．

最後に表革と裏革を合わせ，アッパーの完成となる（図Ⅰ-39）．

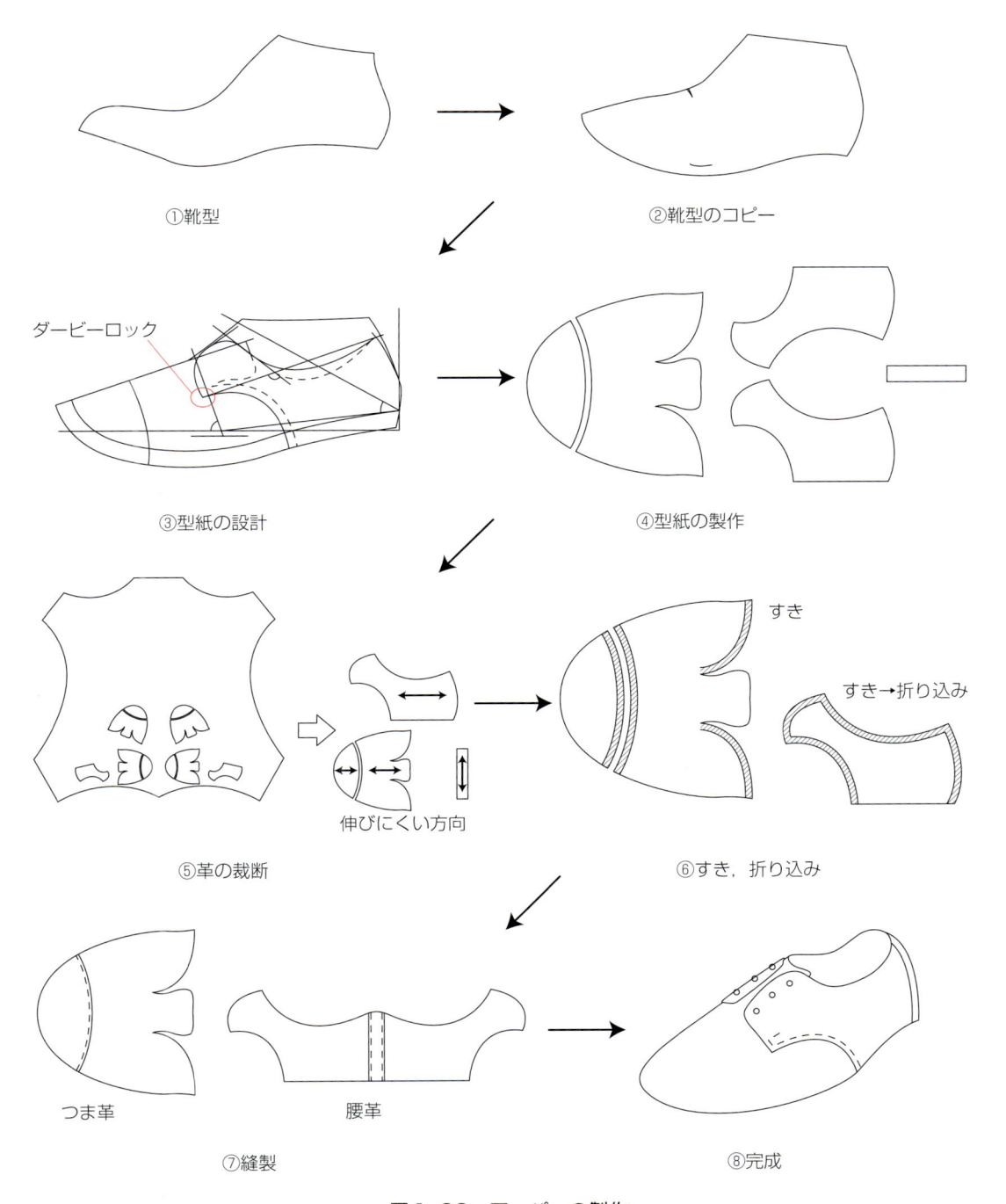

①靴型　②靴型のコピー　ダービーロック　③型紙の設計　④型紙の製作　伸びにくい方向　⑤革の裁断　すき　すき→折り込み　⑥すき，折り込み　つま革　腰革　⑦縫製　⑧完成

図I-39　アッパーの製作

7) カウンター（月形しん），先しん

　カウンターや先しんは単に靴の剛性を確保するだけのものではなく，とくにカウンターは後足部の適合性や，支持性あるいは矯正力を付与するものであり，支持性と可撓性が求められる．矯正力や支持力を働かせる部位・方向に応じて内／外側の遠位への延長，もしくは上方への延長などを行う（図I-40）．カウンターが果部に及ぶ場合，果部への盛り修正およびクッション材の追加など

2　一般の靴と靴型装具　　39

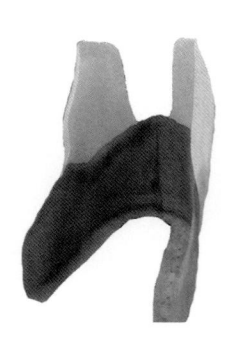

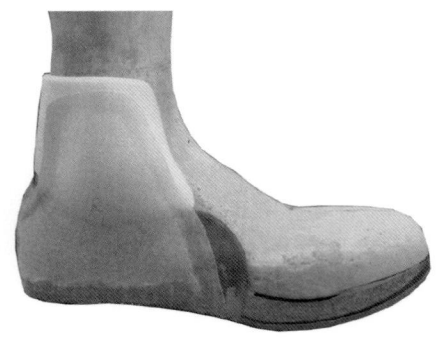

図Ⅰ-40　カウンターの上方への延長

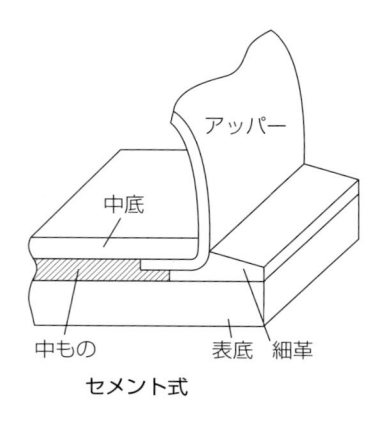

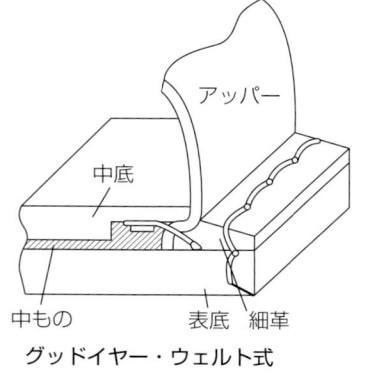

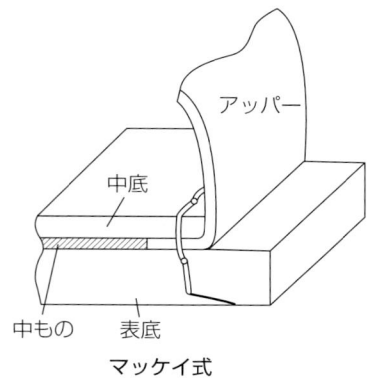

図Ⅰ-41　製靴方法

を行う．

8) つり込み

つり込みおよび底付けの方法（製靴方法）には主として**図Ⅰ-41**に示すような種類がある．

(1) セメント式
この製法はアッパーと底を接着剤で貼り合わせる方法．接着剤の進歩と，製造工程および構造の簡便性もあり，現在では製靴法の主流を占める．

(2) グッドイヤー・ウェルト式
中底にリブを彫り，その溝にアッパーと細革を縫い付け，その後，細革に底を縫い付けていく方法．工程は複雑であるが，外観の重厚さと，構造的な丈夫さを備えることができる特徴がある．

(3) マッケイ式
アッパーをつり込み底を貼り付けた後，木型を抜いてアッパー・中底・表底を一緒に縫い付けていく製法．構造がグッドイヤー・ウェルト式などに比較して簡単なため，軽量化が可能となる特徴がある．

アッパーをつり込む際は後足部は踵中心に向かって，前足部は前足部中心に向かってつり込む（**図Ⅰ-42**）．

カウンターと先しんは，裏革と表革の間の所定の位置に設置し，一緒につり込む．

つり込みは，近年はほとんどが接着剤により中底とアッパーを固定するセメント式とよばれる方法であるが，靴型装具ではタックス止めを併用することも多い[7]．

細革は，つり込み・底付けにおいてアッパー・中底・表底の接合に大きな役割を担うが，セメント式における細革の役割は装飾の色合いが強い．

9) シャンクの取り付け

通常，シャンクは踵部から踏み返しのライン（トウスプリングの開始位置）の近位までに及び，

40　Ⅰ　靴型装具と足底装具

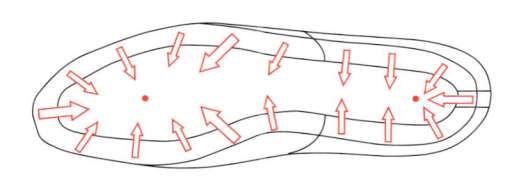

図Ⅰ-42　つり込みの方向と力

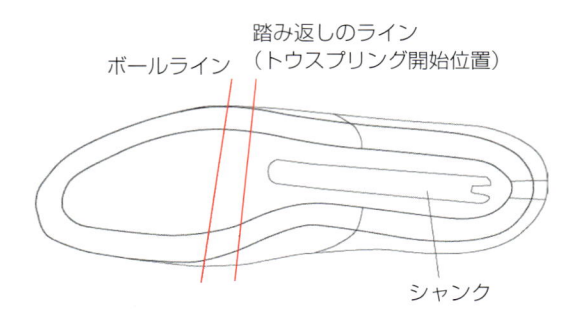

図Ⅰ-43　シャンクの設定

ヒール部からジョイント部の内外側中央に配置する（図Ⅰ-43）．

10）底付け

底付けの方法は製靴法により異なり，その用途によって使い分けるが，近年では，つり込みと同様，セメント式の接着による底付けが主流となっている．

底材には剛性や柔軟性あるいは衝撃吸収性などが求められるので，中底と表底の間にミッドソールとして異なる素材を挿入して層構造とし，求める機能を付与することも可能である．

必要に応じて靴底の補正，踵の補正などを加える．

G. チェックポイント

製作前のチェックポイントに基づき靴型装具を処方する．仮合わせ，完成時には以下の点をチェックする（図Ⅰ-44）．

① 処方どおりにつくられているか．

靴を患者に履かせる前に，靴が処方どおりにつくられているかをチェックする．靴底（ソール）やヒールの高さと安定性を確認し，底革には適度な硬さの踏まずしんが適切な位置に挿入されていること，トウスプリングの高さが適切であること（ヒール高との関係）は重要である．アッパー（製甲）では，カウンター（月形しん）を指で押さえてしっかりしているかを確認する．内張りが滑らかであることも大切である．

② 靴と足は適合しているか．

次に靴を患者に履いてもらい，足との適合をチェックする．靴の幅と長さには適度なゆとりが必要である．具体的には，カウンター（月形しん）と踵の間のゆとり（5mm程度），履き口の適合，つま先のゆとり，母趾および小趾のMP関節部（インサイドボールおよびアウトサイドボール）のゆとりにとくに留意する．患者が自身で脱ぎ履きできるかもチェックする．

③ 立位でのチェックポイント

靴を履いた状態で患者に立位をとらせてみて，靴と足の適合を再確認したうえで，下肢全体と体幹のアライメントをチェックする．続いて足部のアライメントが目標どおりに得られているか否かを確認する．距骨下関節や中・前足部のアライメントは直接見ることができないので，靴の上からよく触るとともに，靴底に均等な荷重がかかっているか，当たって痛いところがないかを患者に尋ねる．

④ 足趾の運動や踏み返しは滑らかに行えるか．

立位でも足趾と靴のつま先の間に十分なゆとりがあり，しかも靴底が足趾の運動を十分に許しているかを確認する．さらにトウスプリングの程度，シャンク（踏まずしん）の位置を再確認し，踏み返しが滑らかに行えることを確認する．

⑤ 歩容のチェックポイント

最後に患者に歩いてもらい，目標とする歩容やアライメントが得られているか否かをチェックする．歩行時の靴と足の適合も確認するため，疼痛・圧迫感・違和感がないか，踏み返しが適切に行えるか，踏み切りから遊脚相にかけて靴と踵が適合しているか，を確認する．感覚障害がある場合には装具が当たっているか否かの判断がすぐにはできないので，しばらく歩いてもらい，皮膚が赤く

2　一般の靴と靴型装具　　41

```
処方から完成までの流れ                    チェックポイント

        [診察]
          ↓                    ・病歴と主訴の確認
   [靴型装具の適応]              ・全身・下肢全体の観察（立位・歩行時）
      no    yes                 ・足部の観察（変形，関節可動域，運動・感覚障害など）
       ↓    ↓                   ・それまで履いていた靴の観察
 [他の治療法][靴型装具の処方]      ・フットプリントや歩行解析など
              ↓                  ・画像検査（X線，CT，MRIなど）
      [採型または採寸]
              ↓                  ・基本構造の確認
                                 ・靴の高さ
                                 ・靴の開き
                                 ・靴底の補正
                                 ・靴内部の補正
       [仮合わせ]
              ↓                  ・処方どおりつくられているか
                                 ・靴と足の適合
                                    月形しん・踵の間のゆとり，履き口の適合，つま先のゆとり，
                                    母趾・小趾MP関節部のゆとり，自分が脱ぎ履きできるか
                                 ・立位でのチェックポイント
                                    立位での靴と足の適合，下肢全体・体幹のアライメント，
       [適合判定]                   足部のアライメント，当たって痛いところはないか
                                 ・足趾の運動や踏み返し
                                    立位でのつま先のゆとり，足趾の運動を許す靴底の硬さ，
                                    立位での滑らかな踏み返し
                                 ・歩容のチェックポイント
                                    目標とする歩容やアライメントが得られているか
       [経過観察]                   疼痛・圧迫感・違和感，滑らかな踏み返し
                                    踏み切りから遊脚相にかけての踵と靴の適合
```

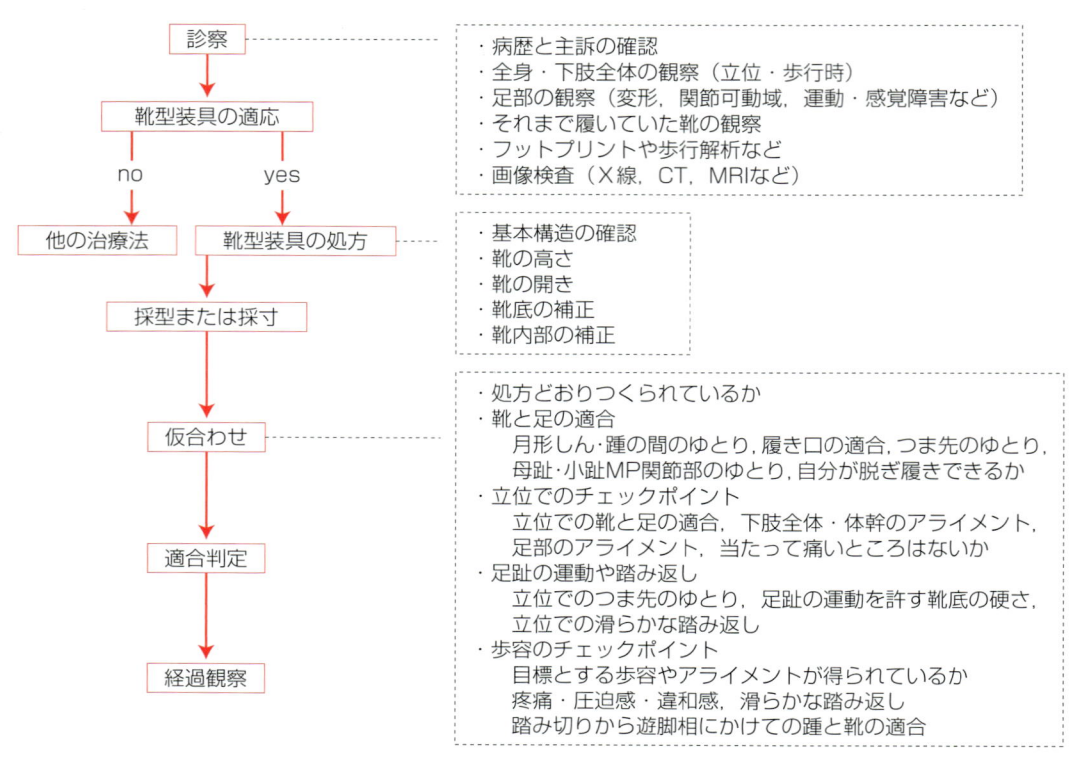

図Ⅰ-44　靴型装具の処方から完成までの流れとチェックポイント
（加倉井周一：下肢装具としての靴の処方．骨・関節・靱帯，2（3）：311-321，1989．改変）

なったりくぼんでいる部分がないかを確認する．

（高嶋孝倫，丸山貴之，芳賀信彦）

3 足底装具

A. UC-BL シューインサート

1）概念と基本構造

　1969年にUC-BL（University of California Berkeley Laboratory）のInman VT, Henderson WHらによって紹介された足底装具で，距骨下関節の機能的な動きを利用した採型手技を特徴とする[20, 21]．下腿の外旋によって生じる踵骨回外と内返しを意図的に生起し，結果的に低下した足アーチを上昇させてギプス採型を行う．距骨下関節のバイオメカニクスを応用した手法である（図Ⅰ-45）．扁平化して変形した足部をそのまま採型し，アーチ部を削り修正によって形成する方法も考えられるが，これでは矯正後の足形状は予測の域を出ない．UC-BLシューインサートは変形した患足を手技によって矯正された足部形状を構築して採型するため，比較的良好な適合を得られる．

　発表当時はGFRP製の装具であったが，最近ではポリプロピレン，ポリエチレン，コポリマーなどの熱可塑性樹脂を熱成型して製作される．基本的には靴と同時に使用され，靴に入れられた状態で扁平化したアーチを矯正し，装具自体の変形がわずかである程度の剛性が求められる．上縁は靴の深さとするが，内果外果の下縁に当たらない高さが基準である．

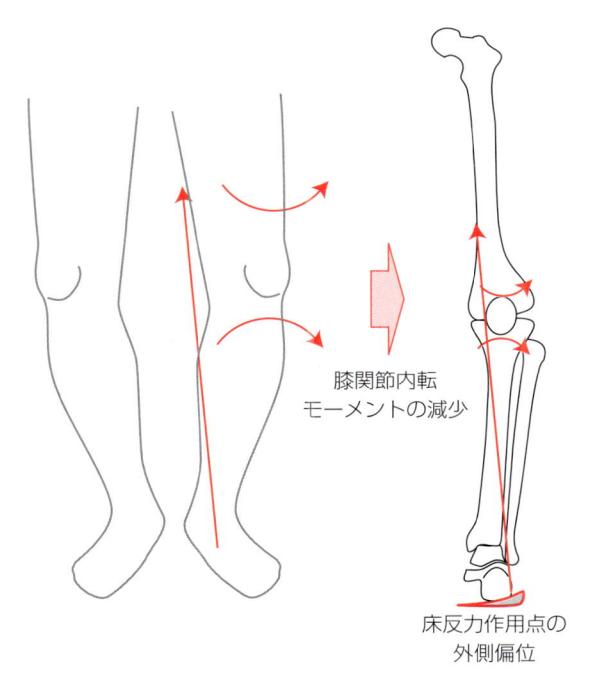

図Ⅰ-48　外側ウェッジ

膝関節内転
モーメントの減少

床反力作用点の
外側偏位

a　b　c
外反母趾用装具

d. 槌指用装具

図Ⅰ-49　足趾装具

に倒れようとしないことを確認する．靴が内反する場合には，外側フレアヒール，逆トーマスヒールなど靴補正の追加を考慮する．

(2) 内反膝・内側型変形性膝関節症の場合

まず患者の足底と靴に装具が適合しているかを確認する．続いて靴を履かない状態で装具の上に患者を立たせて，膝内反変形の改善，床反力作用点の外側への偏位をみるが，実際にこれらの変化はごくわずかであり，多くの場合視診では確認できない．距骨下関節における後足部のわずかな外反が確認できれば，床反力作用点が外側に偏位し，膝関節内転モーメントの減少につながると考えられる．しかし踵骨が元々外反（回内）している場合は外側ウェッジの適応外とする考えがあり，症状がかえって悪化するか否かを経過観察する必要がある．

（高嶋孝倫，芳賀信彦）

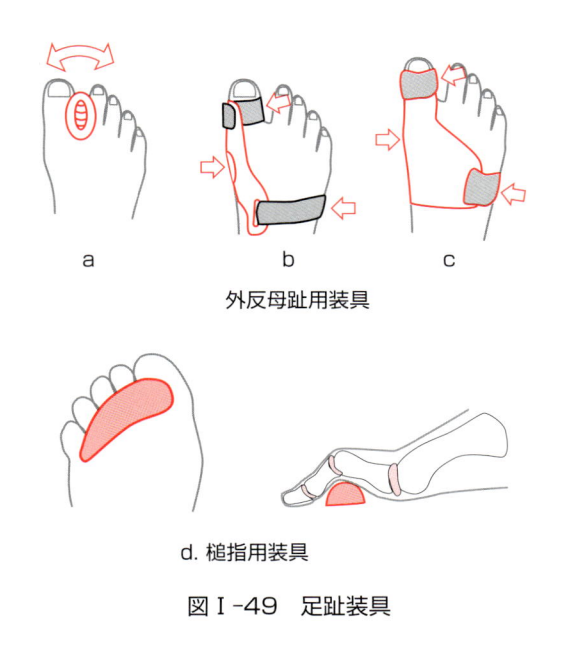

4　足趾装具

A. 適応疾患・症状と目的

足趾装具の適応疾患として，外反母趾と，槌趾をはじめとした矢状面での足趾変形があげられる．

外反母趾は，母趾がMP関節で外反，回内する疾患である．疼痛は第1中足骨頭内側部の突出部に多く，この部位の滑液包が炎症を起こして肥厚したものをバニオン（bunion）とよぶ．疼痛はほかに，母趾MP関節内側底部，趾神経支配部位にも生じる．外反母趾に対する装具治療の目的は，疼痛の緩和と変形進行の防止である．装具治療による変形の矯正はほとんど期待できない．

矢状面での足趾変形には，ハンマートウ（hammer toe），槌趾（mallet toe），鉤爪趾（claw toe）などがある．ハンマートウはPIP関節屈曲とDIP関節伸展を，槌趾はDIP関節のみの屈曲を，鉤爪趾はPIP関節屈曲とMP関節過伸展を示す．これらはリウマチ，末梢神経障害などにより関節の不安定性や筋力の不均衡があると生じる．症状は靴を履いたときの疼痛や胼胝形成であり，たとえば鉤爪趾ではPIP関節背側と中足骨

頭底側に胼胝を形成する．足趾変形に対する装具治療の目的は，疼痛の緩和と変形進行の防止である．

B. 概念と構造

1) 外反母趾用装具

母趾を開く方向に力を加える装具である．趾の間に挟むものと，3点固定を利用したレバー式のものなどがある．

2) 槌趾用装具

第2趾から第4趾にかけての趾腹側に置く枕状の装具で基節骨を持ち上げることで趾先の圧迫を除圧する．

（芳賀信彦，高嶋孝倫）

文 献

1) 森　於菟，大内　弘：筋学．分担解剖学1，改訂第11版，金原出版，1982，p 412.
2) 米本恭三，石神重信，近藤　徹：関節可動域表示ならびに測定法．リハビリテーション医学，**32**：207-217，1995．
3) 銅治英雄・他：足部運動表示における内がえし（inversion）／外がえし（eversion）の定義－triplane motion か，coronal plane motion か？－．*Jpn J Rehabil Med*, **44**：286-292, 2007.
4) 藤井英夫，前澤範明：足診療マニュアル．第2版，医歯薬出版，2004．
5) 寺本　司：足の診療ガイドブック．高倉義典編，南江堂，2001，p 8．
6) 高倉義典：足関節と足趾．標準整形外科学，国分正一，鳥巣岳彦監修，第10版，医学書院，2008，pp 600-601．
7) 加倉井周一，高嶋孝倫：靴型装具．加倉井周一編，装具学．第3版，医歯薬出版，2003．
8) W．マルクワルト（加倉井周一　訳）：靴型装具のすべて－理論と実際．パシフィックサプライ，1983，pp 56-60．
9) 高嶋孝倫，大石暁一：オーダーメイドの靴型装具．日本義肢装具学会誌，**16**（3）：184-190，2000．
10) レネ・パウムガルトナー・他（編著）：足と靴その整形外科的処置法．フスウントシューインステイテュート，1999，p 176．
11) 有薗裕樹，高嶋孝倫・他：ロッカーによる足底圧力分散について．国立障害者リハビリテーション研究紀要，No 29，2009．
12) 高嶋孝倫，靴型装具，飛松好子・他（編）：最新義肢装具ハンドブック．全日本病院出版会，2007，pp 232-235．
13) 高嶋孝倫，丸山貴之：糖尿病足と装具．*MB Med Reha*, **133**：47-52, 2011.
14) 山崎信寿：足の辞典．朝倉書店，1999．
15) C．エドワーズ（加倉井周一　訳）：靴型装具製作マニュアル．パシフィックサプライ，p 11, 1984．
16) 柏　恒夫 編：新 靴の商品知識．改訂20版，エフワークス M, 2007，pp 31-35．
17) Wellmitz G et al : Orthopädietechnik. Verlag Hans Huber, Germany, 2004, pp 251-285.
18) 加倉井周一：下肢装具としての靴の処方．骨・関節・靱帯，**2**（3）：311-321，1989．
19) 岡崎哲也，梅津祐一，蜂須賀研二：基本構造とチェックポイント．日本義肢装具学会誌，**16**（3）：169-173，2000．
20) Inman VT : UC-BL Dual-Axis Ankle-Control System and UC-BL Shoe Insert. Bulletin of Prosthetics Research, Spring, 1969.
21) Henderson WH : UC-BL Shoe Insert Casting and Fabrication. Bulletin of Prosthetics Research, Spring, 1969, pp 129-149.
22) Holowka MA, White FJ : Bracing and orthotics. In : Drennan's The Child's Foot & Ankle. McCarthy JJ, Drennan JC eds. 2nd ed, Lippincott Williams & Wilkins, 2010, pp 30-53.
23) Mereday C, Dolan CME, Lusskin R : Evaluation of the University of California Biomechanics Laboratory shoe insert in "flexible" pes planus. *Clin Orthop Relat Res*, **82**：45-58, 1972.
24) Yasuda K, Sasaki T : The mechanics of treatment of the osteoarthritic knee with a wedged insole. *Clin Orthop Relat Res*, **215**：162-72, 1987.
25) Kakihana W et al : Changes of joint moments in the gait of normal subjects wearing lateral wedged insoles. *American Journal of Physical medicine & Rehabilitation*, **83**（4）：273, 2004
26) Leitch KM et al : IN-shoe plantar pressure measurement for patients with knee osteoarthritis: Reliability and effects of lateral heel wedges. *Gait Posture*, Epub ahead of print, 2011.
27) Radzimski AO et al : Effect of footwear on the

external knee adduction moment? A systematic review. *Knee*, Epub ahead of print, 2011.
28) 清水新悟・他：変形性膝関節症の後足部回内外に対する足底板療法の検討. PTジャーナル, **42**(9)：763-768, 2008.
29) 佐本憲宏：外反母趾の病態と保存的治療. *MB Med Reha*, **128**：33-40, 2011.
30) 田中康仁：槌趾.「図説足の臨床」高倉義典総編集, 田中康仁, 北田力編集, 第3版, メジカルビュー社, 2010, pp 151-155.

II 下肢装具

1 総論

A. 下肢の構造

1）解剖・機能解剖

下肢は，臥位，座位，いざり，膝立ち，起立，立位，歩行などの姿勢や動作に重要な機能をもっている．下肢の骨格など（図II-1）の解剖学的知識と関節可動域など（表II-1）の機能解剖の知識をまずは理解し，そのうえで装具製作の基準点や基準線であるランドマークを把握することは重要である．

下肢計測は下肢の骨格を知るために必要であり，下記のような項目の計測を行う．

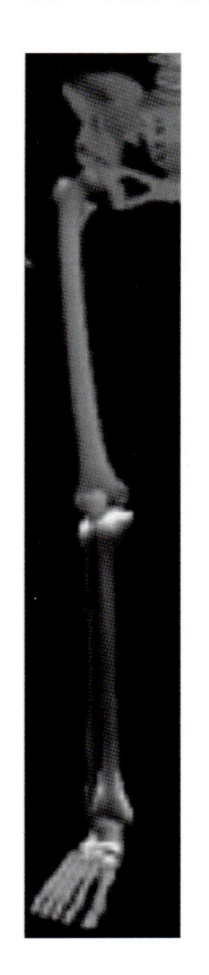

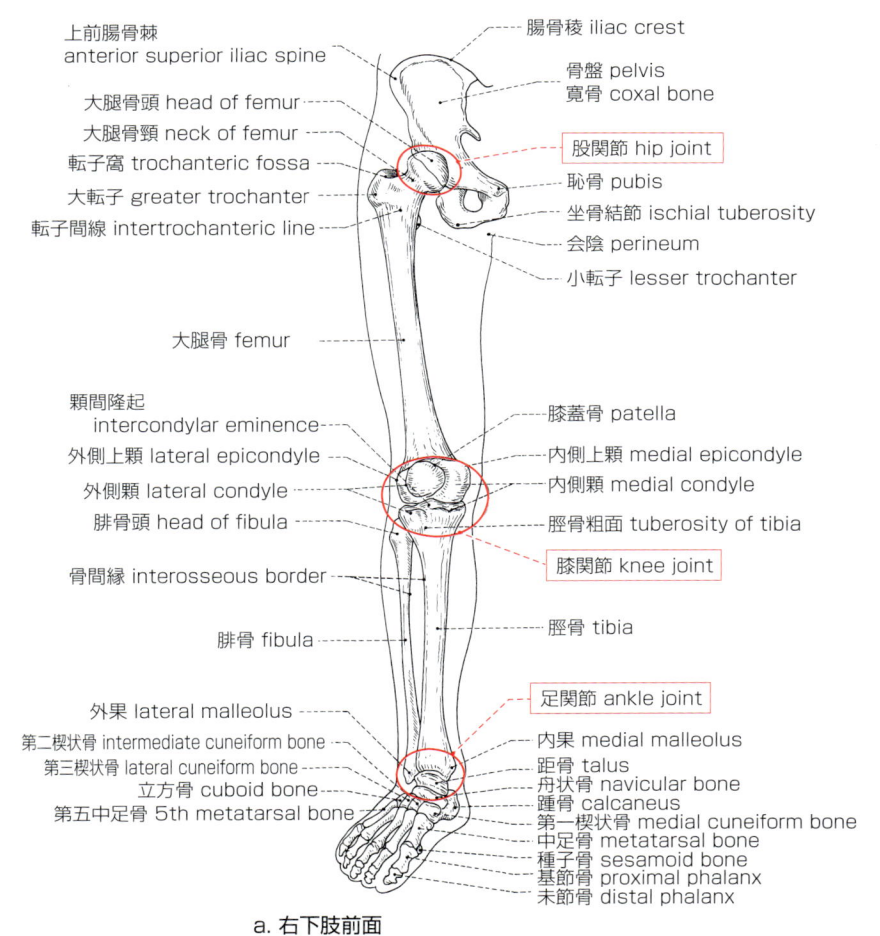

a. 右下肢前面

図II-1　下肢骨格とランドマーク（1）

1　総論　49

- 下肢長（spina malleolar distance：SMD）：上前腸骨棘より下腿骨内果までの直線距離（棘果長）
- 大腿長：大転子より大腿骨外側上顆あるいは膝関節裂隙までの距離
- 下腿長：脛骨内側顆あるいは膝関節裂隙より内果までの距離
- 大腿周径：膝蓋骨より上方10 cmあるいは20 cm（小児の場合は5 cm）などの一定の距離における周囲径
- 下腿周径：下腿の最大部位の周囲径

ランドマークとは，皮膚直下の骨突出部にあたる，上前腸骨棘，坐骨結節，恥骨，大転子，大腿骨内側上顆（内顆），大腿骨外側上顆（外顆），膝蓋骨，脛骨内側顆（内顆），脛骨粗面，腓骨頭，内果，外果などであり，装具のおもな部位とランドマークとの位置関係は，下記のようになっている（図Ⅱ-2）．

- 骨盤帯：前額面において腸骨稜と大転子の間
- 股継手：大転子の上方2 cm，前方2 cm
- 大腿上位半月：外側で大転子より2～3 cm下，内側で会陰部より2～3 cm下
- 坐骨支持部：坐骨結節の位置
- 膝継手：大腿骨顆部の最も幅の大きいところで，矢状面では前後径の中央と後1/3との間，前額面では膝関節裂隙と内転筋結節部の中間で大腿下位半月の下端までの距離と下腿半月の上端までの距離は等間隔

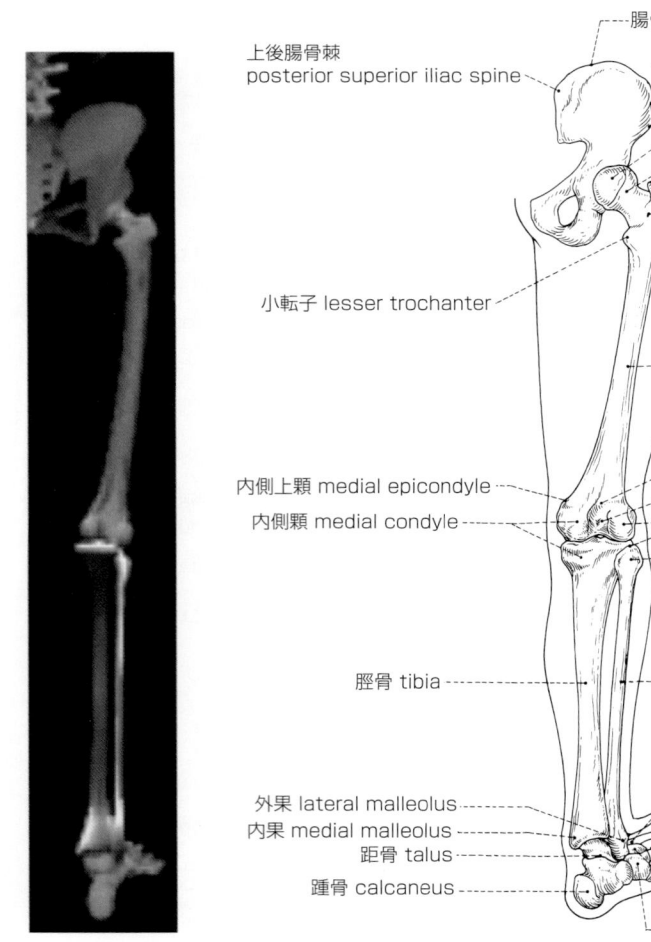

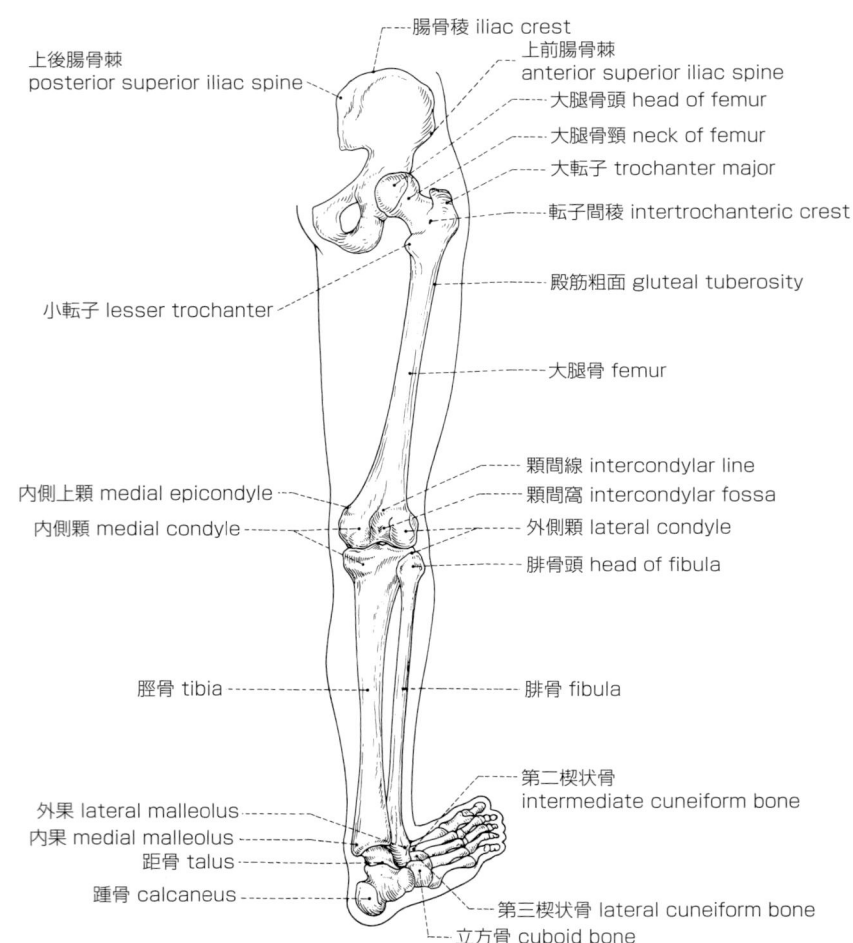

b. 右下肢後面

図Ⅱ-1 下肢骨格とランドマーク（2）

表Ⅱ-1　下肢の関節運動域表示ならびに測定法（1）

部位名	運動方向	参考可動域角度	基本軸	移動軸	測定部位および注意点	参考図
股 hip	屈曲 flexion	125	体幹と平行線	大腿骨（大転子と大腿骨外顆の中心を結ぶ線）	骨盤と脊柱を十分に固定する 屈曲は背臥位，膝屈曲位で行う 伸展は腹臥位，膝伸展位で行う	
	伸展 extension	15				
	外転 abduction	45	両側の上前腸骨棘を結ぶ線の垂直線	大腿中央線（上前腸骨棘より膝蓋骨中心を結ぶ線）	背臥位で骨盤を固定する 下肢は外旋しないようにする 内転の場合は，反対側の下肢を屈曲挙上してその下を通して内転させる	
	内転 adduction	20				
	外旋 external rotation	45	膝蓋骨より下ろした垂直線	下腿中央線（膝蓋骨中心により足関節内外果中央を結ぶ線）	背臥位で，股関節と膝関節を90°屈曲位にして行う 骨盤の代償を少なくする	
	内旋 internal rotation	45				
膝 knee	屈曲 flexion	130	大腿骨	腓骨（腓骨頭と外果を結ぶ線）	股関節を屈曲位で行う	
	伸展 extension	0				
足 ankle	屈曲（底屈） flexion (plantar flexion)	45	腓骨への垂直線	第5中足骨	膝関節を屈曲位で行う	
	伸展（背屈） extension (dorsiflexion)	20				

- 部位
- 下腿半月：腓骨頭より2～3 cm下
- 足継手：内果下端と解剖学的には外果下端（作製上は外果中央）を結ぶ線上

B. 下肢装具の処方

1) 概　念

　下肢装具のおもな目的は一般的な装具の目的と同様で，変形の予防，変形の矯正，病的組織の保護，失われた機能の代償または補助となる．下肢装具が効果的に機能するためには，他部位の装具以上に身体全体のアライメントに留意する必要が

表Ⅱ-1 下肢の関節運動域表示ならびに測定法（2）

部位名	運動方向	参考可動域角度	基本軸	移動軸	測定部位および注意点	参考図
足部 foot	外がえし eversion	20	下腿軸への垂直線	足底面	膝関節を屈曲位で行う	
	内がえし inversion	30				
	外転 abduction	10	第1，第2中足骨の間の中央線	同左	足底で足の外縁または内縁で行うこともある	
	内転 adduction	20				
母指(趾) great toe	屈曲（MP）flexion	35	第1中足骨	第1基節骨		
	伸展（MP）extension	60				
	屈曲（IP）flexion	60	第1基節骨	第1末節骨		
	伸展（IP）extension	0				
足指 toes	屈曲（MP）flexion	35	第2〜5中足骨	第2〜5基節骨		
	伸展（MP）extension	40				
	屈曲（PIP）flexion	35	第2〜5基節骨	第2〜5中節骨		
	伸展（PIP）extension	0				
	屈曲（DIP）flexion	50	第2〜5中節骨	第2〜5末節骨		
	伸展（DIP）extension	0				

（日本整形外科学会，日本リハビリテーション医学会，1995）

ある．つまり，身体外郭と装具がよく適合していることを基本とし，身体の解剖学的関節軸と装具の機械軸が一致していること，そして体重を支える部位となる下肢装具足底部と床面接地が良好なことなどを考慮して最終的に評価することが重要である．

C. 下肢のおもな変形

変形には下記のようなものがある．

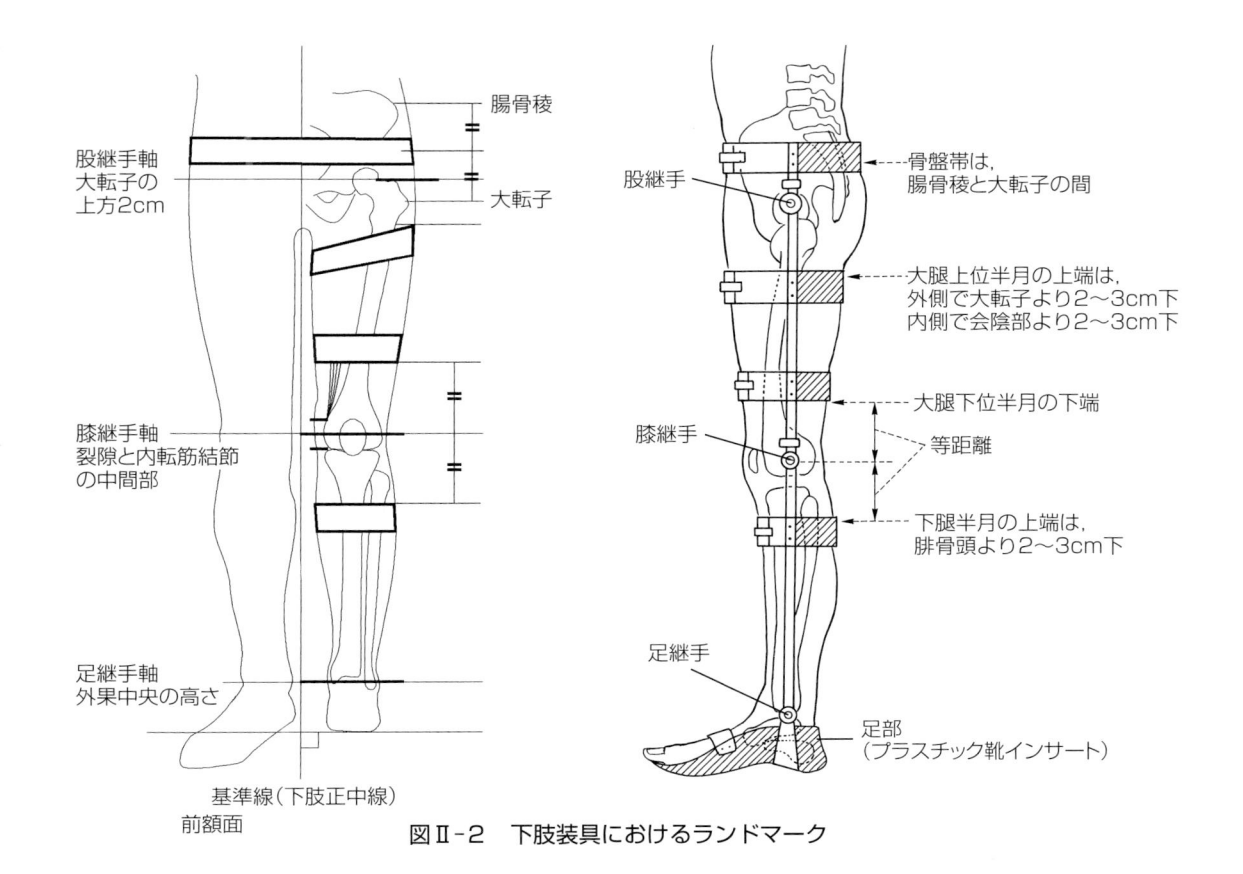

図Ⅱ-2　下肢装具におけるランドマーク

1) 関節可動性に関する変形

- 拘縮：可動域制限が筋肉や靭帯，皮膚などの関節以外の組織に起因するもの
- 強直：可動域制限が関節構成組織に起因するもの
- 屈曲変形：屈曲位方向に変形し，伸展制限をきたすもの
- 伸展変形：伸展位方向に変形し，屈曲制限をきたすもの
- 外転変形：外転位方向に変形し，内転制限をきたすもの
- 内転変形：内転位方向に変形し，外転制限をきたすもの
- 外旋変形：外旋位方向に変形し，内旋制限をきたすもの
- 内旋変形：内旋位方向に変形し，外旋制限をきたすもの

2) 骨形状に関する変形（図Ⅱ-3）

- 内反股：大腿骨の頸体角が正常（成人で130°）より減少しているもの
- 外反股：大腿骨の頸体角が正常（成人で130°）より増大しているもの
- 大腿骨頸部の前捻異常
- 脛骨内反：脛骨が内側に凹を示すもの
- 脛骨内捻：脛骨が内側に捻れているもの
- 脛骨外捻：脛骨が外側に捻れているもの

3) 足部や下肢の変形を主体とする疾患（図Ⅱ-4）

- 尖足：足関節が屈曲位で拘縮したもの
- 踵足：足関節が伸展位で拘縮したもの
- 扁平足：内側縦アーチが減少したもの
- 凹足：内側縦アーチが増強したもの
- 開張足：横アーチが低下し，足趾間が開き前足部の横幅が広がったもの

1 総論

図Ⅱ-3　大腿骨の頸体角

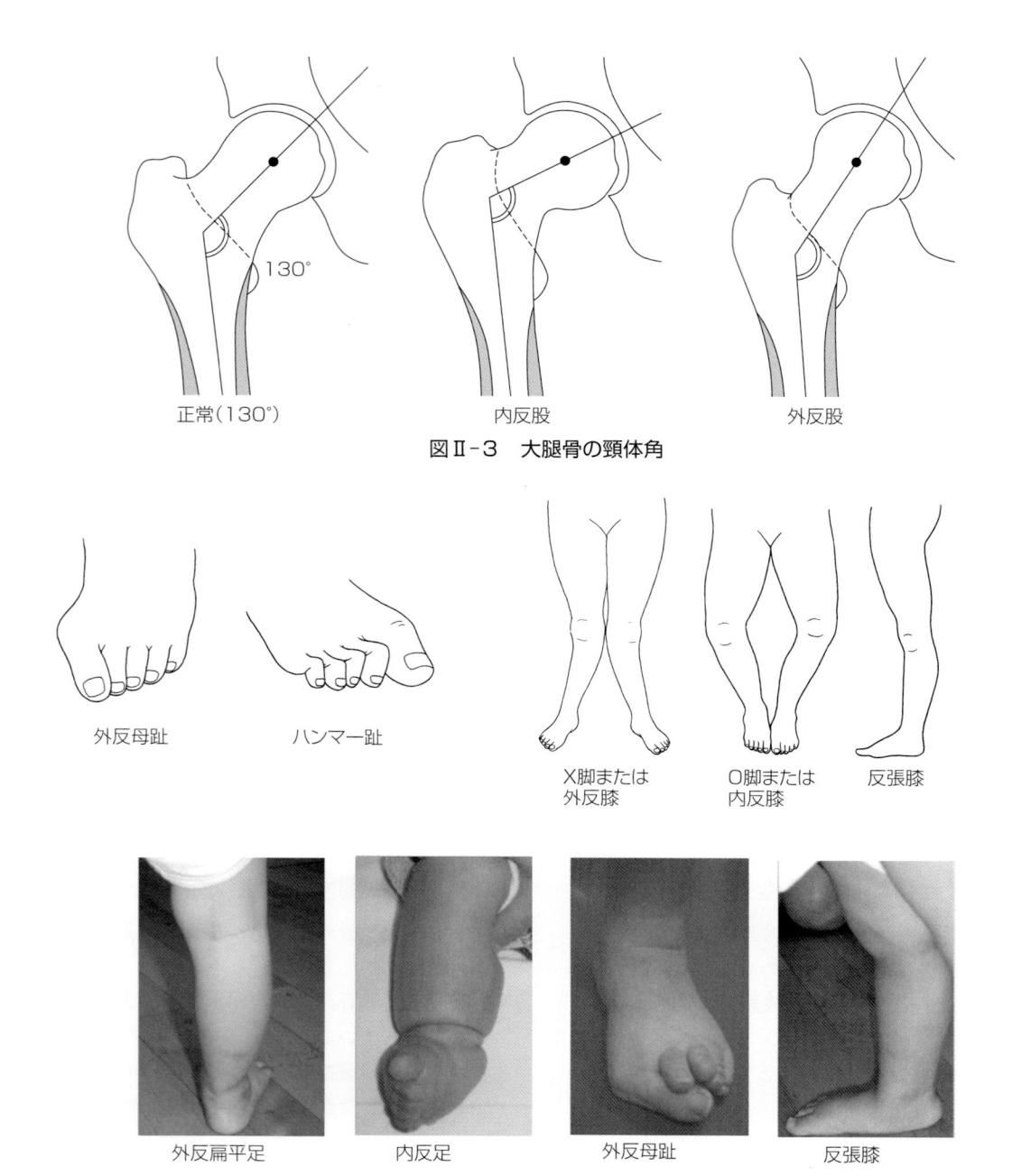

正常（130°）　　内反股　　外反股

外反母趾　　ハンマー趾

X脚または外反膝　　O脚または内反膝　　反張膝

外反扁平足　　内反足　　外反母趾　　反張膝

図Ⅱ-4　足部や下肢の変形

- 内転足：中足骨が内方に向き，後足部が正常位であるもの
- 外転足：中足骨が外方に向き，後足部が正常位であるもの
- 内反足：後足部が下腿に対して内反位で拘縮したもの
- 外反足：後足部が下腿に対し外反位で拘縮したもの
- 内反小趾：第5趾がMP関節で母趾側に曲がっているもの
- 外反母趾：母趾がMP関節で第5趾側に曲がっているもの
- 槌趾：PIP関節が著明に屈曲しているもの
- ハンマー趾（鉤爪趾）：槌趾にMTP過伸展が

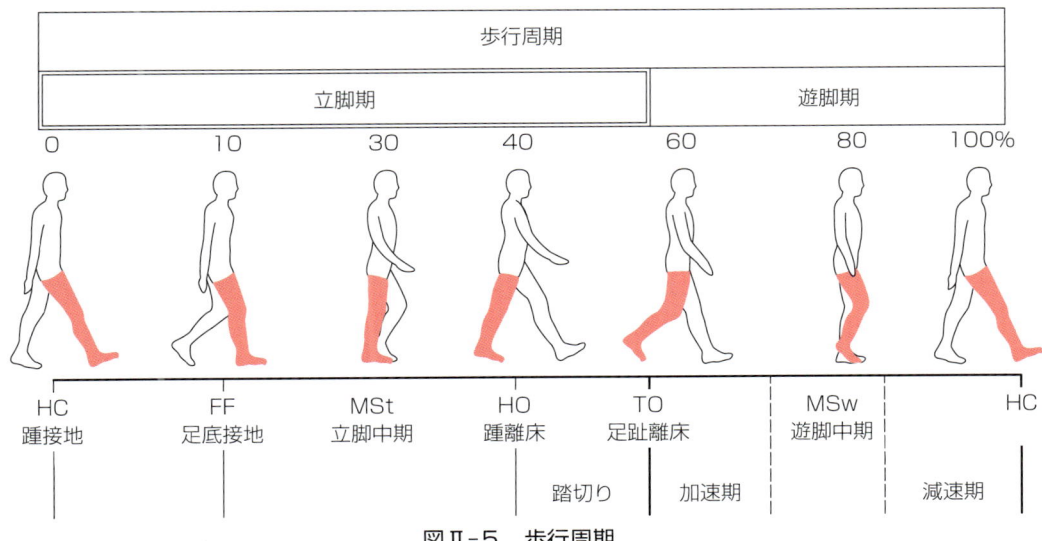

図Ⅱ-5 歩行周期

加わったもの
- 内反膝：膝部で大腿と下腿が外側凸の屈曲を示すもので，両側性がO脚である．乳幼児では生理的に内反傾向にある
- 外反膝：膝部で大腿と下腿が内側凸の屈曲を示すもので，両側性がX脚である．5歳ごろが最も強く，以後減少し，成人では約5°の外反を示す
- 反張膝：膝が過度に伸展した変形

D. 正常歩行と病的歩行

　下肢装具において，正常歩行を理解しておくことは非常に重要である．正常歩行は立脚相と遊脚相とに分かれる．装具は決して運動を正常化するものではないが，各相の左右非対称の是正や，一歩長の延長，両脚支持期の短縮などによってその効果を知ることができる．これらは肉眼的観察の際の指標ともなる．

1) 歩行周期

　一側の踵が接地してから次に踵接地するまでを一歩行周期といい，一側の足が地面に接地している立脚期（60%）と一側の足が地面から離れている遊脚期（40%）に分けられる（図Ⅱ-5）．

2) 病的歩行

　おもな原因としては，脚長差，関節拘縮，筋力低下，筋痙縮，疼痛などがあり，代表的なものとしておのおの下記のようなものがある．
- 脚長差によるもの：墜落性歩行，伸び上がり歩行，分廻し歩行，外転歩行
- 関節拘縮によるもの：尖足歩行，踵足歩行，棒足歩行，膝屈曲位歩行，股屈曲位歩行
- 筋力低下：中殿筋歩行（トレンデレンブルグ歩行），大殿筋歩行，鶏歩（下垂足歩行）
- 筋痙縮によるもの：はさみ足歩行，痙性歩行
- 疼痛によるもの：疼痛性歩行
- その他：失調性歩行，パーキンソン様歩行，うちわ歩行，そとわ歩行，引きずり歩行

E. 下肢装具の分類と構成要素

　下肢の機能障害を軽減する目的で用いられ，装具の使用目的は定説的には，①変形の予防，②変形の矯正，③病的組織の保護，④失われた機能の代償または補助と記述されている[37]．図Ⅱ-6は下肢装具の部位別分類名称と，使用目的や形状，材質などによって特化された装具名称を整理したものである．

　下肢装具は各支持部と，支持性のある支柱と継

手とによって主構造が決定し，これに膝当てやストラップなどの3点支持の要となる付属部品を追加して装具が構成される（図Ⅱ-7）．多くの形状，材質，部品を選択することによって装具の目的とする効果が得られる．支持部にはなるべく広い接触面積で体表と接し，圧分散が求められる．

支持部を連結する継手にはさまざまな拘束条件を必要とされる．たとえば，動揺膝に対する膝装具では，下腿支持部と大腿支持部とを連結する膝継手の多くは屈曲/伸展方向の可動性を許し，回旋，内外転方向の拘束力をもった継手が用いられる．これは立位，歩行，座位に必要な屈曲/伸展以外の動作を拘束する効果がある．さらに伸展−10°といった制限効果をもつ継手もある．

F. 継手の軸位と要素部品の位置について

継手に可動性をもたせる際には生体の関節軸と装具の継手軸とが一致し，生体と装具の動きがシンクロすることが望ましい．しかし，継手部品の機械的構造などから継手軸は以下の原則に基づいて製作される．これは関節軸に近似させるが一致ではなく，装具の機能性を重視した軸位である．

1）股継手

股関節は回転3自由度の球関節であり，運動軸（回転中心）は大腿骨頭の中心部である．しかし，その位置を体表から触知するのは困難であるため大転子位置との位置関係を把握して股継手の軸位を設定する（図Ⅱ-8）．

- 前額面：大転子の2 cm上方で床面に平行
- 矢状面：大転子の1～2 cm前方

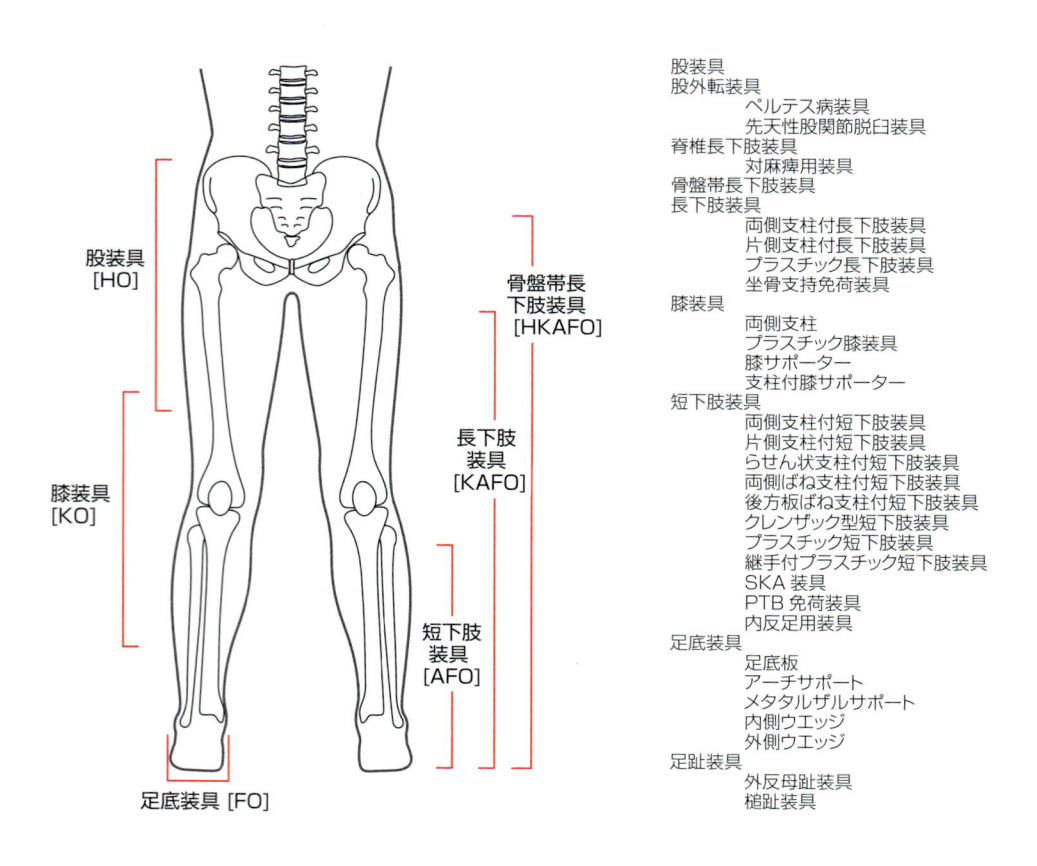

股装具
　股外転装具
　　ペルテス病装具
　　先天性股関節脱臼装具
脊椎長下肢装具
　対麻痺用装具
骨盤帯長下肢装具
長下肢装具
　両側支柱付長下肢装具
　片側支柱付長下肢装具
　プラスチック長下肢装具
　坐骨支持免荷装具
膝装具
　両側支柱
　プラスチック膝装具
　膝サポーター
　支柱付膝サポーター
短下肢装具
　両側支柱付短下肢装具
　片側支柱付短下肢装具
　らせん状支柱付短下肢装具
　両側ばね支柱付短下肢装具
　後方板ばね支柱付短下肢装具
　クレンザック型短下肢装具
　プラスチック短下肢装具
　継手付プラスチック短下肢装具
　SKA装具
　PTB免荷装具
　内反足用装具
足底装具
　足底板
　アーチサポート
　メタタルザルサポート
　内側ウエッジ
　外側ウエッジ
足趾装具
　外反母趾装具
　槌趾装具

図Ⅱ-6　下肢装具の分類

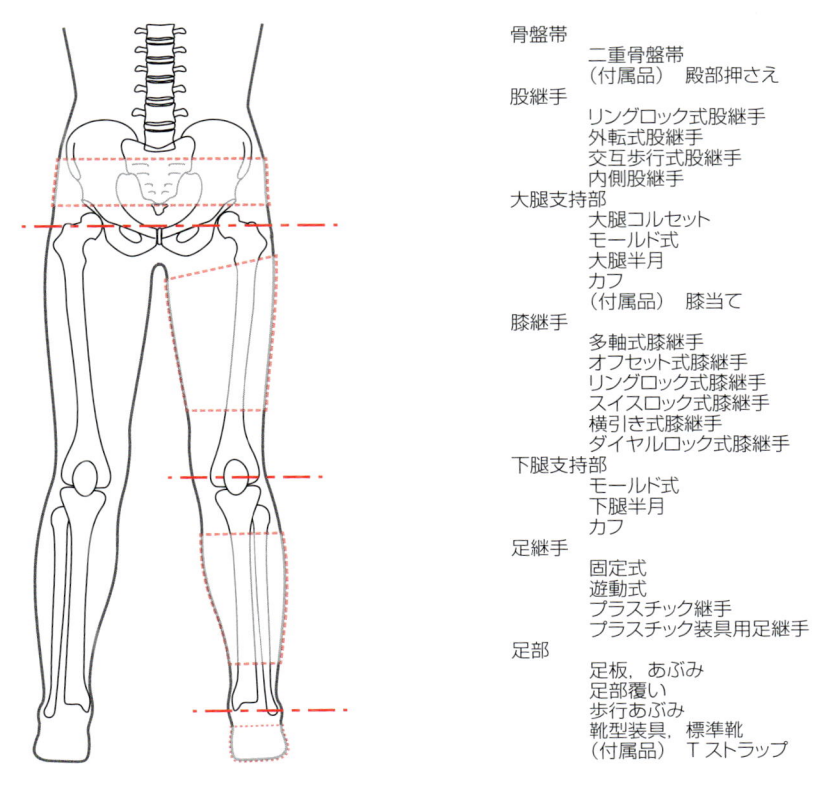

骨盤帯
　　二重骨盤帯
　　（付属品）　殿部押さえ
股継手
　　リングロック式股継手
　　外転式股継手
　　交互歩行式股継手
　　内側股継手
大腿支持部
　　大腿コルセット
　　モールド式
　　大腿半月
　　カフ
　　（付属品）　膝当て
膝継手
　　多軸式膝継手
　　オフセット式膝継手
　　リングロック式膝継手
　　スイスロック式膝継手
　　横引き式膝継手
　　ダイヤルロック式膝継手
下腿支持部
　　モールド式
　　下腿半月
　　カフ
足継手
　　固定式
　　遊動式
　　プラスチック継手
　　プラスチック装具用足継手
足部
　　足板，あぶみ
　　足部覆い
　　歩行あぶみ
　　靴型装具，標準靴
　　（付属品）　Tストラップ

図Ⅱ-7　下肢装具の構成要素

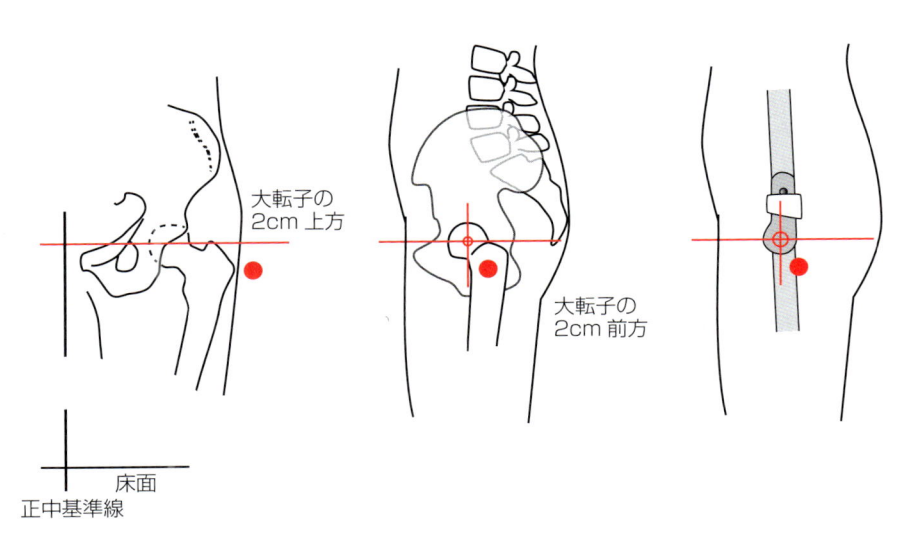

図Ⅱ-8　股継手の設定基準

　股関節は屈曲／伸展，内転／外転，内旋／外旋の運動を行うが，股継手ですべての可動性をもつものはない．股関節の固定が目的であっても座位をとるときには90°屈曲する必要があり，また遊動式の場合でも歩行は屈曲／伸展の可動性があれば可能であるため，この可動性をもった単軸継手が多い．泌尿器系の合併症がある場合や固定肢位の目的から外転が可能な継手もある．

1　総論　　57

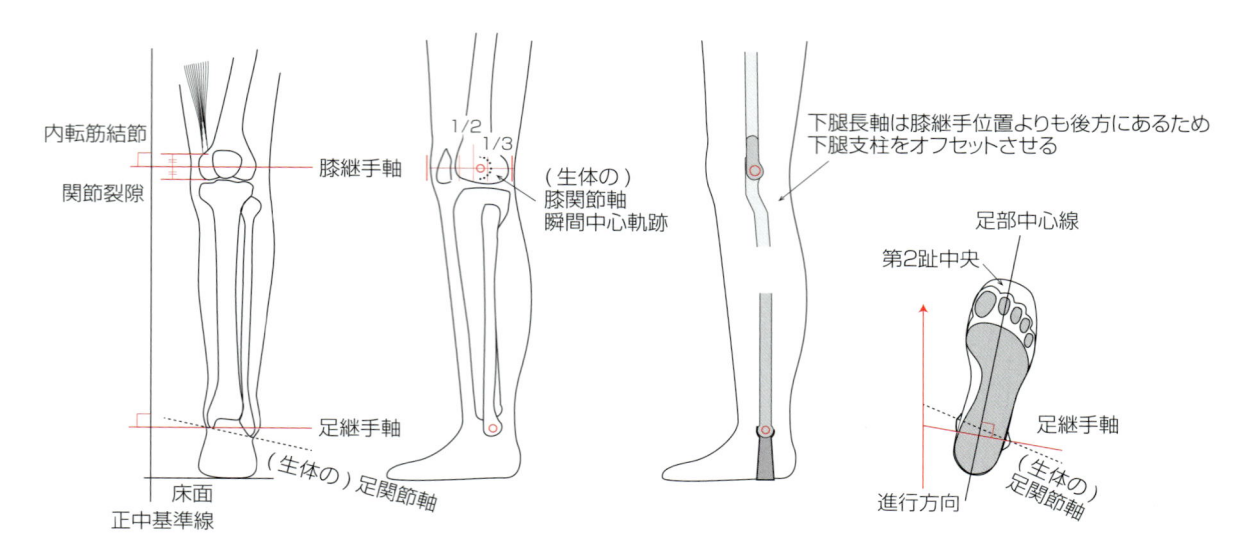

図Ⅱ-9　膝継手，足継手の設定基準

2）膝継手

　膝関節は屈曲／伸展がおもな運動であり，これに追随する継手が多く用いられている．屈曲／伸展は滑りと転がりが同時に起こる運動であり，瞬間中心をプロットすると逆Ｃの軌跡を移動することが知られているが，多くの装具では以下の近似的な基準による単軸継手が用いられ，他の運動や動揺は拘束される（図Ⅱ-9）．
- 前額面：内転筋結節と関節裂隙の中間を通り床面に平行
- 矢状面：膝の前後径の1/2と1/3の中間

　膝関節の複雑な運動はリンク機構などを用いることで再現が可能であり，膝装具の一部で使用されている．

3）足継手

　足関節は底屈／背屈と内返し／外返しが生じる複合関節であり，装具では底屈／背屈の可動域を残し，内返し／外返し運動を拘束するのが一般的である．足関節軸は前額面，水平面ともに外果と内果を結ぶ線に近似するが，装具の足継手は以下の基準が一般的である．
- 前額面：内果下端（変形がない場合は外果中央でも可）を通り床面に平行
- 水平面：外果を通り足部中心線に直交

　水平面の基準については，足部の内側線に直交させる説もある．また，先天性麻痺性疾患などの例で外果が後方にある場合には下腿長軸から継手位置を推定する．
　前額面で生理的足関節軸に足継手軸を設定すると，内側継手の上部が接触しないようにするためにはかなりの間隔を必要とするなどの難点がある．水平面で生理的足関節軸に合わせた装具としてLeineisのtibial torsion型[27]がある．

4）関節軸と継手軸の不一致によって生じる現象

　装具の継手軸と生体の関節軸とが著しく不適合の場合には，継手上下の支持部に辺縁部のずれや圧迫を生じる（図Ⅱ-10）．

G. 下肢装具のメカニクス

1）3点固定の原理

　立位歩行を目的とする下肢装具では障害のある関節の運動をさまざまなかたちで拘束することで，装具による安定立位と装具歩行を実現している．最も明解な自由度0の拘束，いわゆる関節の

a. 足継手軸が前すぎる場合

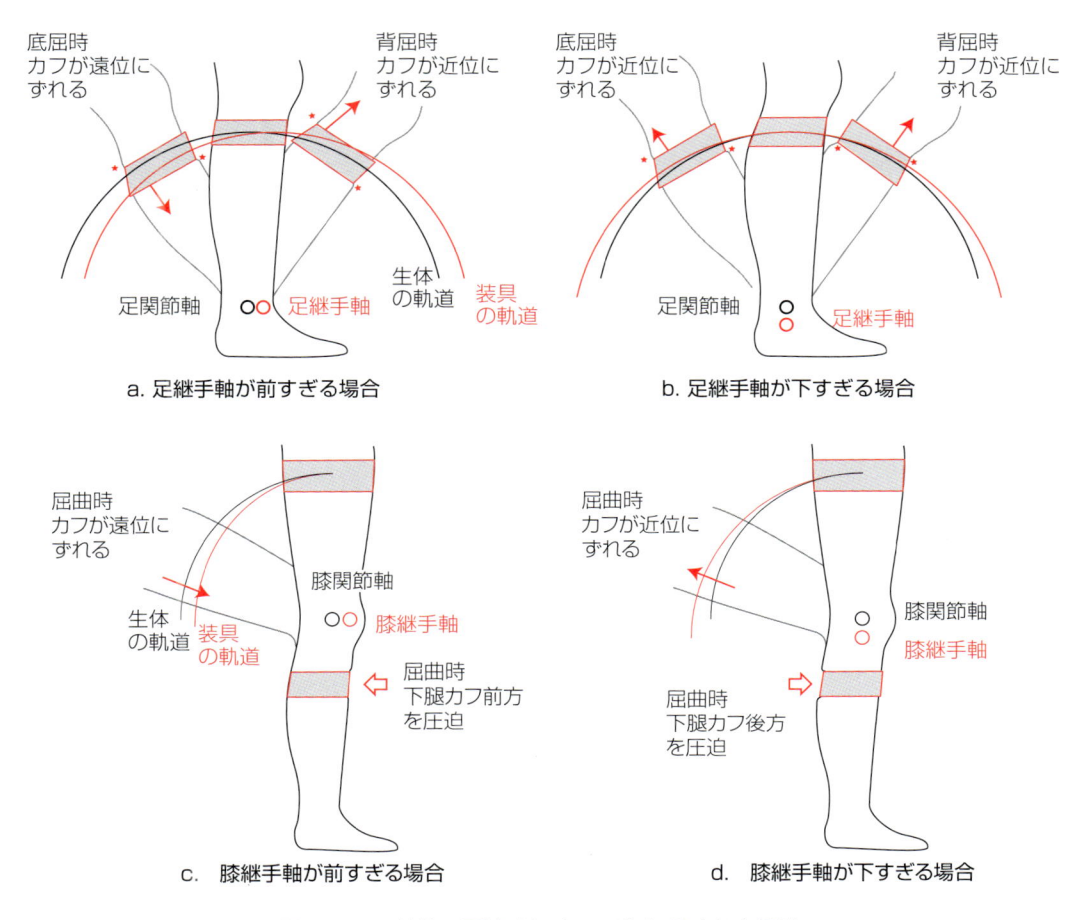

底屈時カフが遠位にずれる／背屈時カフが近位にずれる／足関節軸／足継手軸／生体の軌道／装具の軌道

b. 足継手軸が下すぎる場合

底屈時カフが近位にずれる／背屈時カフが近位にずれる／足関節軸／足継手軸

c. 膝継手軸が前すぎる場合

屈曲時カフが遠位にずれる／膝関節軸／膝継手軸／生体の軌道／装具の軌道／屈曲時下腿カフ前方を圧迫

d. 膝継手軸が下すぎる場合

屈曲時カフが近位にずれる／膝関節軸／膝継手軸／屈曲時下腿カフ後方を圧迫

図Ⅱ-10 軸位の不適合によって生じるずれと圧迫

固定を行う場合は3点固定の原理が適用できる．自由度1の拘束，つまり関節自体には2以上の自由度があるが，装具によってある方向のみに可動性を許す場合には，継手を用いて自由度を1に拘束している．

固定を行う際の3点固定を例に，てこの原理で力学的な説明が可能である．**図Ⅱ-11 a**はてこの原理を示した例であり，**図Ⅱ-11 b**の長下肢装具を用いた立位時の膝関節固定はこの原理に基づくものである．したがって，レバーアーム L1，L2 は長いほど固定力が増すので，大腿近位カフは内側は会陰部より2～3 cm下，外側は大転子より2～3 cm下とされている．また，膝当てにはF1+F2の力がかかるので，ベルトや固定具には相応の強度が求められる．このことから装具の要素を決定する際には，①力の作用点，②力の大きさ，③力の方向を考慮すべきである．

2）モーメントのつりあい

てこのつりあい式はモーメントのつりあいと同等であるという考えによって，図Ⅱ-11 aを変形させると図Ⅱ-12 aとなる．実例に置き換えれば短下肢装具による尖足の矯正がこれに相当する．モーメントはある点の周りの回転力であり，剛体であるレバーアームを曲げてもつりあい条件は変わらない．短下肢装具に置き換えると，尖足が発生するモーメントは短下肢装具による矯正モーメントとのつりあいが求められる（**図Ⅱ-12 b**）．ここでもL2のレバーアームは長いほど効果は高いが腓骨神経の圧迫を考慮して腓骨頭下端より2～3 cm下とする基準がある．

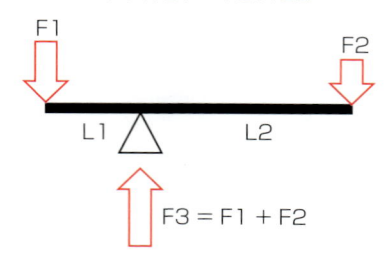

$$F1 \times L1 = F2 \times L2$$

a. てこの原理

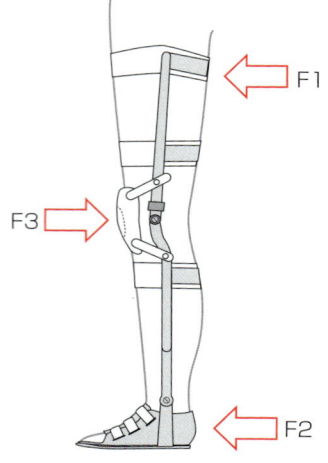

a. モーメントのつりあい

$$M1 = M2$$
$$M1 = F1 \times L1$$
$$M2 = F2 \times L2$$
$$F3 = F1 + F2$$

b. 長下肢装具の3点固定

図Ⅱ-11　3点固定の原理

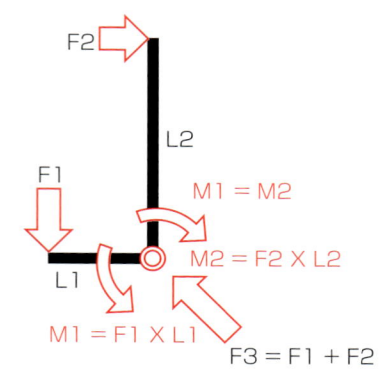

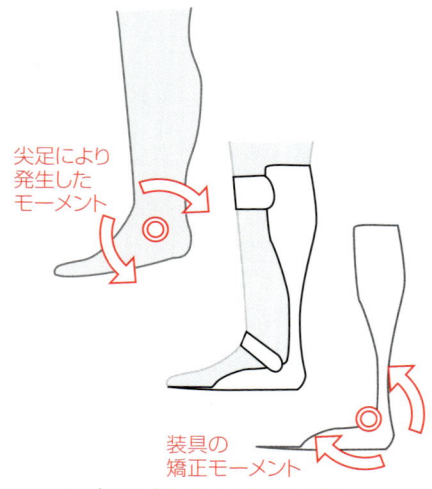

b. 尖足と装具による矯正に適用

図Ⅱ-12　短下肢装具の3点固定

3）短いレバーアーム

　下腿支持部を短くつくられた装具がある．麻痺足が発生するモーメントを一定として足部側M1とする．長い装具は抵抗するレバーアームが長くM2でつりあうのに対して，短い装具ではL2が短いにもかかわらず，つりあいを保つためにはF2′が大きくなりF3′も大きくなる（図Ⅱ-13 a）．すなわち装具への負荷が増加し剛性が不足していれば装具自体が変形して矯正が効かず，強度が不足すれば破損に至る．しかし，麻痺足による力F1″が小さい場合はモーメントM1″＝M2″が小さくなりF2″とF3″はさほど大きくならず，装具の応力の範囲内で使用できる（図Ⅱ-13 b）．

4）装具の剛性と強度

　3点固定を確実に行うためには，①力の作用点，②力の大きさ，③力の方向が重要であるが，それを受ける装具側の剛性が十分であることも必要となる．患肢が発生する力が装具の剛性に勝れば装具は変形し，目的を達成することはできない．ここでは，短下肢装具の矢状面の構造と剛性に着目する．

　図Ⅱ-14 a, bはシューホーン型の後方支柱の幅を変えて異なる可撓性をもたせたものであり，図Ⅱ-14 bのように幅を広く深くすれば剛性は高まるが可撓性は損なわれる．図Ⅱ-14 aとbに同じ力をかけると図Ⅱ-14 bの撓みが小さい，つま

り剛性が高いことが想像できる．図Ⅱ-14 c の継手付きプラスチック AFO ではさらに剛性は高まる．このことは断面二次モーメントで説明が可能である（図Ⅱ-30 参照）．

図Ⅱ-14 d, e, f は金属製のあぶみが使用された例であり，プラスチックに比べて物性強度が高く，d, e, f の順に剛性が高い（図Ⅱ-30 参照）．図Ⅱ-14 d は短い足板付きのあぶみと靴のシャンクを併用しており，接合部に応力集中が生じる．図Ⅱ-14 e は長い足板付きのあぶみを用いた例で剛性は高い．しかし，図に示す部位に応力集中箇所があり，疲労破壊を生じることがある．最も剛性が高まるのは図Ⅱ-14 f の補強部材を両脇に溶接し，三角形の構造体を形成したものであり，構造強度が高まっている．

しかし，これだけ剛性を高めても歩行運動の1歩ごとに繰り返し受ける応力は，弾性範囲内であっても材料の強度を低下させ，疲労破壊を生じることがある．多くの場合，疲労による機械的強度の低下は，物体に微小な割れ目（クラック）を発生させ，さらに，繰り返し応力を受けることによって小さなクラックがしだいに大きくなり破損する．プラスチックでは白化現象といわれる変色などの前兆がある．

5）短下肢装具による自由度の拘束と運動の抑制

機構学ではリンク間の連結（構造）による動きの制限を拘束とよぶ．ここではその意味で「拘束」

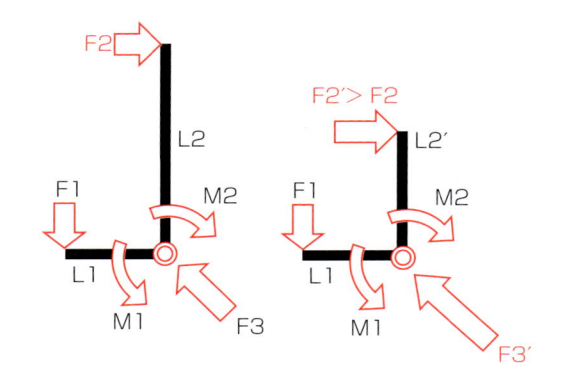

a. F1 は同じでレバーアーム L2 を短くした場合

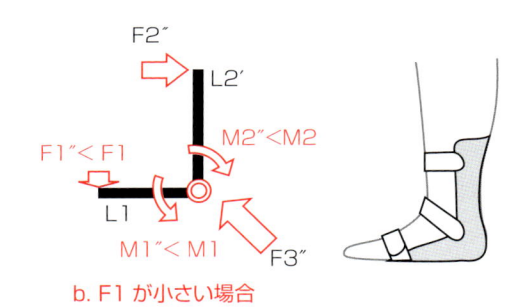

b. F1 が小さい場合

図Ⅱ-13　レバーアームが短い装具によるモーメント

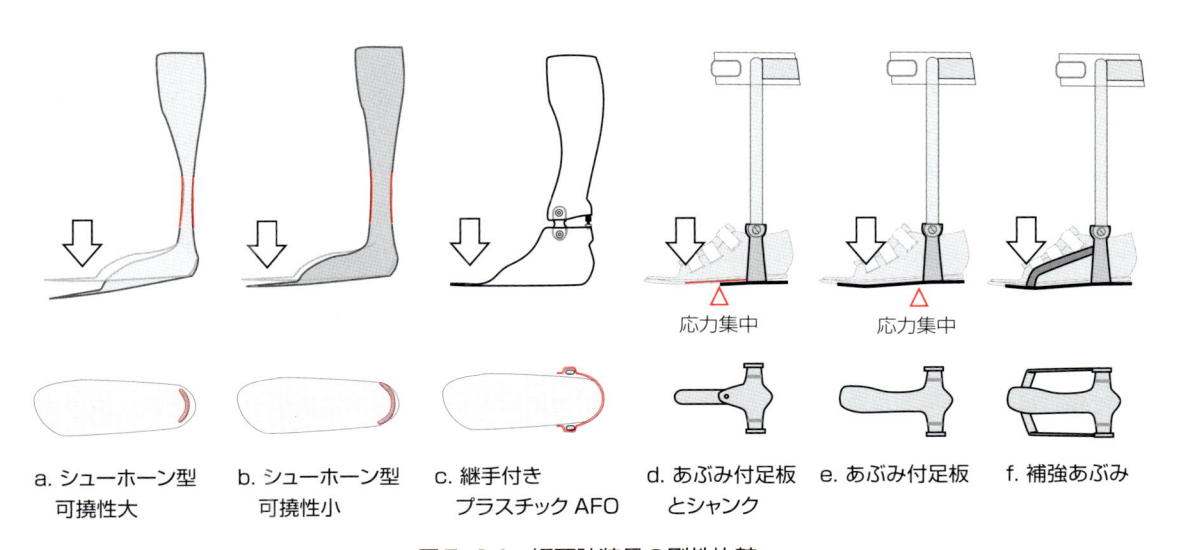

a. シューホーン型可撓性大　　b. シューホーン型可撓性小　　c. 継手付きプラスチック AFO　　d. あぶみ付足板とシャンク　　e. あぶみ付足板　　f. 補強あぶみ

図Ⅱ-14　短下肢装具の剛性比較

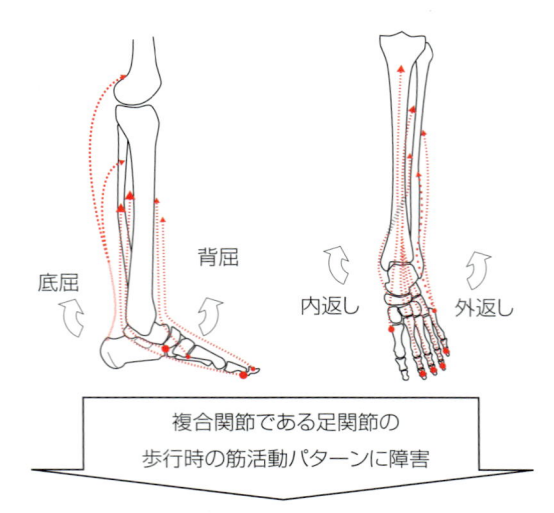

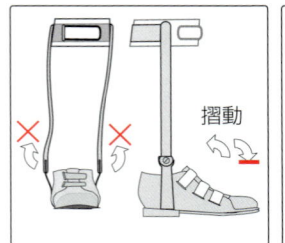

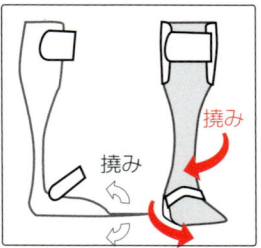

図Ⅱ-15 短下肢装具による足関節の拘束

と表現する．

　4）では矢状面の剛性に着目したが，患肢が発生する力は三次元空間内の力であり，短下肢装具では前額面，水平面の合成力である内外返し方向の剛性も必要である．

　足関節は底背屈を行う距腿関節と内外返しを行う距骨下関節などの複合関節であり，正常歩行では下肢の筋群の規則的な活動パターンによって底背屈および内外返しの運動パターンが生成されている．麻痺などによって生じた運動機能障害により，歩行中の足関節コントロールが不能となった場合には，さまざまな病的歩行パターンが生じる．これを装具によって抑制（機械的には拘束）することで装具歩行が可能となる．歩行は矢状面の運動を主として推進するため，矢状面運動である底背屈1自由度のみを残して内外返しを拘束する機構が装具に求められる（図Ⅱ-15）．

　しかし，この内・外返しを矯正できているかは前額面と水平面における剛性によって決まる．つまり，運動を拘束する装具自体の剛性が十分でないと確実な運動拘束はできない．たとえば剛性の高い金属支柱構造の短下肢装具では確実な拘束が得られるものの，比較的に剛性の低いシューホーン型では水平面回旋を伴った捻れが生じてしまうため拘束力は弱い．これは金属がプラスチックに比べて物性強度が高く，また，半月"支柱"あぶみによる閉じた構造によって構造強度も高いことから説明可能である．

〈浅見豊子，高嶋孝倫〉

2 短下肢装具

A. 短下肢装具の概念

　短下肢装具は下腿部より足部に及び，3点固定の原理を用いて足関節の動きをコントロールするのが基本概念であるが，上位関節の膝関節もコントロール可能で歩行時の安定性などに寄与する．短下肢装具の目的として以下の4点が考えられる[5]．

- 足関節運動の拘束（制約）
- 足部・足関節の安定化
- 膝のコントロール
- 荷重の免荷

　これらの目的を達成するためには3点固定の原理によるところが大きい．3点固定は図Ⅱ-16aに示す矢状面での，おもに底屈制御作用と，図Ⅱ-16bに示す前額面での内反制御作用とがあり，内反では水平面での制御もこれに加わる．

　短下肢装具を使用していた記録は古くからある．それらは，金属と皮革製のカフやサンダル，靴などで構成されたものであり，1923年のOrthopadischen Technikには現行の装具とほぼ同じデザインが記載されている[6]．戦後にPopeよりクレンザック足継手が発表され，1952年のOrthopedic Appliance Atrasでは製作方法も含めて記載されている．初期のクレンザック足継手はクロムモリブデン鋼が使用されていたようであるが，軽量化の観点から24S T4（JIS表記では

a. 矢状面
底屈を制御

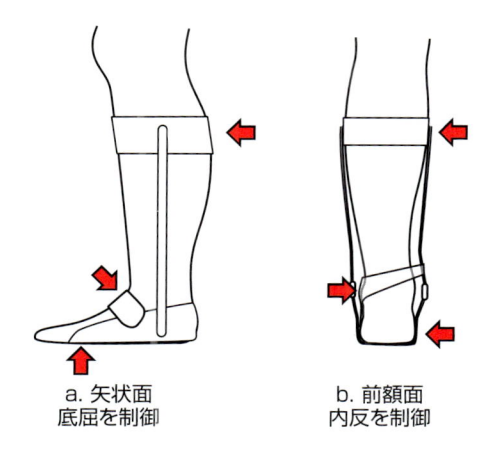

b. 前額面
内反を制御

図Ⅱ-16　短下肢装具による3点固定

A2024-T4）となる[7]．

　プラスチックが汎用生活用品として流通を始めるのは1960年代である．装具へは1967年Simonsがシューホーン型の元祖ともいうべきプラスチック短下肢装具を発表した．熱可塑性樹脂のシート材が流通する前でFRP（ポリエステル樹脂）製の装具であり，可撓性がないため靴にクッションヒールが必要であった[8]．1970年Murrayの報告では熱可塑性樹脂のポリプロピレンが使用されている[9]．1972年Engenが発表したTIRR型は後方でクロスするコルゲーションがある可撓性をもった装具であった[10]．トイフェル社の超高密度ポリエチレン（オルソレン）を用いた可撓性の優れた装具も現れた．

　特徴あるデザインの装具として1972年Lehneisが発表したspiral orthosisがある．下腿を1周（spiral），あるいは半周（hemi-spiral）するアクリル系プラスチックを用いたもので，歩行時の回旋をコントロールすることが特徴であった[11]．1972年Cassonの装具は後方支柱型と前方支柱型があり，ともにGFRP製で，カフは継ぎ目なしに下腿を1周するもので外見と装着性がよく，長下肢装具の下腿部としても用いられた[12]．1976年Sabolichは外果上方のフランジで内反を抑制する装具を発表した[13]．外反の矯正ができるものは1979年Smithが発表した装具である[14]．1984年福本らが発表したKU half AFOは，コンパクトでありながら内外果を支持するデザインにより，内反・外反のコントロールもできるものである[15]．1989年浅山ら発表の湯の児型AFOは，前面支柱で，脳卒中などの症例で装着が容易であり，踵部が抜いてあるので靴が履きやすいという特徴がある[16]．

　足関節を底屈位に製作することにより，床反力を利用して膝折れを防ぐ効果が得られる．これを利用したのが1968年のLehneisによるSKA Orthosis[17]，1969年のSaltiel braceであり[18]，1971年に渡辺らが発表したKU short leg braceでは，屋内では靴を脱ぐという日本の生活様式に合わせた改良がなされた[19]．

　これまでは一体型で成形された装具がほとんどであったが，プラスチックAFOに継手を取り付けた装具が発表される．1986年に渡辺らが発表したSaga plastic AFOは，ポリプロピレン製の撓み式継手を両サイドにもつもので，後方撓み式継手に比べて解剖学的関節軸に近似した継手軸をもち，背屈・底屈ともに制御することができる[20]．その後，市販の足継手が多く発表され，撓み式のものではGillette足継手，タマラック継手などがある．摺動式の継手はそれ自体の動きに抵抗がない．大川原式，福井医大式などが発表され，市販品としてはオクラホマ継手などがある．双方とも継手以外の要素で制限，あるいは制動を行う要素を追加することができる．

　1997年山本らが発表したDACS AFOは後方にバネ要素による制動機構をもち，バネを交換することによって5〜20 Nmの底屈制動力を生起し，背屈方向には抵抗なく動く[21]．2001年発表の，才藤らによる調節機能付き後方平板支柱型短下肢装具であるAPS-AFOは，後方1軸の機械式継手で初期角度の調節と背屈可動性をもたせ，上部の撓み式支柱で底屈制動を行う[22]．

　1992年に発表されたオルトップAFOでは「小さく軽く」を目標にコンパクトな設計がなされ，現在は既製品として用いられている[23]．2005年山本らによって油圧ダンパを用いたゲイトソリューションが開発された[24]．この継手を使用したゲイトソリューションデザインは軽量で歩行機能は損なわず，装着利便性と外見が追求されている．

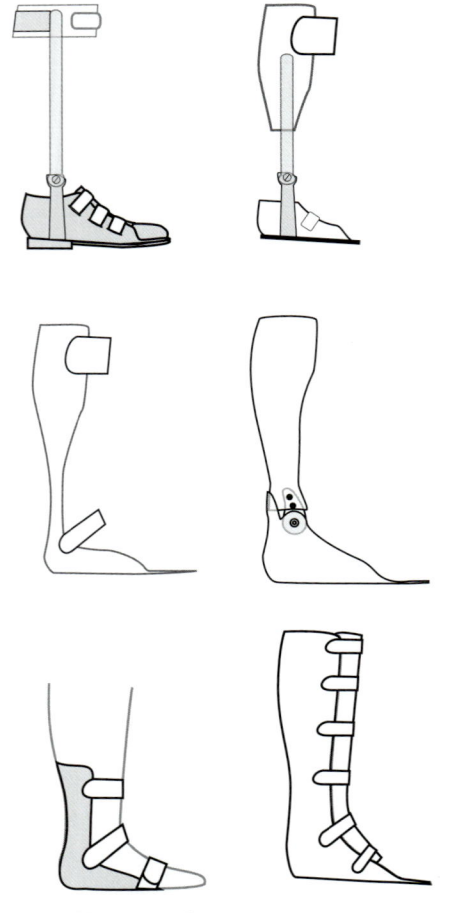

図Ⅱ-17　短下肢装具の構成例

B. 構成要素

　主構造で分類すると，プラスチック製の簡便なものから剛性・強度に勝る金属支柱と皮革などによるもの，それぞれの長所を生かした混合デザインがある（**図Ⅱ-17**）．それぞれの構成要素は，①下腿支持部，②足継手，③足部，④その他付属品よりなる．

1) 下腿支持部

(1) 半月と皮革カフベルト

　半月は下腿の後面（または前面）を覆う構造部材であり，内外側支柱を接続し，剛性を高める目的もある．一般的にジュラルミン（A2017）の2〜3 mm厚×20〜30 mm幅，まれに鋼材，チタン合金などが使用される．カフは天然皮革または合成皮革にフェルトなどの柔軟素材を裏打ちしたものが多い．

(2) プラスチック

　下腿部の後方，あるいは前方を広く覆い，下腿形状への適合と接触面積が広いことから圧分散が期待できる．また，軽量で耐水性があるという利点があるが，反面通気性に問題がある．支持部の広さと材の厚さに依存するが，剛性という観点からも金属半月にさほど劣るものではない．シューホーン型のように継手と一体化した構造も多い．

(3) PTBシェル

　免荷装具に用いるもので下腿全周を覆い圧迫を加える（免荷装具の項を参照）．類似したものに機能的骨折治療装具（functional orthosis）の下腿シェルがあるがこちらはPTB免荷ではない．

(4) 下腿コルセット

　皮革と芯材を組み合わせたものが多く使用される．下腿全周を広く覆い適度な圧迫で支持性が良好である．通気性，装着利便性，清潔性，外見などの問題がある．

2) 足継手（図Ⅱ-18）

(1) 分類と用語

- 固定式：動きのない継手
- 遊動式：抵抗なく自由に動き，コントロールの要素がない継手
- 制限式：特定方向の動きを制限した継手で，ある角度で止まる．
- 補助付き：特定方向の動きと同じ方向に力を発揮する継手
- 制御式：制限や補助をもつ継手（障害者総合支援法）
- *制動：継手そのものの分類ではなく概念．動きと逆方向に力を発揮し，ブレーキをかけながら動かす．主として踵接地後の底屈をコントロールする際の抵抗を指す．

(2) クレンザック足継手

　ロッドを入れて制限式として使用する場合とバネを入れて補助付きとして使用する場合がある．バネは強いものではなく，背屈補助（dorsiflection assist）を行うものであり，弛緩性麻痺，あるいは軽度の尖足に用いられる．それ以上になるとロ

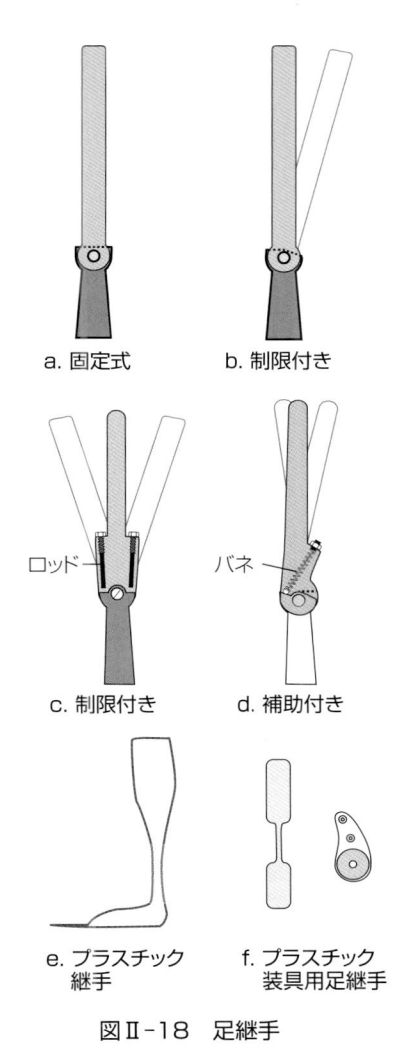

図Ⅱ-18　足継手
a. 固定式
b. 制限付き
ロッド
バネ
c. 制限付き
d. 補助付き
e. プラスチック継手
f. プラスチック装具用足継手

ッドを入れて用いられる．

(3) プラスチック装具に含まれる継手部

　シューホーン型などのプラスチックでモールドされた構造の継手部であり，撓みによる可動性があるものとリジッドのものとがある．

(4) プラスチック装具用足継手

　近年多くの種類が発表され，特徴的な機能をもったものがある．また，選択に戸惑うところであるが，継手の名称がそのまま足関節周りの機能を表すものではなく，追加する要素によってまったく異なる特徴をもつこともある．図Ⅱ-46と図Ⅱ-53は2例ともオクラホマ継手を使用しているが，一方は後方に制動要素が追加されて制動機能をもった装具となっており，他方は制限要素が成形さ

れ足関節可動域の制限機能をもっている．

3）足　部

(1) 靴型装具，標準靴

　足部に問題があり変形や障害に対して同時にアプローチを行う際に靴型装具が使用され，足部に問題がない場合には標準靴が使用される．

(2) 足部覆い

　足部を覆う支持部で，通常は皮革製でつま先が開いており足入れが容易である．足板に取り付けて使用される．

(3) プラスチック製の靴インサート

　プラスチック製の足部で，屋外では靴・履き物を装用して歩行し，屋内では靴を脱いで使用される．金属製のあぶみを用いて連結される場合と，足継手の一部が直接取り付けられる場合とがあり，後者は接合部の強度に注意が必要である．

(4) あぶみと足板（図Ⅱ-19）

　あぶみ（stirrup）と足板（foot plate）とを構造的にはっきり区分することはむずかしい．概念的にはあぶみは通常は金属支柱構造の短下肢装具の足継手に接続する部分であり，足板や靴と連結するものを指す．足板とは足底部を支持する金属製の板であぶみで継手部に連結される．足板の同義語として「足底板」がある（JIS）．「足底板」を靴インサートあるいは足底装具の意で用いられることがあるが本来はここに示す足板の意である．

　部品としての足板には一体式の足板付きあぶみと，足板とあぶみの側方部分とを溶接する方法とがある．

　足板は尖足や内反足の矯正の要ともいえる部品であり，応力が集中する部分である．短い足板付きあぶみ（図Ⅱ-19 a）は靴のシャンクと併用することが多く，足板部の長いものでは大きな剛性と強度が得られる．さらに強度な痙性麻痺患者などでは足板の応力集中部に繰り返し受ける応力による疲労破壊を生じる危険性がある．このような場合には補強部材を溶接して，トラス構造とすることで構造強度を高める（図Ⅱ-19 d）．

a. 足板付あぶみ（短いもの）

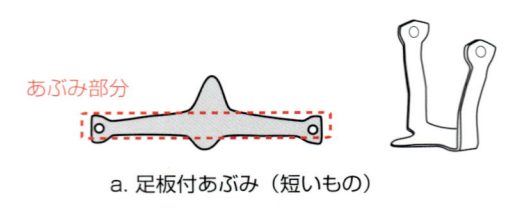

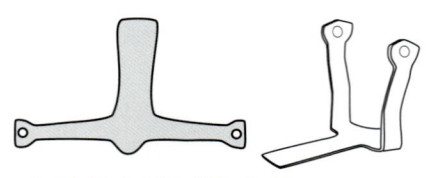

b. 足板付あぶみ（長いもの）

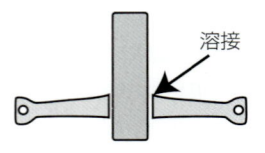

c. 足板とあぶみを溶接するタイプ

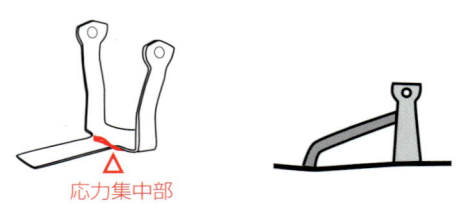

d. 補強部材による補強

図Ⅱ-19　あぶみと足板

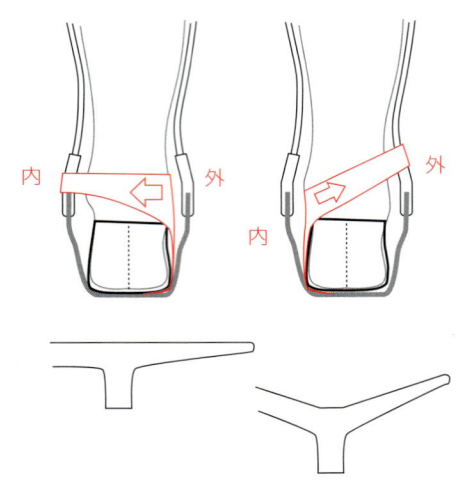

図Ⅱ-20　TストラップとYストラップ

4）その他付属品

（1）T，Yストラップ

内外反は複合した変形であるが，前額面上の問題ととらえ，Tストラップ，Yストラップを用いて矯正可能である．Tストラップは内反矯正に使用され，外側から水平方向に内側支柱に向かって牽引する．Yストラップは外反矯正に使用され，通常内側アーチの低下を伴うため，内果下方より斜め上方に向かって牽引する（図Ⅱ-20）．

（2）靴型装具の補正

靴型装具の項に記載した要素を追加することができる．

（3）滑り止め

プラスチック製の靴インサート，または皮革製足部覆いの底に張って床面との摩擦を確保する．

人の歩行は床面との摩擦があることで成立しており，重要な部品である．

（4）内張り

快適性のためにプラスチック支持部などの内側に貼付する柔軟素材である．

C. 適応（疾患と装具）

短下肢装具は，下肢機能障害の種類・程度・変化状態，装具装着による利点・欠点，心理的・社会的側面からみた装具の受入状況などを検討したうえで，適応を決めることが重要である．その際，短下肢装具足継手の機能を十分に理解しておく必要がある．

足継手の機能として大きくは，底・背屈固定，底・背屈遊動，底屈制限・制動（背屈遊動），背屈制限・底屈遊動，底・背屈部分的制限（制限可動），背屈補助（底屈弾力制御），底屈補助（背屈弾力制動），底・背屈補助（背・底屈弾力制動）に分けられ，おのおの表Ⅱ-2のような病態が適応となる．

D. 金属支柱構造の短下肢装具

金属支柱構造の短下肢装具には両側支柱のほかに片側支柱，らせん支柱などがあるが，ここでは両側支柱を例にあげる．

表Ⅱ-2 足継手機能に対する適応例

足継手の機能	適応例
底・背屈固定	・足関節筋力ゼロの例 ・足関節バランス不良の例 ・frail ankle 例 ・足関節を固定したい例
底・背屈遊動	・底・背屈の筋力バランスはよいが，内・外がえしにアンバランスがある例 ・足関節捻挫 ・外反扁平足
底屈制限・制動 （背屈遊動）	・下腿三頭筋の痙性例 ・背屈筋力低下の著しい例 ・尖足傾向例 ・反張膝傾向例 ・腓骨神経麻痺
背屈制限・底屈遊動	・背屈筋の痙性例 ・膝折れ傾向例 ・踵足変形の傾向例 ・底屈筋力低下の著しい例 ・脛骨神経麻痺 ・L4 対麻痺
底・背屈部分的制限 （制限可動）	・足関節筋力低下の著しい例 ・frail ankle 例 ・坐骨神経麻痺 ・L3 対麻痺
背屈補助 （底屈弾力制動）	・下垂足例 ・背屈筋力低下例 ・腓骨神経麻痺 ・反張膝
底屈補助 （背屈弾力制動）	・踵足 ・底屈筋力低下例 ・脛骨神経麻痺 ・L4 対麻痺 ・膝折れ
底・背屈補助 （背・底屈弾力制動）	・底屈・背屈筋力ともに低下例 ・frail ankle 例 ・坐骨神経麻痺 ・L3 対麻痺 ・足関節初期設定角度の変更により種々の病態に適応

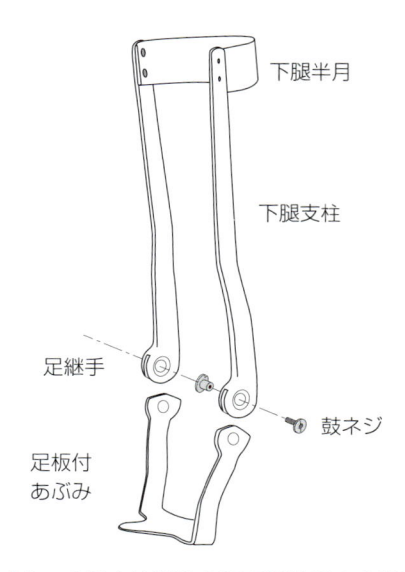

図Ⅱ-21 金属支柱構造の短下肢装具の主構造

1) 両側支柱の構造

主構造は図Ⅱ-21のように，あぶみに取り付けられた足継手とその上部の下腿支柱があり，半月が両側の支柱を連結することによって閉じた構造となる．これによって剛性と構造強度を確保するので，半月は強度的にも重要な部品である．

継手軸は両側の回転軸が一致する必要がある．一致していない場合には継手の摺動面での摩擦が増加し動きが悪い，異音の発生などの原因となるばかりでなく，摩耗によってガタが生じ早期の破損に至る場合がある．

2) 金属材料について

(1) アルミニウム合金

装具材料としては銅，マグネシウムなどを配合したジュラルミン（A2017），超ジュラルミン（A2024）が用いられる．鋼材と同等の強度をもち，比重は2.7〜2.8程度で，支柱や継手部品ではT4の調質（熱処理）が施されている．

(2) ステンレス鋼

鋼に10%以上のクロムを配合した合金であり，酸化クロム皮膜によって耐食性に富む．

(3) クロムモリブデン鋼

鉄にクロムとモリブデンなどを添加した合金鋼で，構造用炭素鋼よりも強度が高い．略してクロモリとよばれる．

(4) チタン合金

比重4.51で耐食性に優れ，機械的強度が高く，比強度はステンレス鋼や炭素鋼に勝る．反面，穴あけや溶接などの加工性が劣る．

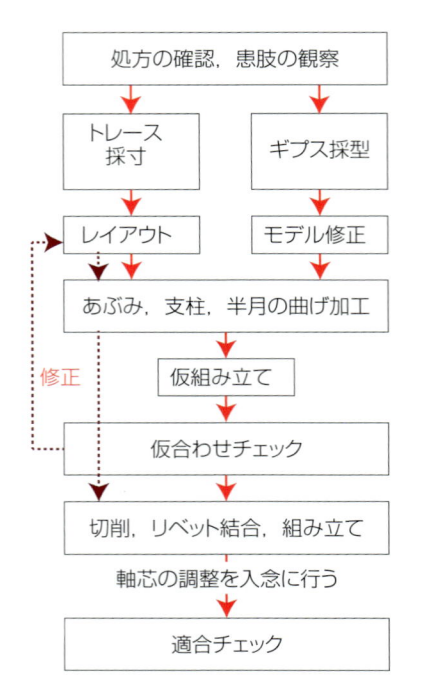

図Ⅱ-22　両側支柱短下肢装具の製作工程

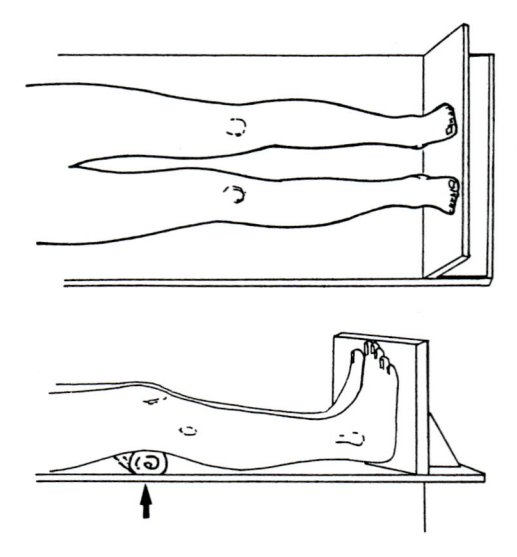

図Ⅱ-23　採寸・投影肢位
(田沢英二：Ⅲ．下肢装具／加倉井周一編：装具学　第2版．医歯薬出版，2002)

3) 製作方法（図Ⅱ-22）

ギプス採型による陽性モデルを利用した製作法と，採寸・トレース図を基に作図を行って製作する方法がある．内反等の変形が著明で三次元的な支持・矯正を必要とする場合は，陽性モデルが用いられる．

(1) 処方の確認と患肢の観察

採寸を行う前に処方内容や患者の全身状態，下肢のアライメント，患肢の状態などの確認が必要である．上肢（とくに手指の機能）やその他の異常についても確認し，これによって装具の使用部品や靴のベルクロや締め具の種類などについてもこの段階で検討する．

(2) トレースの準備（図Ⅱ-23）

- 正中基準線（mid sagittal line）を設定した用紙を準備する．
- 表面が硬い採型台で長座位または仰臥位にて採寸する．
- 膝窩部に丸いあてものを入れる．下腿三頭筋がつぶれ，下腿輪郭が広がることを防ぐ（図Ⅱ-24）．
- 踵部の間隔は標準的に10 cm程度．
  * この足位置によって前額面のアライメントが決定される．
- ランドマークの確認．
- 内外反は矯正位で行い，底背屈は中間位に保持．

(3) トレース

- 鉛筆を下腿部の皮膚に軽くあて，紙面に対して垂直に保ち，輪郭をトレースする．
- 足関節より遠位のトレースでは，あぶみが取り付けられるあたりの内側外側の幅が認識できるようにしておく．

(4) ランドマークのプロット（図Ⅱ-24）

- 腓骨頭（下端）→下腿カフの上縁
- 内果下端（外果頂点）→足継手軸位
- 足底面→あぶみの位置決め

(5) 採寸

基本的な採寸箇所は表Ⅱ-3に示すとおりである．

(6) 足底のトレース

- 座位にて下腿を床面から90°に保持し，足部輪郭とそれに対する外果位置をプロットする（図Ⅱ-25）．
- 水平面におけるアライメント設定の基準となる．

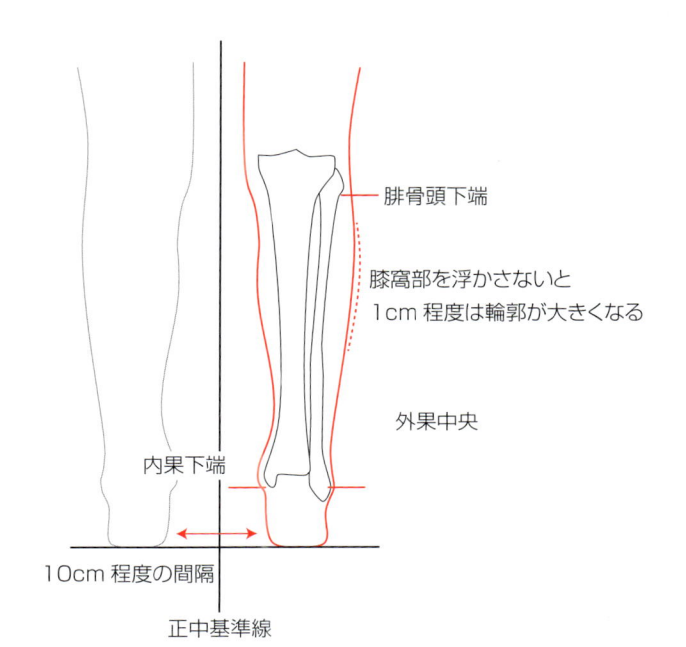

図Ⅱ-24 トレースとランドマークのプロット

表Ⅱ-3 採寸箇所

	高さ	周径	幅	目的
腓骨頭下端	●			カフ上縁の高さ決定
腓骨頭下端の下2～3cm		●	●	半月，カフベルトの製作
足継手部	●		●	足継手の高さ決定 間隔の確認

＊足部部品に靴型装具を使用する場合は，この時点で靴型装具の採寸，または採型を行う．

(7) 部品のレイアウト（図Ⅱ-26）
金属支柱の曲げ加工の目安となる作図を行う．
- 足継手軸：内果下端（外果頂点）を通り，正中基準線に直交．
- あぶみの底面：足継手より，内果下端（外果頂点）高（採寸値）＋足部の底厚の距離で正中基準線に直交．
- 下腿カフ上縁：腓骨頭下端より2～3cm遠位部で正中基準線に直交．
  ＊腓骨頭直下を通過する浅腓骨神経への圧迫をさけるため，この高さを上限としなければならない．

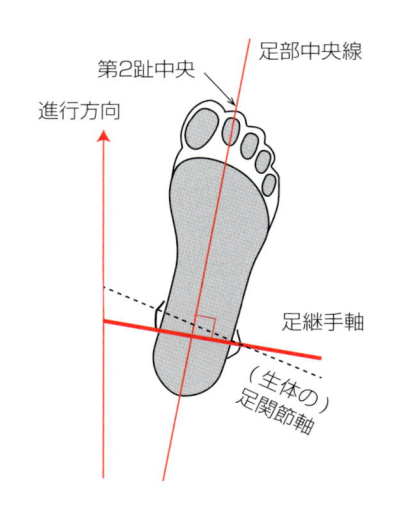

図Ⅱ-25 足底部の作図による足継手位置

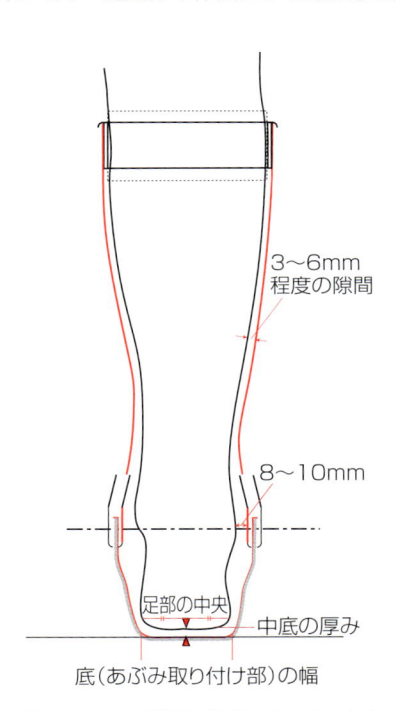

図Ⅱ-26 足板と支柱のレイアウト

- 足継手部：クリアランスをとり継手位置を作図（通常は8～10mm）．
- 下腿支柱：下腿輪郭線から3～5mmを目安としたクリアランスをとり，内側面の作図を行う（図Ⅱ-26）．
  ＊使用する足継手の形状により曲げ加工できない部分があり，継手上部の形が決まる．遊動型の継手では足継手軸より30mmくらい上か

2 短下肢装具

ら曲げ加工ができるが，クレンザック足継手を使用した場合には 50 mm 以上曲げ加工が不可能な部分があり，足関節部の間隙は大きくなる．
- あぶみ：通常は，足底幅の中心から使用する足部のあぶみ取り付け部の幅をとり，足継手部につながる円滑な曲線を作図する．

(8) あぶみの曲げ加工
- あぶみの選択：軸穴間隔が 2 cm きざみの既製部品を使用することが多い．下記のあぶみ長算出基準に最も近い部品を選択する（図Ⅱ-27）．
  あぶみ長 ＝ 外果〜足底面の距離×2 ………A
  　　　　　＋ 靴底の幅（足部部品の幅）………B
  　　　　　＋ 中底の厚み×2 ……………………C
  　　　　　＋ 約1 cm（曲げ加工によるロス）…D
- ＊足部の内反／外反がある場合には足底の中心から内側継手までの距離と外側継手までの距離は一致しない．このためにあぶみ中心位置を若干オフセットすることで調整する．
- ＊あぶみの両側足継手の軸穴中心が一致するように調整する．

(9) 下腿支柱の曲げ加工
- 支柱のレイアウトに合わせて曲げ加工を行う．

- 内外側の継手軸が一致するようにスペーサーを用いる．
- またはすでに加工調整ずみのあぶみに仮軸を用いて足継手を取り付けた状態で行う．
- 支柱部分は捻れが生じないように注意する．

(10) 半月の加工（図Ⅱ-28）
- 半円状に曲げ加工を行う．
- 下腿の形状によって遠位が広い場合はあらかじめ半月材の展延加工を施してから曲げ加工を行うことによって適合させる．
- 前額面で支柱への取り付け部分が平行ではない場合もある．
  ＊この工程によって下腿カフの上縁／下縁が強くあたるような生体への不適合を防ぐことができる．

(11) 組み立て
- リベット留めの前にあぶみの軸芯，下腿支柱の軸芯，内外側継手の幅間隔を入念に調整する．

(12) 足部の取り付け
- 水平面の軸位に合わせてあぶみと足部とをリベット接合する．

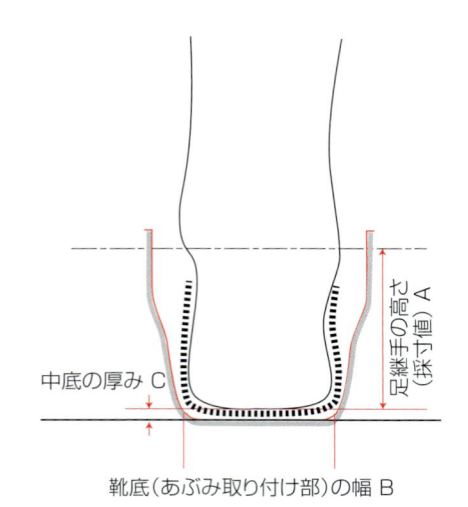

図Ⅱ-27　あぶみと足部の関係
あぶみの長さ＝A×2＋B＋C×2＋D
A：外果頂点（内果下端）の採寸値
B：靴底，足部覆いなどの幅
C：中底の厚み
D：あぶみ曲げ加工によるロス

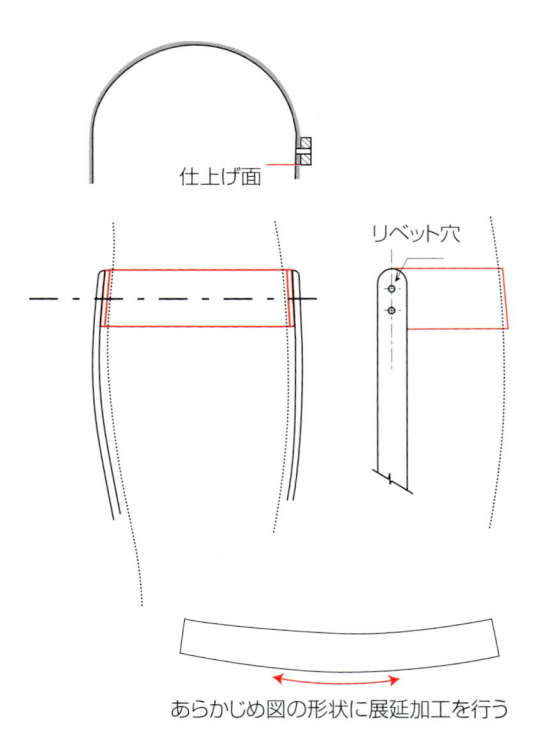

図Ⅱ-28　半月の加工

- シャンクを用いる場合はここで取り付ける．
  ＊皮革製足部の内側にアルミ板を挿入することによってさらに強度が増す．
- T・Yストラップはこの時点で取り付ける．

4) チェックポイント

(1) 装具のみ
- 処方どおりか．
- 継手に問題ないか（解剖学的関節運動軸と一致しているか，可動域が妥当か，可動性はよいか，雑音はないか）．
- 下腿支柱と足部のアライメントがよいか．
- 外見的な受け入れはよいか．

(2) 装具装着しての静的状態
- 下腿半月の上縁の位置は腓骨頭から2〜3cm下にあるか（これは，腓骨頭周囲を通る腓骨神経を圧迫しないためである）．
- 半月の幅は約4cmになっているか．
- 足継手の位置は，解剖学的足関節運動軸と一致する内果の下端と外果の下端を結ぶ線となっているか（実際の製作上は，内果の下端と外果の中央を結び床面に平行に設定される場合が多い）．
- 支柱あるいは継手と皮膚との距離が約5〜10mmとなっているか（つまり，骨突出部への圧迫がないかどうかを確認する）．
- カフの皮膚への食い込みはないか．

(3) 装具装着しての動的状態
- 足継手軸は正しいか．
- バンドなどの装具保持力はよいか．
- 足関節を希望する角度（通常背屈0°）に保持し，下垂足になっていないか．
- 装着による歩行異常が生じていないか．
- 装着感はよいか．
- 装着による圧迫・疼痛・衣類などへの損傷の発生や危険性はないか．
- 異常音はないか．
- 着脱は容易か．
- 装具除去後に皮膚の発赤や損傷が生じていないか．

E. プラスチック短下肢装具

1) 種類と構造

プラスチック短下肢装具には多くの種類があり，一体式の撓み式継手をもつもの（図Ⅱ-29 a）と別の部品として継手をもつもの（図Ⅱ-29 b）とに分かれる．aはいわゆるシューホーン型であり，長くプラスチック短下肢装具の代表格であった．bは継手付プラスチック短下肢装具で，多くの継手部品が市販されている．

プラスチック装具の利点としては，①軽量，②清潔性，③耐水性がよい，④雑音がない，⑤形状再現性，⑥形状修正が可能，⑦一般靴を装用可能，などがある．外見がよいという記述もあるが近年では強度の高い金属部品を効果的に用いることでデザイン製を高めた装具もある．他方，欠点としては，①耐久性に劣る（金属と比較して），②発汗性，通気性が劣る，③破損の場合の修理が困難，④擦過傷，褥瘡をつくることがある，⑤採型後にアライメント変更が困難，などがある．

シューホーン型は後方撓み支柱で制動を行うが，制動力の調整は容易ではない．支柱部分を削って細くすると制動力（＝撓み支柱の剛性）は低下するが，その程度は正確に調整できるものではなく，支柱断面の厚み d1〜d3 に関連し，幅に比例するものではない（図Ⅱ-30）．また，削って柔軟にすることはできるが，逆に硬くすることはできない．

2) プラスチック材料

軽量で成形加工性に優れた材料として，近年の使用頻度は高い．装具にはおもに熱可塑性樹脂が用いられる．

(1) ポリプロピレン
比重約0.9と軽量で剛性，曲げ疲労性に優れるため，可撓性を必要とするシューホーン型の後方撓み支柱に利用された．

(2) ポリエチレン
密度により，以下の種類がある．
- 低密度ポリエチレン（軟性・硬性ポリエチレン）
- 中密度ポリエチレン（テペレン）

図Ⅱ-29 プラスチック装具の構成要素

図Ⅱ-30 シューホーン型の撓み継手部断面形状

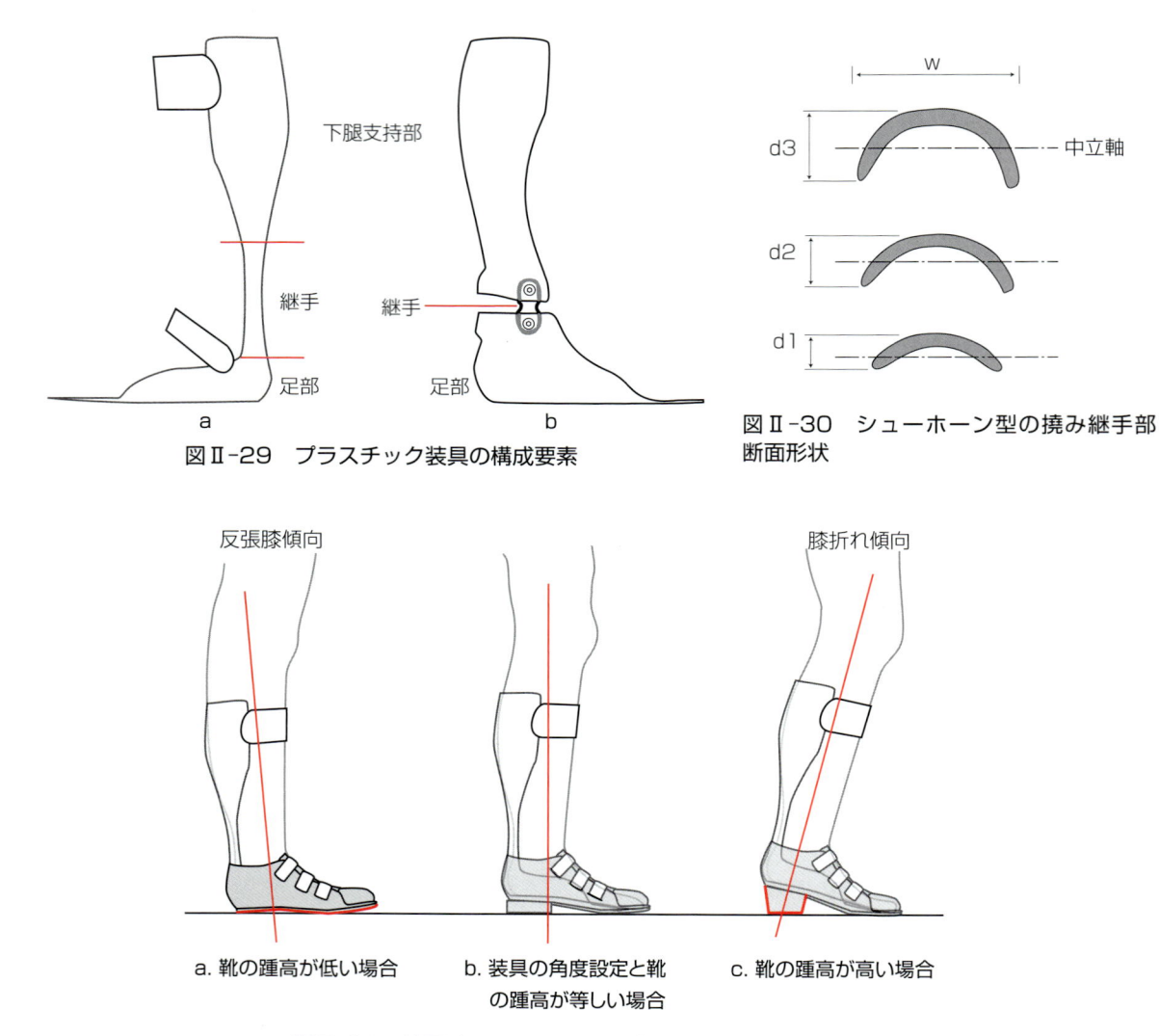

図Ⅱ-31 使用するシューホーン型のアライメントについて
もしも，a. 踵のない靴を履く予定で90°に製作した装具でb. 踵のある靴を履いた場合，踵の高さ分だけ背屈する．c. さらにこの装具で通常の立位・歩行を続けた場合，後方支柱部分につねにストレスが加わることになる．

- 高密度ポリエチレン（サブオルソレン）
- 超高密度ポリエチレン（オルソレン）

密度が上がるにつれて強度や耐熱性が増すが，軟化温度が高くなり，加工性は悪くなる．

(3) コポリマー

装具に用いられるのはポリプロピレン-ポリエチレン共重合体であり，ポリプロピレンの欠点であった低温下での耐衝撃性や耐候性が改善された．

3) シューホーン型の製作方法

プラスチック製短下肢装具は採型を必要とし，陽性モデルに熱可塑性プラスチックを熱成形することにより製作される．第1に皮膚に接触する部分が多いので，患肢の形状をより正確に採型することが重要であり，第2にそうしてできあがった陽性モデルにプラスチック成形の際に不適合原因となる浮き上がりなどがないように成形することがポイントである．

また，靴型装具などを付属する金属支柱と異な

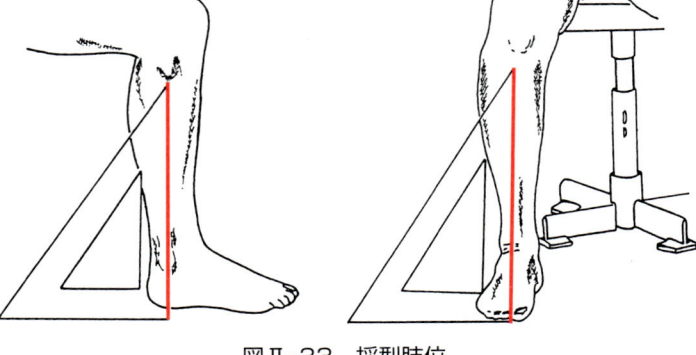

図Ⅱ-33 採型肢位
矢状面，前額面ともに下腿長軸が床面に対して90°とするのが基本であり，靴の踵高を考慮して補正を行う．
（田沢英二：Ⅲ．下肢装具／加倉井周一編：装具学　第2版．医歯薬出版，2002）

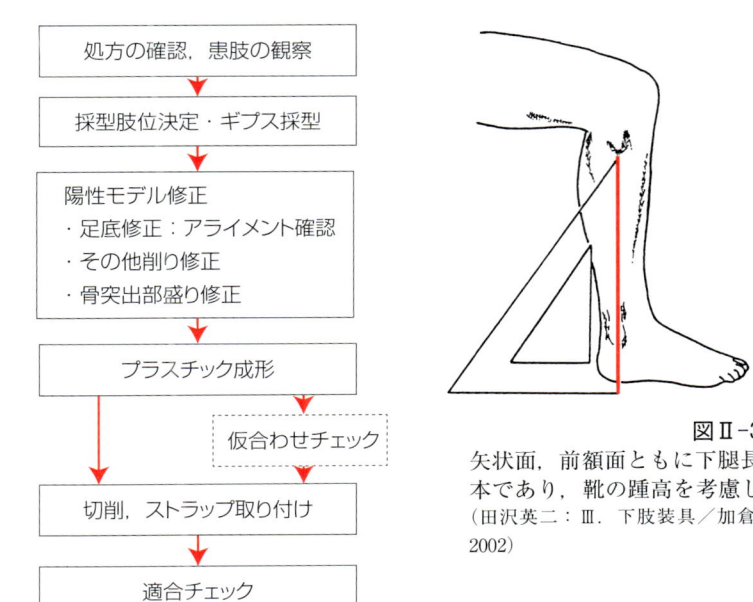

図Ⅱ-32　シューホーン型装具の製作工程

り，装具の上に靴を装用する点も考慮しなければならない．具体的には，使用する靴の踵の高さ（図Ⅱ-31），および使用するプラスチックの特性，柔軟性，厚みなども考慮して装具のトリミングラインとアライメントを決定すべきである．さらに，足継手をもたず，角度調整ができない装具でアライメントが不適切な場合には，靴の踵高が不一致である場合（図Ⅱ-31）と同様に膝関節への影響が生じる．

(1) 採型肢位（図Ⅱ-33）
- 膝関節が90°となるよう椅子の高さを調整
- 前額面：下腿が床面に垂直
- 矢状面：下腿が床面に垂直，足関節90°
  *足関節90°は基本であり，履き物の種類や踵の高さを考慮して初期角度を決定する．

(2) ランドマーク
- 脛骨内側顆
- 内果
- 舟状骨
- 第1中足骨頭
- 腓骨頭（下端）
- 腓骨骨幹遠位部
- 外果
- 第5中足骨基部
- 第5中足骨頭

(3) ギプス採型
- ギプスのテンションに注意し，いわゆる"くびれ"ができないよう注意する．

(4) 陽性モデル修正
［削り修正］
- 基本的に足底面から行い，陽性モデルを立ててアライメントを確認する．
- 踵部と前足部とが平行になるように修正（図Ⅱ-34）．
  *足アーチについては諸説がある．通常は足底は平面とし靴が履けるくらいのエッジの丸みをつける．

他方，底屈を矯正する際には平らな足底面で矯正すると前足部に荷重が集中し，中足部の骨配列に悪影響があることからアーチをつける説もある（図Ⅱ-40参照）．

［盛り修正］
- 内果，外果の後方縁部に適度な盛り修正を行う．
- 舟状骨部，第5中足骨基部，踵骨隆起部の骨突出を考慮して適度に修正．
- 第1・第5中足骨頭の側面をトリミングラインを考慮して盛り修正．

(5) プラスチック成形
3種類の方法がある．

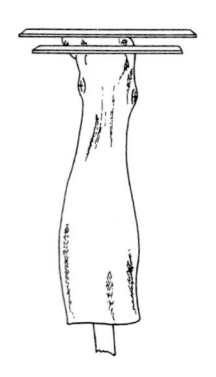

図Ⅱ-34 足部の修正
足底面で踵部と前足部は平行に修正する.
(田沢英二:Ⅲ.下肢装具／加倉井周一編:装具学 第2版.医歯薬出版, 2002)

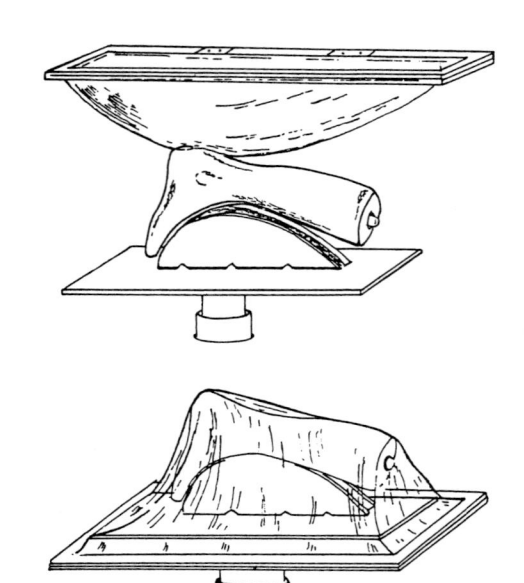

図Ⅱ-35 吸引成形
枠型にセットしたプラスチックをドレープモールド.
(田沢英二:Ⅲ.下肢装具／加倉井周一編:装具学 第2版.医歯薬出版, 2002)

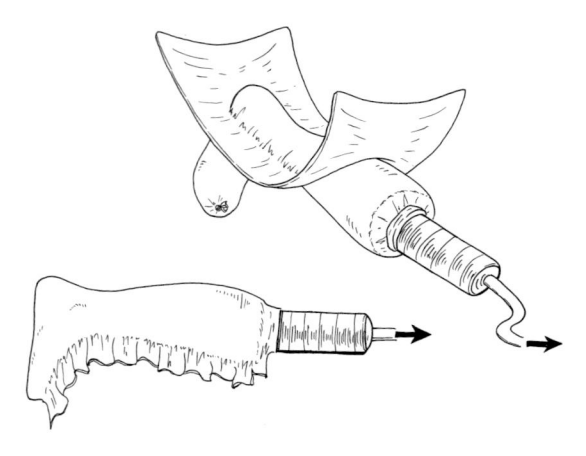

図Ⅱ-36 手絞り吸引成形

- 枠型にセットしたプラスチックによる吸引成形（ドレープモールド）.
- 手絞りによる吸引成形.
- 手絞りのみで行う方法.

[ドレープモールド]
- 枠型に熱可塑性プラスチック（通常ポリプロピレン）を固定.
- プラスチックの指定温度に調整したオーブンで加熱.
- 軟化したら吸引成形台上にセットしたモデルに被せ，バキュームポンプでポリプロピレンと成形台との間の空気を吸引することによってモデルに密着させる.
- 吸引はゆっくりと行い，プラスチックにしわができないよう，注意が必要である（図Ⅱ-35）.

[手絞り吸引成形法]
- モデルを吸引パイプにセット.
- 熱可塑性樹脂板を加熱.
- 軟化したらモデルに被せ，モデルの下側不要部分と吸引パイプの口をシール.
- 手絞り吸引成形（図Ⅱ-36）.

（6）トリミング（図Ⅱ-37）
- 後方支柱：剛性を考慮しながら幅を決定.
- 上縁：腓骨頭下端から2〜3cm程度を上限とする.
- 内外果下方の90°に曲がる部分：内外のRを均等にすることで，背屈時のねじれが生じない.
- 突出した舟状骨：注意が必要.
- MP関節部分：靴入れを考慮してMPにややかかる程度．足趾の問題等によりMP関節を固定したい場合には完全に包み込む.

（7）ストラップ，ベルトなどの取り付け
　ストラップは3点支持の要となる重要な構成要素である．大きな力がかかることも予測され，確実な固定が要求される.

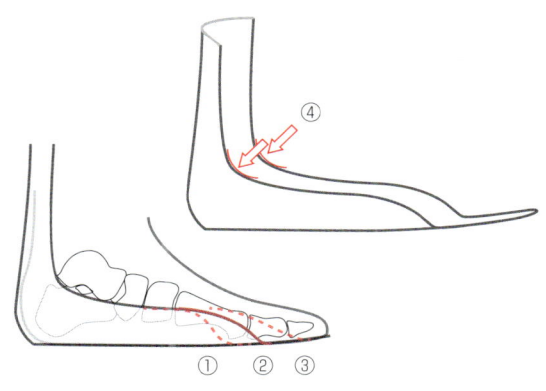

図Ⅱ-37　トリミングライン
①踏み返し優先で靴を履きやすい.
②通常はボール部にかかる程度.
③MP関節を固定したい場合.
④内外側の足継手部は同じ形状にする.

4) チェックポイント

(1) 装具のみ
- 処方どおりか.
- 継手に問題ないか(解剖学的関節運動軸と一致しているか, 可動域が妥当か, 可動性はよいか, 雑音はないか).
- 下腿支柱と足部のアライメントがよいか.
- 外見的な受け入れはよいか.

(2) 装具装着しての静的状態
- 装具が下腿や足部に全体的に均一に接触しており, 局所的に圧迫している部位がないか.
- 下腿上縁の位置は腓骨頭から2～3cm下にあるか(これは, 腓骨頭周囲を通る腓骨神経を圧迫しないためである).
- 足継手の位置は, 解剖学的足関節運動軸と一致する内果の下端と外果の下端を結ぶ線となっているか(実際の製作上は, 内果の下端と外果の中央を結び床面に平行に設定される場合が多い).
- 継手と皮膚との距離が約5～10mmとなっているか(つまり, 骨突出部への圧迫がないかどうかを確認する).
- 舟状骨内側, 踵骨後部, 第5中足骨基部, 第1中足骨MP関節部などの骨突起部が圧迫されていないか.
- トリミングラインはなめらかであるか.

(3) 装具装着しての動的状態
- 軸は正しいか.
- バンドなどの装具保持力はよいか.
- 足関節を希望する角度(通常背屈0°)に保持し, 下垂足になっていないか.
- 装着による歩行異常が生じていないか.
- 装着感はよいか.
- 装着による圧迫・疼痛・衣類などへの損傷の発生や危険性はないか.
- 異常音はないか.
- 着脱は容易か.
- 装具除去後に皮膚の発赤や損傷が生じていないか.

5) その他のプラスチック短下肢装具

(1) スパイラル AFO

スパイラルAFOには2種類のタイプがある. 内反・下垂足防止用のヘミスパイラルAFOは足底から足部外側に, 外果をカバーして下腿部の1/3程度まで立ち上がり, 後方へ下腿を半周し, 脛骨近位内顆に達する(図Ⅱ-38). これにより, 底屈と内反方向の3点固定を行う[17].

スパイラルAFOは足底から内側アーチを保持し, 内果を覆って下腿を1周し, 脛骨内側フレア部に達する(図Ⅱ-39). 下垂足・尖足と外反矯正の効果がある.

いずれの装具も足部の回旋をコントロールするための支点である下腿カフ部分はそれ自体の回旋を防ぐための形状を形づくる必要があり, 膝窩部をおさえた三角形状の断面をもっている.

　＊尖足に対して矯正を加える場合には, 足部の形状を壊さないための配慮が必要である. 理論的には足部の縦横アーチを保持したうえでの尖足矯正を行うことにより, 矯正力による足部破壊は生じない. Lehneisのspiral ankle foot orthosisによるとアーチの修正が以下のように記載されている.

- 外反足の場合:内側アーチの修正を行う. アーチの頂点は載距突起の真下にくるべきである. 陽性モデルのアーチ部分が整っておらず正常なアーチが再現されていない場合は, 内側アーチ

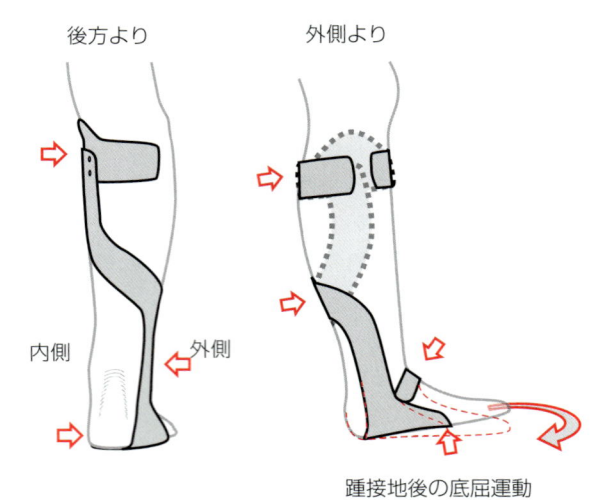

図Ⅱ-38 ヘミスパイラルAFO

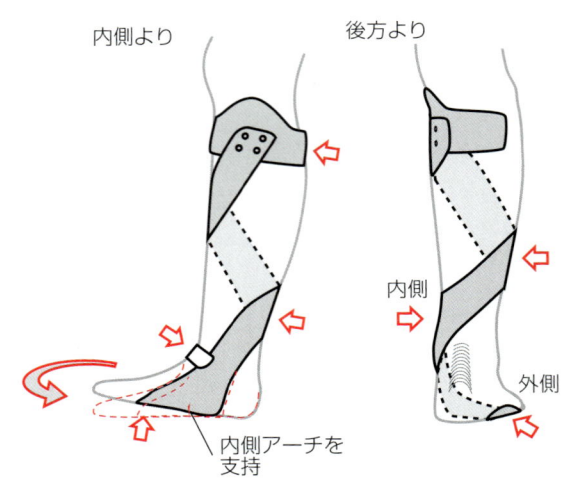

図Ⅱ-39 スパイラルAFO

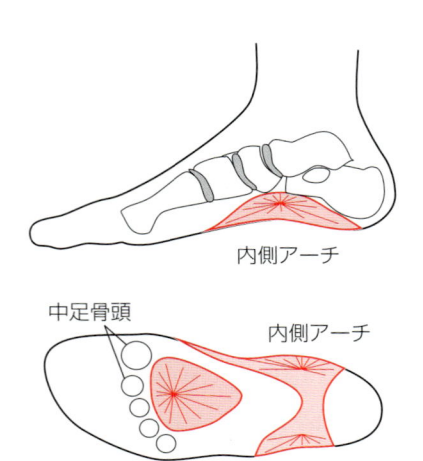

図Ⅱ-40 足底アーチ部分の削り修正

で約6 mm，外側アーチで約3 mmを目安にスムースな削り修正を行う（図Ⅱ-40）．
- 内反足の場合：内側アーチはあまり修正しないほうがよい．骨突起部である舟状骨部に約3 mmの盛り修正を行う．
- 中足骨アーチ（横アーチ）：ボールラインから2 cm近位に頂点を定め，削り出す（図Ⅱ-40）．

(2) KU half AFO

KU half AFOは前面支柱型に属する．前面支柱型の特徴として次の3点があげられる[15]．
- 前足部とかかと部がないために靴がはきやすい．
- 足底からのセンサリーフィードバックが得られる．
- 外観がよい．

装具の全体長が短く，通常の装具の約半分であり，軽量でコンパクトである．底屈に対する3点支持は足背を支点として足底面と下腿後面のベルト部で行う．内・外反に対してはプラスチックモールドされた内・外果を支点として足部と下腿支持部の内外側面で行われる（図Ⅱ-41）．足部は足背から足底部まで一周しており，継ぎ目なしでモールドされる．装具の背屈可動性のために内・外果下端より足背部へ大きく切り込みが入れられる．この部分の幅を調節することによって継手の柔軟性と可動域が調整可能である．

(3) サボリッチ型AFO[13]
- 内反の矯正が可能
- 外果上方をフランジ形状として突出させることによって3点固定を行う（図Ⅱ-42）．

(4) OMC型AFO[23]

[特長]
- 2 mm厚ポリプロピレンシートを使用しており，約60〜70 gと軽量であり，コリゲーションによって補強される．
- 柔軟な撓み式継手は立脚期の可動性，制動性，

内側　前面　外側

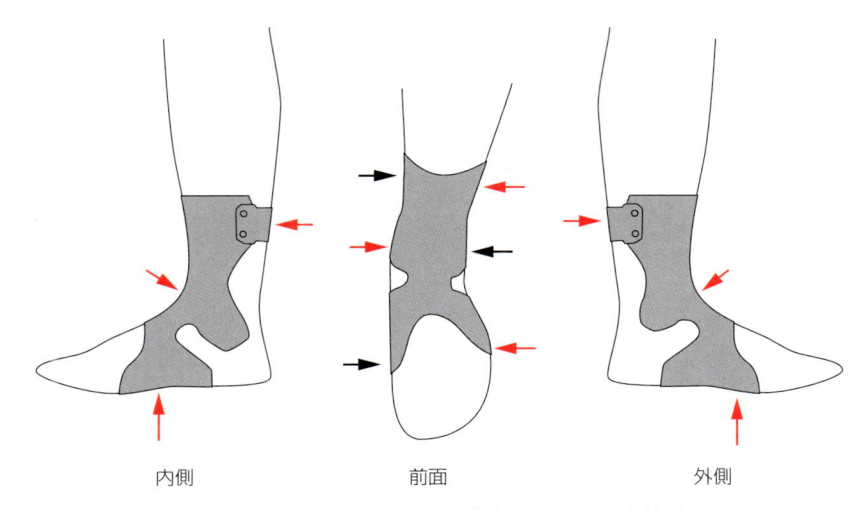

図Ⅱ-41　KU half AFO のデザインと 3 点支持矯正

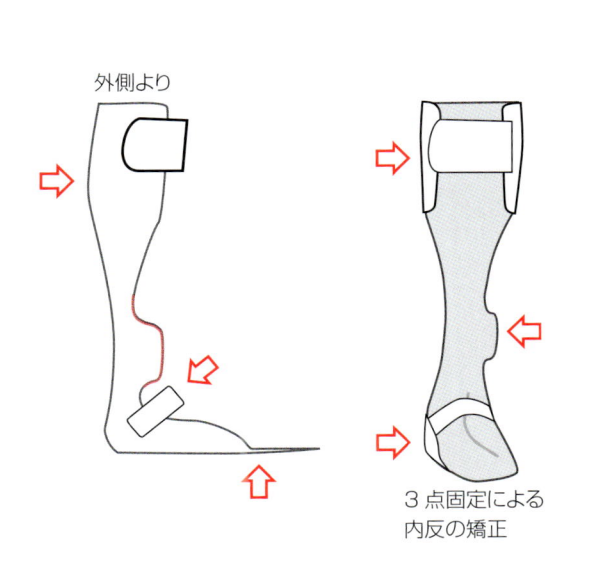

外側より

3 点固定による
内反の矯正

図Ⅱ-42　サボリッチ型

コリゲーション

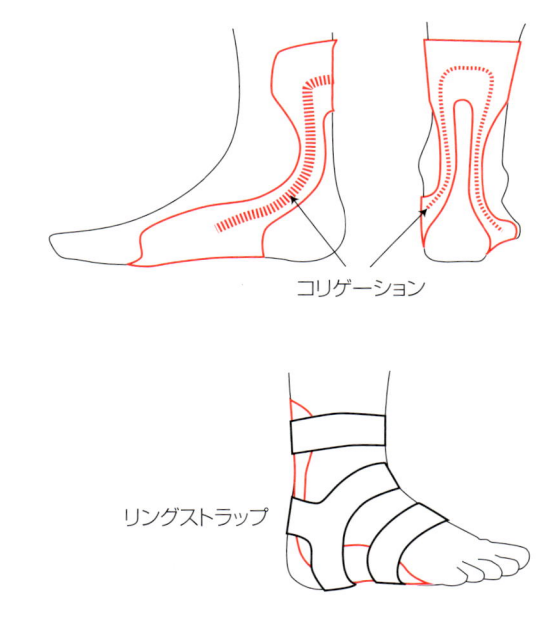

リングストラップ

図Ⅱ-43　OMC 型 AFO

遊脚期の復元性に優れている．
・中足骨部アーチを支持し，踵部は開放されているので安定感，接地感に優れている．
・リング式ストラップにより足部に装着される（図Ⅱ-43）．

F. 機能的分類

短下肢装具による足関節コントロールを表Ⅱ-4 に分類し，例を示した．ここでいう制限とは可動性はあるが設定した角度で制限されることを示し，制動とは可動性はあるが抵抗力をもたせてコントロールされた動きをもつものをいい，実際には立脚相前半の底屈制動をさす．また，立脚相後半の問題である背屈可動性に対する抵抗については，制動ではなく抵抗と記した．継手の種類名称が機能を特定するものではなく，付属品や構成要素の形状によって機能が付加される．

2　短下肢装具　77

表Ⅱ-4 足継手と付加要素の機能分類

		背屈 フリー	背屈 制限付き	背屈 抵抗（弱）	背屈 抵抗（中〜）
底屈	フリー	・遊動式	・逆クレンザック（ロッド）	・逆クレンザック（バネ）	
	制限付き	・摺動式継手 オクラホマなど＋制限要素	・制限付き ・クレンザック（ロッド） ・PDC ・select ankle など	・撓み式継手 ジレット/タマラック＋制限要素	
	制動（弱）≒背屈補助	・ギャフニー＋背屈補助ゴム ・ジレットドルジフレクション	・クレンザック（バネ） ・PDA	・撓み式継手類 ジレット/タマラック ・オルトップAFO	
	制動（中）	調整可*1 ・DACS AFO ・ゲイトソリューション			・Saga plastic AFO ・スパイラルAFO
	制動（強）				調整可*2 ・シューホーン型
		❷		❸	

*1 バネの交換やダンパの調整で増減が可能
*2 後方撓み支柱のトリミングによって柔軟にすることが可能
① 底屈：制限，背屈：フリーまたは弱い抵抗
② 底屈：制動，背屈：フリー
③ 底屈：制動，背屈：抵抗がある

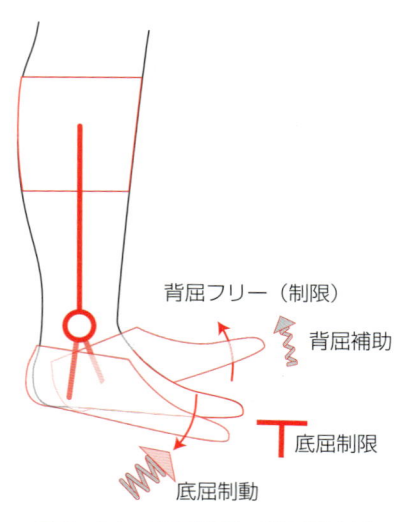

図Ⅱ-44 底屈制限，背屈可動性

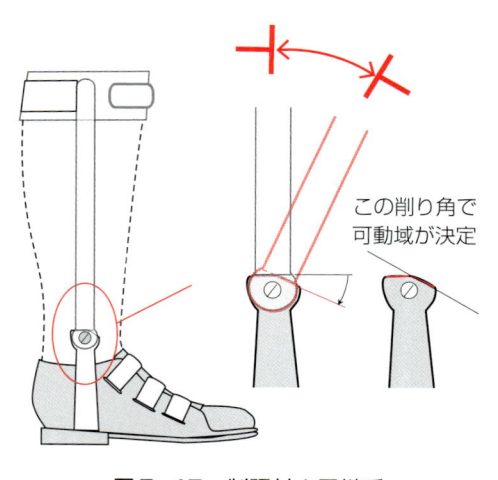

図Ⅱ-45 制限付き足継手

1）底屈：制限，背屈：フリー，弱い抵抗（表Ⅱ-4 ①）

底屈制限と背屈可動性があり，背屈時の抵抗がわずかであるものをここに分類した（図Ⅱ-44）．

（1）制限付き足継手（図Ⅱ-45）

あぶみと継手とのはめ合い部分の削り加減で底屈制限角を設定する．図は背屈フリーで底屈0°制限に設定した例．可動域の調整は容易ではない．

78　Ⅱ 下肢装具

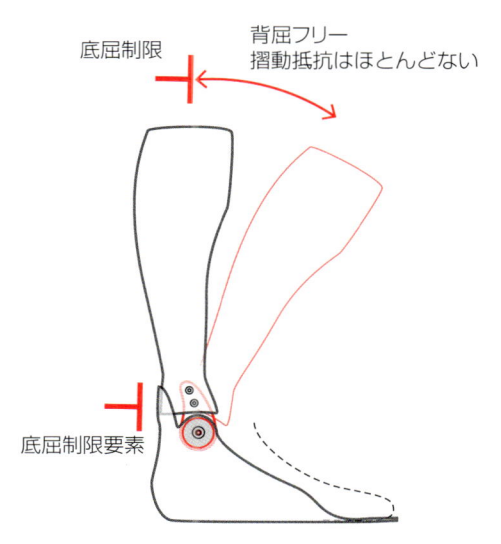

図Ⅱ-46 プラスチック装具用足継手＋底屈制限要素

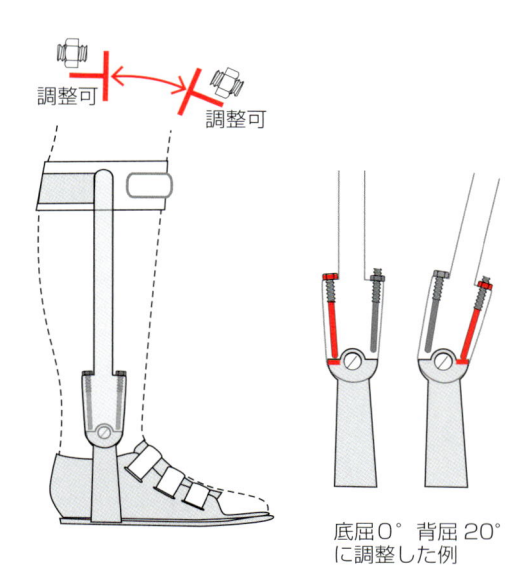

図Ⅱ-47 Wクレンザック足継手（ロッド）

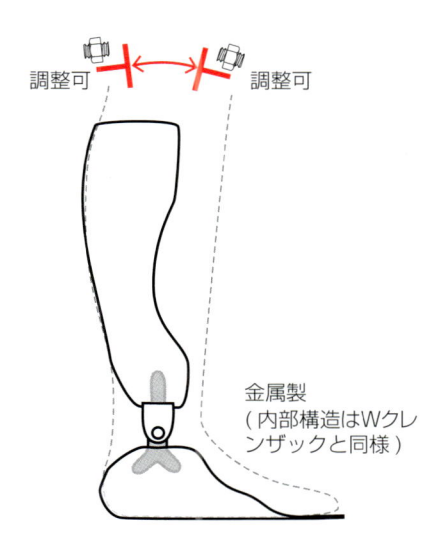

図Ⅱ-48 PDC継手底背屈制限（ロッド）

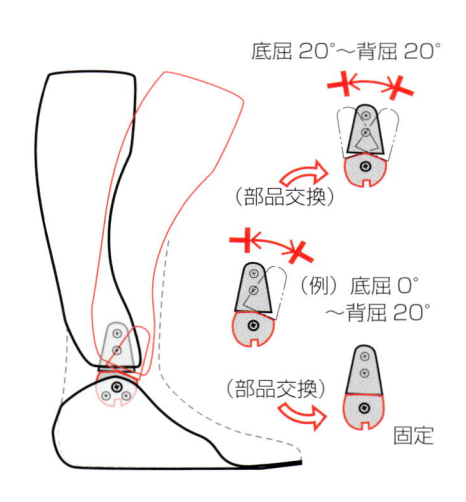

図Ⅱ-49 select ankle 底背屈制限（部品交換）

(2) プラスチック装具用足継手＋底屈制限要素

継手つきプラスチックAFOで足関節後方の下腿部と足部との当たり面を利用して底屈制限を行う例（図Ⅱ-46）．角度調節が可能となる部品（モーションコントロールリミッターなど）を用いることも可能．

(3) クレンザック足継手（ロッド）

バネを外してロッドを挿入したクレンザック足継手でロッドのねじ込み量で底屈制限角の調節が可能．図Ⅱ-47はWクレンザックの例でさらに背屈可動域の設定が可能．

(4) PDC足継手

機能はロッド入りのWクレンザックと同様で，プラスチックに一体成型される（図Ⅱ-48）．

(5) select ankle

角度調整用部品を交換することにより，背屈／底屈固定を含めた目的の可動域を設定できる（図Ⅱ-49）．

2 短下肢装具　79

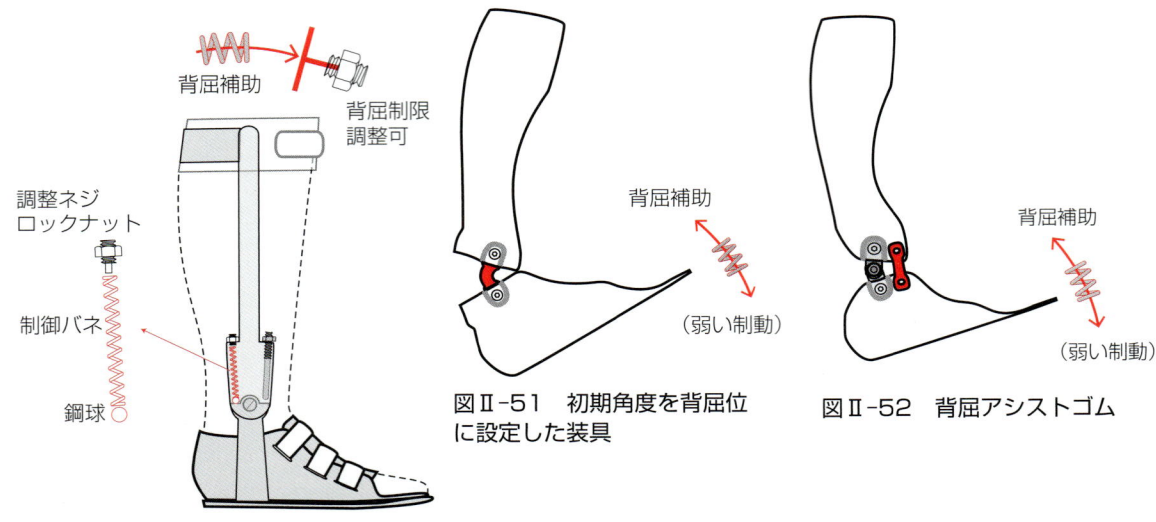

図Ⅱ-50 クレンザック足継手（バネ）

図Ⅱ-51 初期角度を背屈位に設定した装具

図Ⅱ-52 背屈アシストゴム

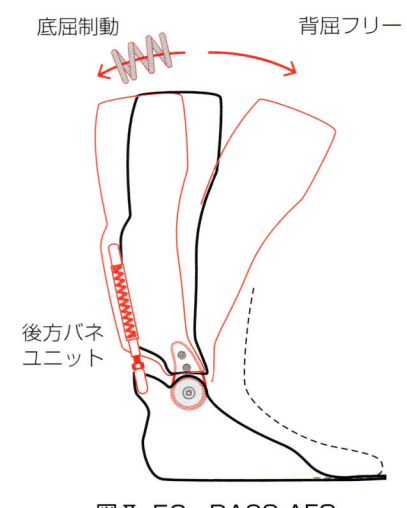

図Ⅱ-53 DACS AFO

2）底屈：制動，背屈：フリー（表Ⅱ-4②）

（1）クレンザック足継手（バネ）
古くからある足継手で，内装されたバネによる背屈補助が特徴である（**図Ⅱ-50**）．本来 dorsiflection assist の効果と記載があるように，バネ径が 6 mm と小さいことからあまり強い矯正は期待できない．シングル（1方向）とW（2方向）とがある[7]．

（2）PDA足継手
デザインはWクレンザックと同様で，プラスチックに一体成型して埋め込む．

（3）初期角度を背屈位に設定した撓み式継手
ポリウレタン製の撓み式継手．**図Ⅱ-51** のものは背屈位で製作されており，復元力が背屈補助力として作用する．

（4）背屈アシストゴム
板ゴムの張力を利用した部品で**図Ⅱ-52**のように取り付けられ，底屈時に抵抗力を発揮する．あまり強いものではなく，モーメントアームも長くとれない．

（5）DACS AFO（Dorsiflexion Assist Control by Spring）
後方にコイルバネを内蔵したシリンダーがセットされ，バネ定数の異なる4種類のバネの交換と，初期長の調整によって患者ごとに適応した制動力が設定可能である（**図Ⅱ-53**）[21]．

（6）ゲイトソリューション
オイルダンパーを用いた制動効果により，踵接地から足底接地までのなめらかな底屈運動を特徴とする．ダンパーは高速の運動に対しては大きな抵抗を示し，ゆっくりとした動きに対して抵抗は小さい．位置を戻すためのリリーススプリングが内装される（**図Ⅱ-54**）[24]．

（7）ドリームブレース
機械摩擦ブレーキを用いて底屈制動を行い，背屈運動はワンウェイクラッチによって抵抗なく動く．しかし，底屈下足関節を復元する機構はなく，立脚中期以降の自足の背屈で復元する（**図Ⅱ**

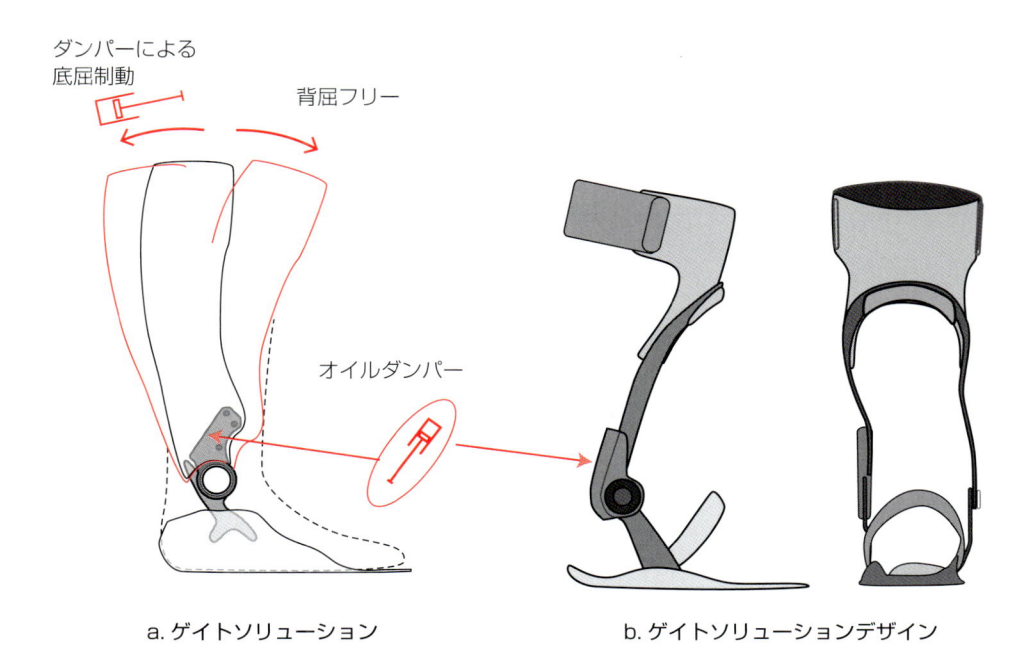

図Ⅱ-54 　a. ゲイトソリューション　b. ゲイトソリューションデザイン
ダンパーを用いた装具

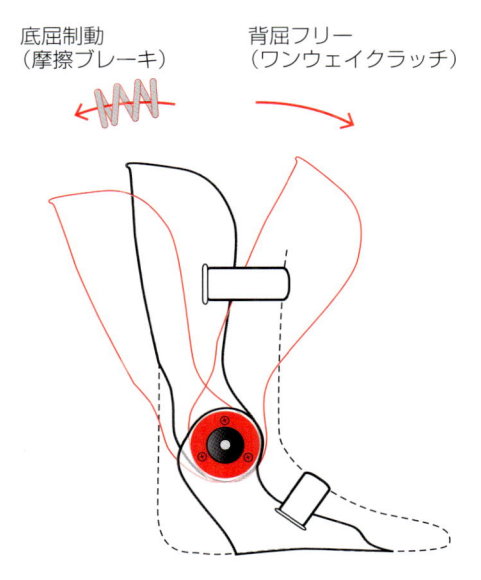

図Ⅱ-55　面摩擦ブレーキをもつ装具

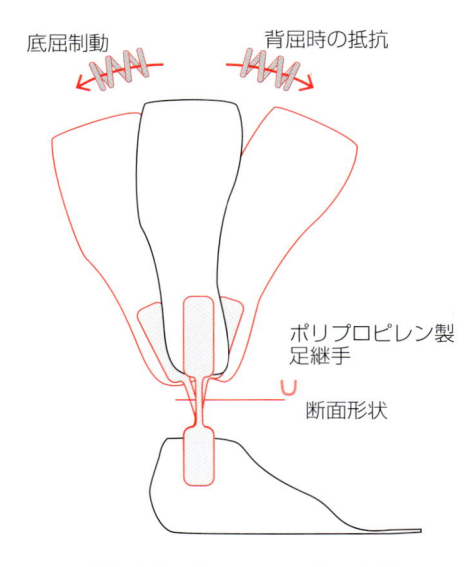

図Ⅱ-56　Saga plastic AFO

-55).

3) 底屈：制動，背屈：抵抗がある（表Ⅱ-4 ③）

(1) シューホーン型

シューホーン型短下肢装具は，後方支柱のトリミングによって，ごく弱いものからほぼリジッドなものまでを製作できる．

(2) Saga plastic AFO

内外側にモールドされたU字型断面のポリプロピレン製の足継手をもつ．継手軸位は解剖学的足関節軸に近似し，底屈背屈可動性がよい．継手一体構造と継手が分離されたものがある．ストッ

2　短下肢装具　　81

a. 正常歩行

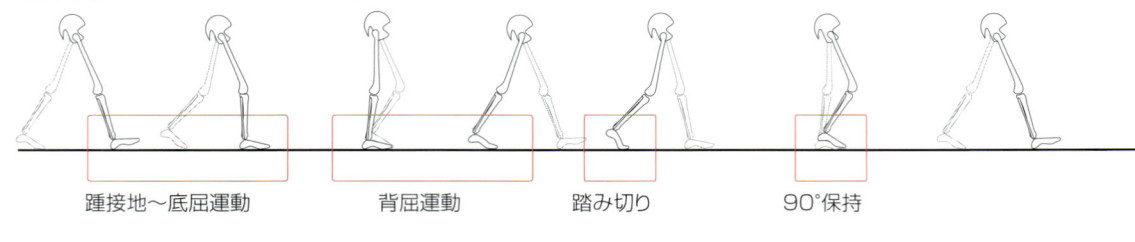

踵接地〜底屈運動　　背屈運動　　踏み切り　　90°保持

b. 尖足歩行例

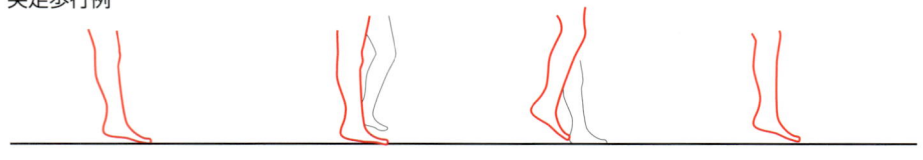

つま先接地　　踵の浮き上がり　　早めの離地　　底屈位
（全足底接地）　（FRFが前方）　（健足の早期接地）　（クリアランス確保が困難）

図Ⅱ-57　正常歩行と尖足歩行例

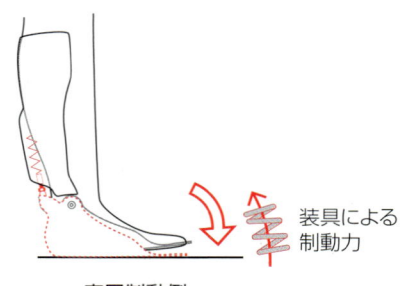

装具による制動力

a. 底屈制動例

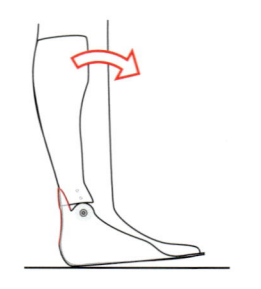

b. 90°底屈制限例

図Ⅱ-58　底屈制限と底屈制動

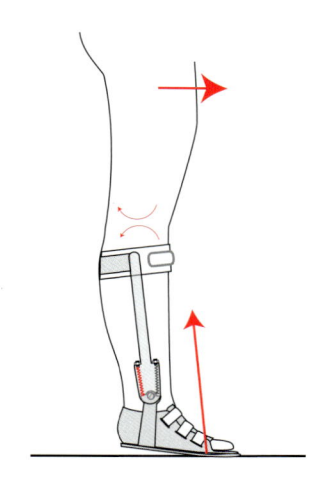

図Ⅱ-59　制動力が不足した場合

パーはなく，継手部の弾性で制動し，復元力を利用して補助が可能である（**図Ⅱ-56**）[20]．

（3）オルトップAFO

OMC型AFOを基盤に開発された既製品の短下肢装具でサイズと矯正力のグレードが揃えられている．底屈制動力の程度に比べて，後部が割れたデザインのため背屈時の抵抗は小さい（p.76参照）．

G. 装具歩行の例

参考として，正常歩行時の下肢の運動は**図Ⅱ-57 a**のとおりであり，足関節では矢状面における底屈・背屈運動と前額面を交えた内返し・外返し運動が生じている．尖足歩行例（**図Ⅱ-57 b**）では，踵接地ができずに全足底あるいはつま先接地となる．立脚中期では踵が浮き上がるか床反力作用点が前方となる．立脚相後半では足関節背屈

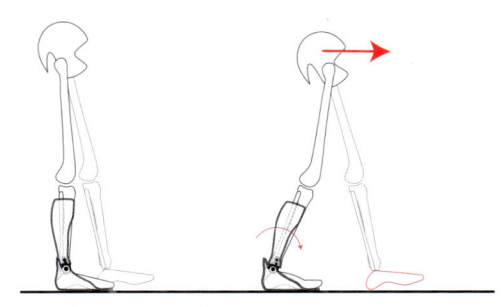

図Ⅱ-60 立脚相後半における足関節背屈の重要性

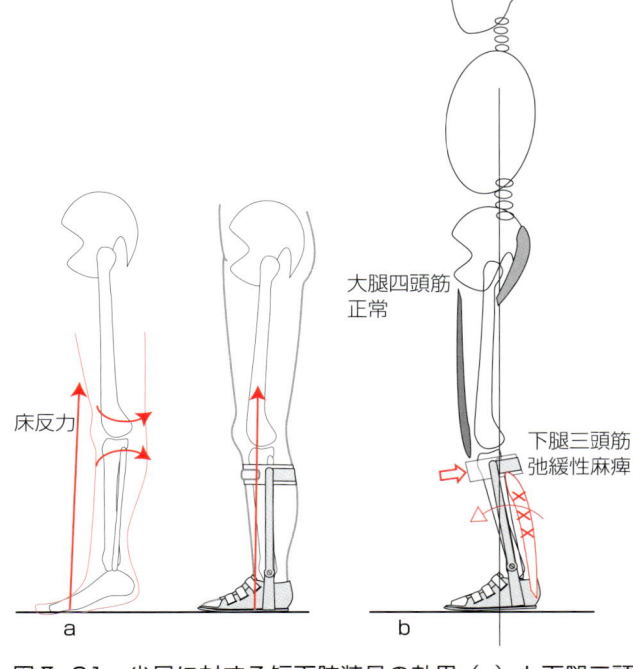

a. 健足前型で足関節可動性の装具を使用した場合

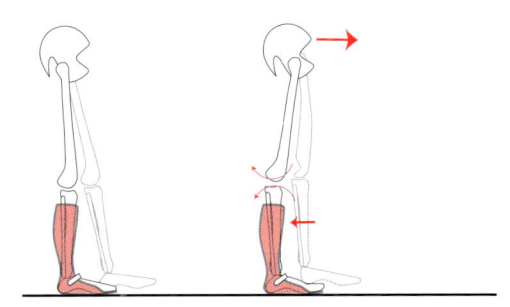

b. 同じ例で足関節背屈抵抗が強い装具を使用した場合

図Ⅱ-61 尖足に対する短下肢装具の効果（a）と下腿三頭筋に対する短下肢の効果（b）

が容易ではなく健側の推進を妨げ，早期の健足接地と患側離地が生じ，患側での蹴り出しはない．この例に対して歩行の各相における装具の効果は以下のとおりである．

1）立脚相初期（踵接地直後）

尖足例ではつま先接地となり，その後の荷重負荷が不安定である．そこで，足関節を90°に保ち，踵または全足底で接地させるため制動，または制限がなされる（図Ⅱ-58）．踵接地がある場合には踵を中心とした制動された底屈運動が起こる．また，底屈0°制限では足関節が固定と同じであるため，膝が後ろから押される．

制動力が不足した場合は尖足を矯正できず，つま先接地のままであり，不安定で，膝が反張する方向へのストレスも懸念される（図Ⅱ-59）．

2）立脚中期

体重を片足（患足）で支持する単脚支持期であり，患足の障害により支持時間は短縮する．矯正なしの尖足では床反力による膝伸展モーメントを発生し，反張膝の原因となる．このため，この時期において患側の痙性筋力に抗して足関節を底屈0°まで矯正する力が必要である．

3）立脚相後半

この時期には体幹が推進し，反対側では遊脚相の健足が前方へ振り出される時期である．したがって足位置よりも体幹が前方に推進するので，足関節は背屈運動を強いられる．尖足の程度によるが，この時期の背屈運動が可能な症例では，足継手の可動性が有効となってくる．健側前型では有効性が高い（図Ⅱ-60 a）．

逆にこのような例で背屈運動に抵抗がある装具では，体幹の推進による膝へのストレスがかかり反張膝を助長する（図Ⅱ-60 b）．

4）遊脚相

つま先を持ち上げ，床面とのクリアランスを確

保する矯正力が装具に求められる．

下垂足では足部重量（体重の約1.5％）を懸垂すれば十分であり，わずかな矯正力をもった装具でも有効な場合がある．

5）短下肢装具による立位

尖足例で裸足のまま，あるいは矯正不足の状態で立位をとり踵が接地していない場合には，床反力は膝伸展モーメントを生起する．また，小児の例では踵部への体重負荷がないため，抗重力作用をもつ骨形成が見込めない．これらを防ぐため，短下肢装具によって尖足を矯正し，足底全接地状態での体重負荷を行う（図Ⅱ-61 a）．

立位に必要なひらめ筋の障害によって立位が不能な場合には図Ⅱ-61 bのように下腿前面からの支持が必要であり，背屈制限を行う．大腿四頭筋による膝の支持性があることが条件である．

（高嶋孝倫，浅見豊子）

3 長下肢装具

A. 概念と構成要素

大腿部から足部に及び，膝関節，足関節のコントロールを行う．ここでは使用目的・効果を以下のように整理した．

- 膝関節・足関節の拘束
- 膝関節運動の安定化（固定を含む）
- （二次的に）股関節のコントロール
- 荷重免荷，および股関節の負荷を減少

基本的に足関節のみの障害であれば短下肢装具が用いられ，膝になんらかの障害があるために長下肢装具の適用となる．たとえば膝の支持性が失われている場合では，立位・歩行時の膝折れを防止するロック機構をもった膝継手などが用いられ，膝の支持性を得る．さらに股関節周囲の不安定性がある場合でも，長下肢装具を用いて股関節伸展位の安定肢位をとることによって，立位保持

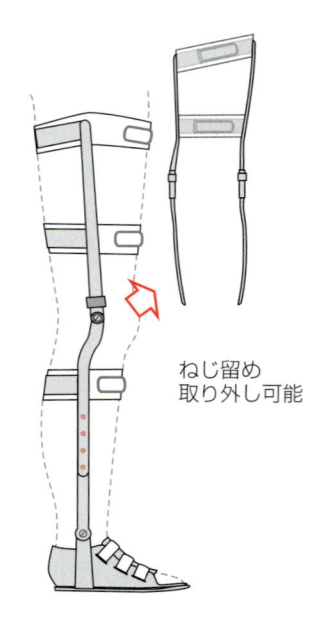

a. 両側支柱
リングロック式
（ストッパー付き）
半月・カフ
足部覆い

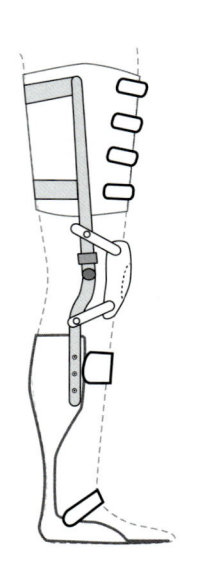

b. 両側支柱
リングロック式
（ストッパー付き）
大腿コルセット
シューホーン型

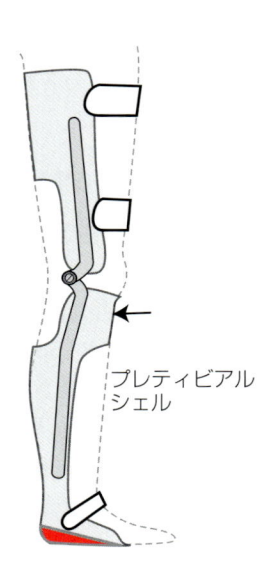

c. 両側支柱
オフセット式
FRP製のシェル
足部の補正（補高）

図Ⅱ-62　長下肢装具のバリエーション

が可能となる（p.102 図Ⅱ-89を参照）．免荷を行うには坐骨支持の形状をもった大腿支持部が必要である（p.100 図Ⅱ-88を参照）．

1）構成要素のバリエーション

長下肢装具の基本デザイン例を図Ⅱ-62に示した．

（1）一般的な従来型の両側支柱付長下肢装具（図Ⅱ-62a）

ストッパー付きのリングロック式継手で，座位時にロックを解除する際に，持ち上げたリングが不本意に下がることのないようにボールでロックされる．立位時にロックをかける際は押し下げる必要がある．また，症状が改善する症例（脳卒中など）で膝の支持性が回復して短下肢装具の部分のみを使用したい場合に，ねじ止めされた上部を取り外すことが可能な形式を示した．

（2）プラスチックAFOとの混合デザイン（図Ⅱ-62b）

（1）と機能は同等であるが下腿部はシューホーン型を用いた例で，継手付きプラスチックAFOでも可能である．

（3）不安定膝・脚長差に対応した例（図Ⅱ-62c）

オフセット膝継手が使用され，立脚相では膝折れを防ぎ，遊脚相に移行しやすい．大腿コルセットによる支持は支持面積が広いため，軟部組織を介しての支持であるにもかかわらず良好な支持性を得られる．膝当ての代わりにプレティビアルシェルが用いられ，かさばりが少ない．足部の靴インサートには補高が施され，足板は補強されている．更正用装具として毎日の歩行に用いる装具の例を示した．

（4）FRP製のシェルによる長下肢装具

複合材料である繊維強化プラスチック（FRP）を支持部とした装具．更正用装具として用いられる．カーボン繊維を使用することにより，さらに強度が増す．

2）膝継手（図Ⅱ-63）

（1）遊動式

単軸のヒンジ継手．運動を1軸に拘束する．

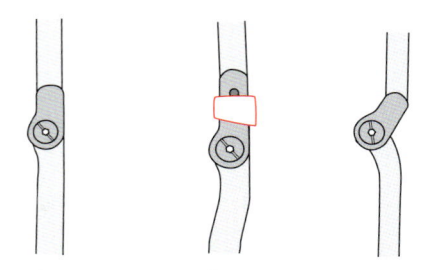

a. 遊動式　　b. リングロック式　　c. オフセット式

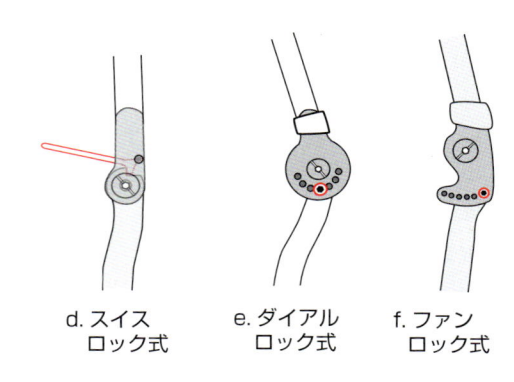

d. スイスロック式　　e. ダイアルロック式　　f. ファンロック式

g. 多軸式　　h. 3WAYジョイント

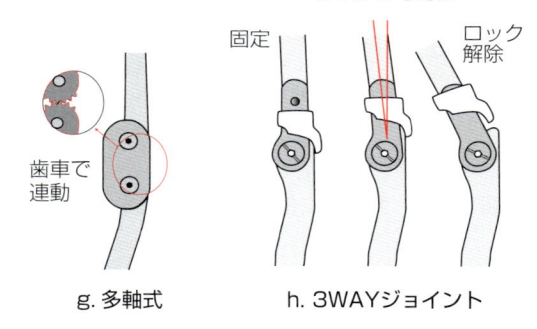

図Ⅱ-63　膝継手の種類

（2）オフセット式

継手の回転中心が後方にオフセットされており，立脚相で大腿支柱に荷重することによって膝の安定が得られる．

（3）リングロック式

リング状の金具でロックする．図Ⅱ-63 bはストッパー付きで持ち上げたリングをボールによって保持し，不本意に下がってロックされることがない．ストッパーがないものもある．継手部の構造を図Ⅱ-64に示す．膝継手部の材質は各種金属

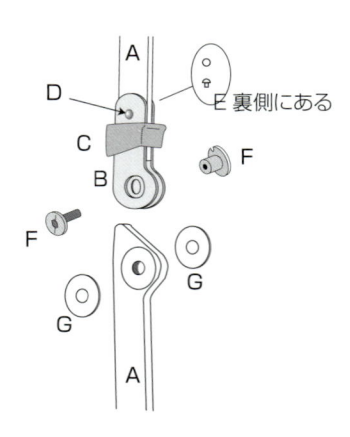

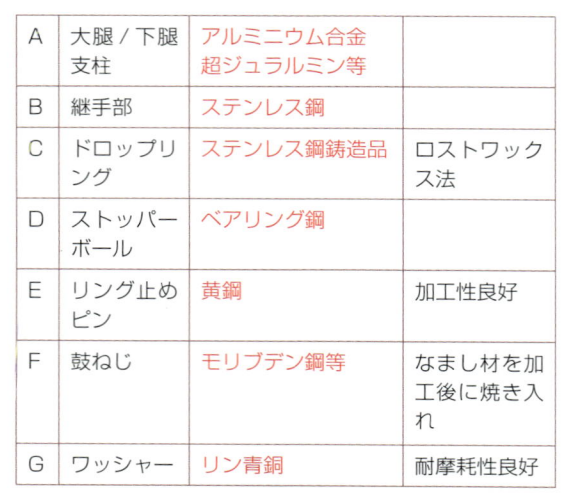

A	大腿/下腿支柱	アルミニウム合金超ジュラルミン等	
B	継手部	ステンレス鋼	
C	ドロップリング	ステンレス鋼鋳造品	ロストワックス法
D	ストッパーボール	ベアリング鋼	
E	リング止めピン	黄銅	加工性良好
F	鼓ねじ	モリブデン鋼等	なまし材を加工後に焼き入れ
G	ワッシャー	リン青銅	耐摩耗性良好

図Ⅱ-64 膝継手に使用される金属部材の例

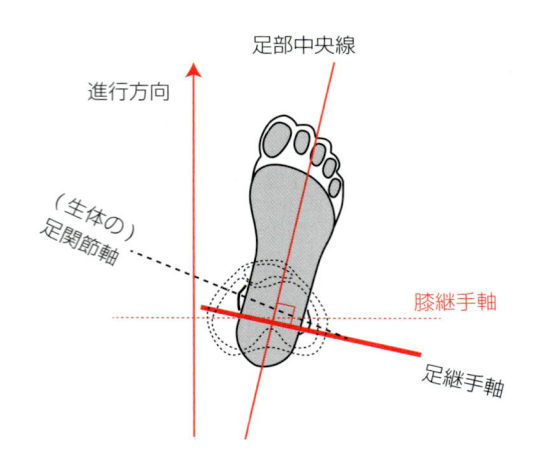

a. 一般的な足継手軸位と膝継手

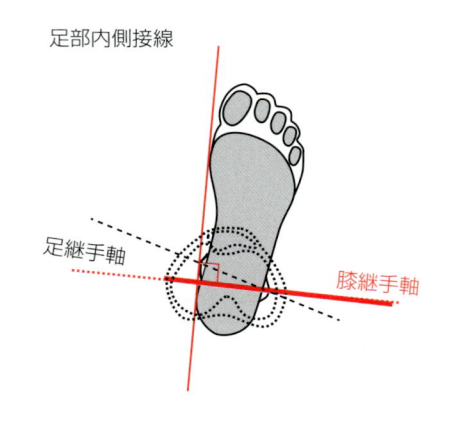

b. 足部内側接線を基準とした足継手軸位と膝継手

図Ⅱ-65 足継手軸と膝継手軸

材料の特性を活かし，材質が選択されている．

(4) スイスロック式
ベイルロックともよばれる．内外側のレバーをループ上に連結し，同時にロック／解除が可能．両松葉杖などで両手が使えないときに椅子の角にループを引っかけてロックを解除し座ることができる．

(5) ダイヤルロック式
継手部が円盤状．固定ネジで可動域制限や任意の角度に固定ができる．

(6) ファンロック式
継手部が扇状．固定ネジで任意の角度に固定できる．

(7) 多軸式
さまざまなデザインがあるが，図の例は歯車で上下の軸が連動し，生体の膝関節運動軸に近似する．

(8) 3WAYジョイント
ロックと解除の中間に20°程度の可動域で動くことが可能な継手．

3) 水平面の軸位について

図Ⅱ-65は短下肢装具に示した水平面上での軸位決定基準であるが，長下肢装具の膝継手を追加する際に構造上では膝継手軸と足継手軸とは水平面で一致する．しかし，生体の関節軸は脛骨外捻

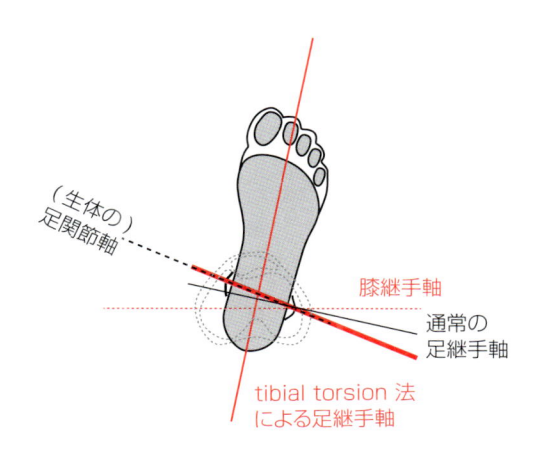

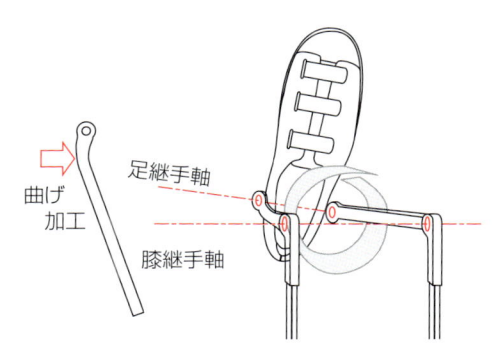

図Ⅱ-66　tibial torsion 型の軸位

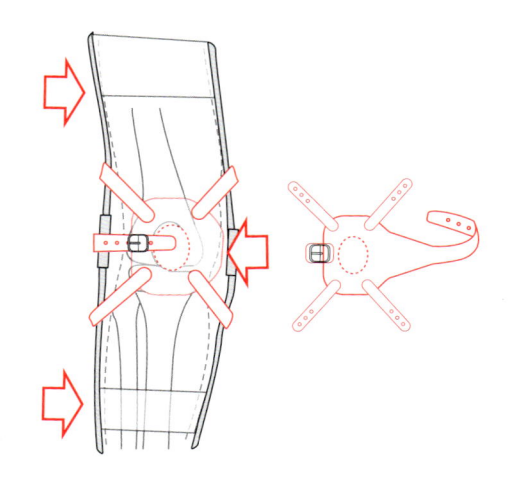

図Ⅱ-67　外反膝矯正用の膝当て
(田沢英二：Ⅲ．下肢装具／加倉井周一編：装具学　第2版．医歯薬出版，2002)

があり一致しないため，多少のずれが生じる．筆者の経験では長下肢装具の場合には足部内側接線を基準として足継手軸を設定すると膝継手に近似するようである．膝継手の水平面での適合を確認するには膝窩部の面を目安にする方法もある．

特殊な例として1965年Lehneisが発表したtibial torsion タイプがある[27]．脛骨外捻を重視し，膝関節軸と足継手軸を水平面上で平行となる構造ではなく，膝関節軸に対して患肢の脛骨前捻角を正確に計測し，それに適合させる構造を提案した．トウアウト角，脛骨外捻角の計測には計測板を使用した方法が用いられた．

この装具のデザインは，膝継手部は通常の長下肢装具と同様であるが，下腿支柱が下腿長軸を通過し，足継手に至る部分で外旋させ，生体の足継手軸に合わせるために矢状面での曲げ，いわゆる横曲げが施される（図Ⅱ-66）．

4) 膝当て

長下肢装具の使用目的が膝の支持である場合に3点支持の支点となる．

膝当ては，中心部を丸く抜くか，または円錐状にして膝蓋骨への圧迫を緩和する．ストラップの固定はギボシで支柱に固定する方法や支柱に直接ループさせたベルトで固定する方法などがある．

内反／外反動揺膝に対しては矯正する方向に牽引するストラップを追加すると，前額面および矢状面における膝のコントロールを同時に行うことができる（図Ⅱ-67）．

B. 適応（適応疾患と構成要素の関連性）

①脳・脊髄の疾患および末梢の神経・筋疾患により膝および足関節の立位支持機能が低下した状態（脳血管障害による片麻痺，脳性麻痺など）：神経による筋力コントロールに障害がある場合には，歩行時の膝折れを中心とする下肢の不安定性が問題となる．このため，長下肢装具には各症例に適した関節角度で膝折れに抗する機能が求められる．

②関節疾患による立位支持性低下（膝関節の外反・内反変形など）：長下肢装具は立位・歩行時の

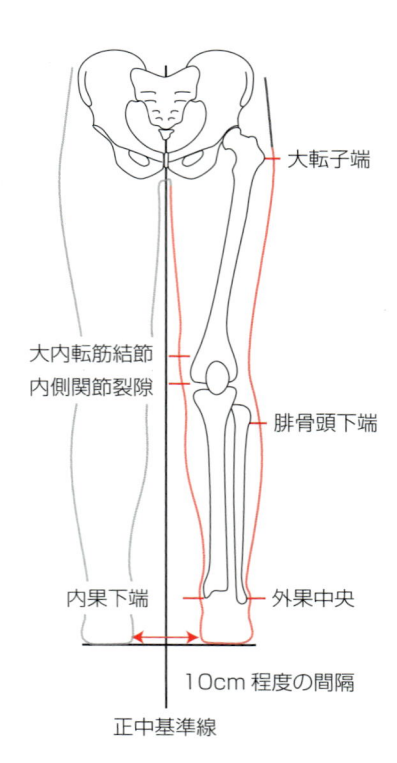

図Ⅱ-68 トレースとランドマークのプロット

表Ⅱ-5 両側支柱付き長下肢装具採寸箇所

	高さ	周径	幅	目的
大転子の2〜3cm下	●	●	●	大腿近位カフ *周径は斜めに計測
会陰部の2〜3cm下	●	●	●	大腿近位カフ *周径は長軸直交に計測
大腿遠位半月部	●	●	●	大腿遠位カフ
膝継手部	●		●	
腓骨頭下端	●			カフ上縁の高さ決定
その2〜3cm下		●	●	下腿半月，カフベルトの製作
足継手部	●		●	足継手の高さ決定 あぶみのレイアウト

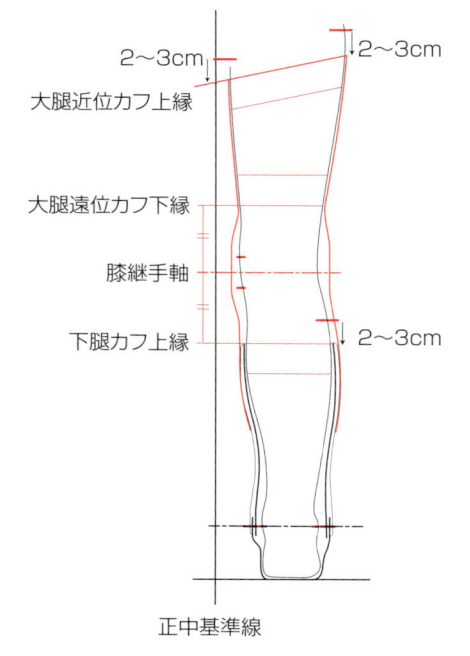

図Ⅱ-69 レイアウト例

荷重を免荷することは目的としていないため，荷重による痛みの制御には用いられない．装具がもつ関節に対する制動力を内・外反方向，あるいは過伸展に対し発揮することで，膝関節にかかる力学的負荷を軽減することで関節を保護することとなる．

C. 両側支柱付長下肢装具の製作方法

長下肢装具部分を取り外し可能な両側支柱付長下肢装具の製作方法を示す．短下肢装具部分の製作方法については短下肢装具の項を参照されたい．

1）トレース（図Ⅱ-68）

- 基本的には，両側支柱付短下肢装具に準ずる．
- 前額面のアライメントが決定されるので注意が必要

2）採　寸

表Ⅱ-5に示す箇所について採寸を行う．

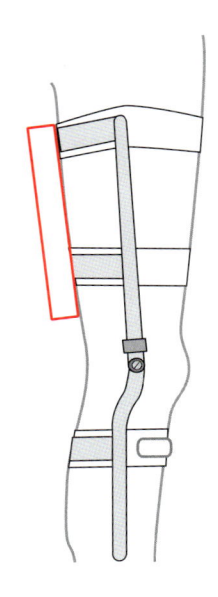

図Ⅱ-70　大腿近位半月と大腿遠位半月
大腿後面ではほぼ直線状となる．

3）部品のレイアウト（図Ⅱ-69）

① 継手軸
- 膝継手軸：大内転筋結節と膝関節裂隙の中間を通り，正中基準線と直交
- あぶみ，足継手部：短下肢装具に準じて足板中心点を決定し，足継手部をレイアウト（p.68参照）

② カフ，半月
- 下腿カフ・半月：腓骨頭下端から2～3cmを上縁とし，カフと半月の幅によって位置を決定
- 大腿遠位カフ：膝軸を挟んで下腿半月上縁と等間隔に大腿遠位カフの下縁を決定し，カフと半月の幅によって位置を決定
- 大腿近位カフ：内側は会陰から2～3cm下方を上縁とし，外側は大転子から2～3cm下方を上縁とし，斜めに位置する．
- 使用するカフベルトと半月の幅をレイアウト

③ 継手と支柱
- 膝継手部：M-L計測値も参考に，内／外側とも8～10mmの間隔を目安に膝継手の内側位置をレイアウト（図Ⅱ-69）．
- ＊使用する部品の種類と構造を念頭において行う．
- 大腿支柱，下腿支柱：下肢の輪郭から3～6mmの間隔をもって支柱の内側面をレイアウト．
- ＊短下肢装具部分を取り外し式にする場合には，膝継手の下腿支柱は下腿支柱の外側に位置する．

4）支柱・半月の曲げ加工

- 先に短下肢装具部分の曲げ加工，仮組を行う．
- 膝継手部に膝軸幅＋間隔に調整したスペーサーを取り付けた状態で曲げ加工を行う．
- ＊通常は大腿近位半月と大腿遠位半月の後面は直線上にある（図Ⅱ-70）．

D. チェックポイント

- 外側支柱の高さは大転子から2～3cm下である．
- 内側支柱の高さは会陰部より2～3cm下である．
- 膝継手の位置は大腿骨顆部の最も幅の広い位置と一致し，前後径の1/2と後ろ1/3との間にある．膝継手軸は進行方向と直交し，床面に平行である．
- 下腿半月の位置は腓骨頭から2～3cm下である．
- 大腿下位半月と膝継手までの距離は下腿半月と膝継手までの距離と等しい．
- 半月の幅は約4cmが妥当である．
- 足継手の位置は内果の下端と外果の中央を結ぶ線である．
- 支柱，継手の位置と皮膚との隙間は，体重をかけた状態で5～10mmが適当である．
- 装具装着による歩行で，異常が少なく，雑音もない．

（高嶋孝倫，緒方　徹）

4 膝装具

A. 概　念

　膝装具は大腿支持部と下腿支持部とを膝継手で結合し，いくつかの補助的な，しかし重要なストラップやパッド類を取り付けた構造となる．
　ここでは膝装具の目的を以下のように整理する[5]．
① 異常可動性の抑制
② 可動域の制限
③ 変形・拘縮の矯正
④ 保温と適度な加圧（サポーター）

　また，目的のなかで，健常者がスポーツ外傷等で生じた不安定を抑止するための膝装具，高齢者の変形性関節症や麻痺足に生じた変形や機能障害などに対する膝装具とがあり，それぞれの使用条件に適合した装具が選択される．前者は靱帯損傷後の動揺膝である場合が多く，装具を装着した状態でスポーツやレクレーションを行うこともあり，外見も重視される．後者は重厚で複雑な装具は敬遠され簡便な装具が求められる傾向にある．

1）異常可動性の抑制

（1）靱帯損傷

　前方・後方引き出し動揺に対しては4点固定の考え方が適用される（図Ⅱ-71a）．引き出し動揺では関節が回転自由度のみでなく並進方向の動きをもつために3点では固定できない場合が考えられ，さらに1点を追加することによって固定するものである．3点固定で前方引き出しを制御しようとした場合には，相対的に大腿骨が後方に滑る動揺を生じるおそれがある．（図Ⅱ-71b）

　1982年にLermanが発表したLerman multi ligamentous knee control orthosisは大腿骨顆部の両側からパッドとストラップで支持するもので，継手の機能により術後などの可動域制限による関節部の保護が可能であり，回旋方向の安定性も考慮されている[28]．膝靱帯損傷では回旋動揺も問題となる．Lenox Hill derotation braceは回旋動揺を抑制するderotation strupをもった装具である[29]．

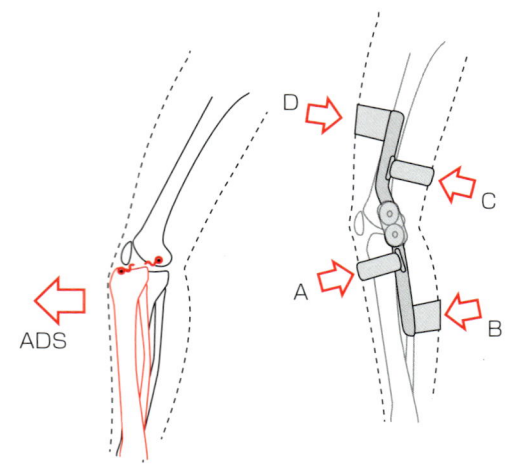

a. 前方引き出し動揺に対する4点固定

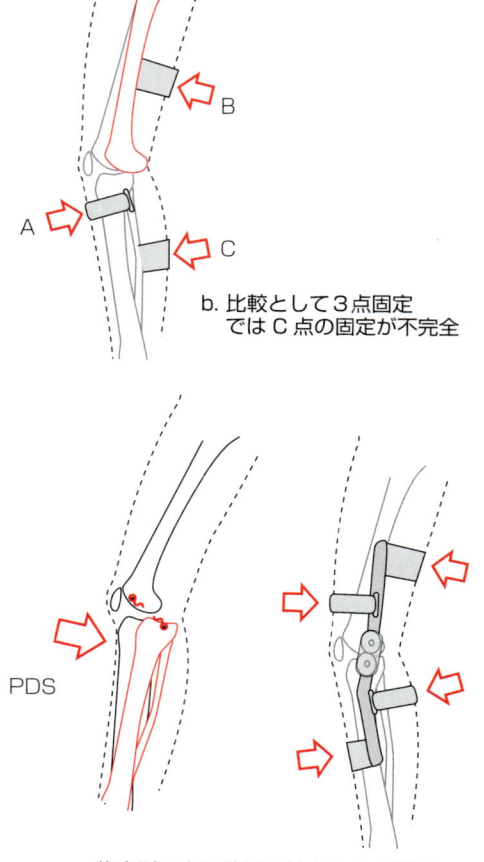

b. 比較として3点固定ではC点の固定が不完全

c. 後方引き出し動揺に対する4点固定

図Ⅱ-71　膝関節動揺の4点固定

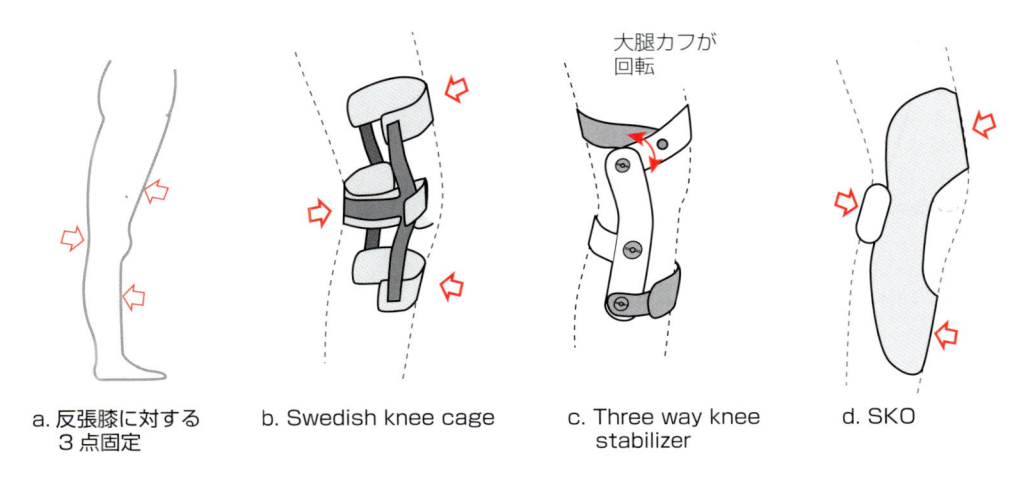

a. 反張膜に対する3点固定　　b. Swedish knee cage　　c. Three way knee stabilizer　　d. SKO

図Ⅱ-72　反張膝の装具

(2) 反張膝

大腿部，下腿部の前面と膝窩部との3点で矯正される．反張膝をもたらす力は強大であり，対する装具には相応の応力が必要となる．

1968年にLehneisが発表したSwedish knee cageはシンプルなデザインで3点固定を行う[30]．プラスチック製のシェルで3点固定をするデザインとして，1972年に同じくLehneisが発表したSKO (supracondiler knee orthosis) がある[31]（図Ⅱ-72）．

(3) 膝内反・外反

靱帯損傷による動揺，あるいはリウマチや変形性関節症などの障害をもつ膝関節は正常な関節運動から逸脱し，その動きが疼痛の発生因子となることがある．装具によって不安定性を制御し，膝関節運動を1軸に拘束することによって安定性が保たれる（図Ⅱ-73）．

1974年に発表された渡辺らのPlastic H型膝装具（KU knee brace）はプラスチックシェルの顆上支持部が内外側から膝内反・外反を制御するものである[32]．1977年に開発された旭川医大式装具は二軸の外側（片側）支柱，大腿顆上部プラスチックカフバンド，大腿骨顆部を覆う下腿シェルにより構成され軽量である[33]．

2) 可動域の制限

術後などに組織の保護などの目的で可動域を制

a. Lerman Multi Ligament Orthosis　　b. Plastic H型膝装具

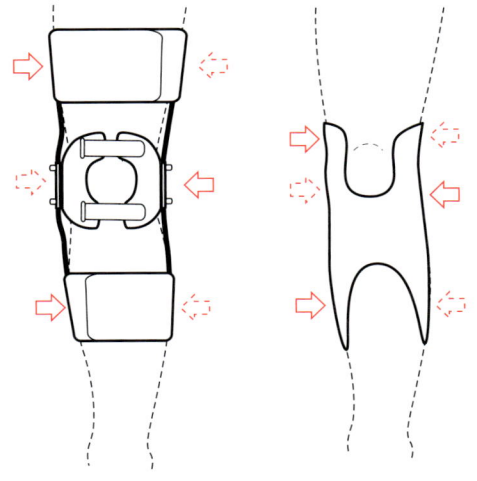

図Ⅱ-73　膝内反・外反に対する3点固定

限したい場合，あるいは完全な制限である固定を行う装具がある．膝継手には多くの場合，さまざまな形式のダイヤルロック膝継手が使用される（図Ⅱ-74）．

3) 変形・拘縮に対する矯正

屈曲拘縮に対して装具を用いた積極的な矯正を行う場合には，ターンバックルを用いて伸展力を負荷する（図Ⅱ-75a）．徐々に改善する拘縮角度で固定したい場合には，ダイヤルロック式，フ

4　膝装具　91

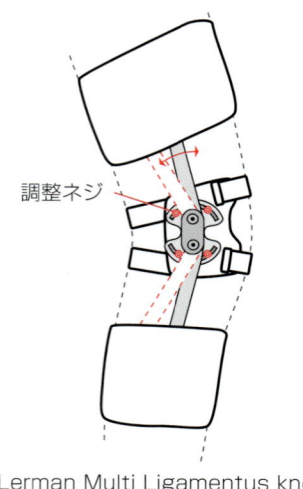

図Ⅱ-74　可動域制限が可能な装具の例 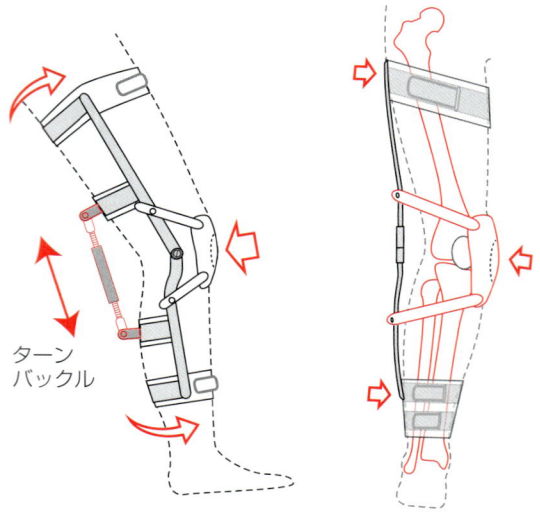
Lerman Multi Ligamentus knee Control Orthosis
調整ネジ

図Ⅱ-75　変形拘縮に対する矯正
a. ターンバックルによる屈曲拘縮の矯正
b. 外反膝の矯正
ターンバックル

ァンロック式が有効である．内反／外反で拘縮した膝の矯正には図Ⅱ-75 bのように，装具を用いた3点固定が行われる．いずれも大きな力がかかるので3点固定のレバーアームはなるべく長くとり，また，軟部組織を介しての作用となるので支持部の圧迫にも注意が必要である．

4）保温と適度な加圧（サポーター）

装具の主効果とは考えづらいが装着者にとっては快適性をもたらす．保温と軽度な固定によるものと考えられるが作用機序は明確でない．

B. 構成要素

大腿支持部，下腿支持部を膝継手で結合する基本構成に付属品が取り付けられる．

また，膝装具には，①装具のずり下がり，②装具の回旋，③レバーアームが短い，④軟部組織を介した非効率的な力の作用（特に大腿支持部）という問題点があり，対処できるようなデザインの工夫も多い．

①の装具のずり下がりは2つの原因がある．歩行中の踵設置時に装具の質量によって生じる下向きの力によるものについては，第1に軽量化という対処があり，第2に摩擦力や大腿骨顆部などの

隆起にかかるストラップによる懸垂の工夫がある．膝関節と膝継手との運動軸が一致していないこともズレの原因となるため，リンク機構などを応用した継手によって，生体の動きと同調させた対処がある．

②の装具の回旋は，④の大腿部のほとんどが軟部組織であることと関連し，広い面積をもつ支持部などに摩擦力が大きなネオプレン素材などを応用した対処がある．

③の装具のレバーアームは，長いほど"てこ"の効率がよい．強い支持性が求められる装具では図Ⅱ-76 aのように遠位は内外果まで，近位は大転子，会陰の2〜3 cm下までとした装具もある．

④についてもやはり大腿支持部の適合性と摩擦等による生体への追従性が必要である．

1）大腿支持部，下腿支持部

以下の構成がある．
- 金属半月と皮革，フエルトなどのカフベルト
- 金属半月と大腿コルセット
- プラスチック（＋金属半月）

大腿コルセット，プラスチック支持部の広い面で支持することは，接触面積の増加により圧を減少させるため，軟部組織を介して力をかけるとい

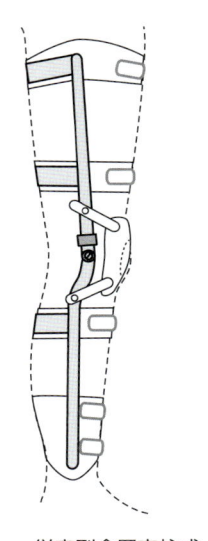

a. 従来型金属支柱式
金属半月と皮革カフ
輪止め式膝継手

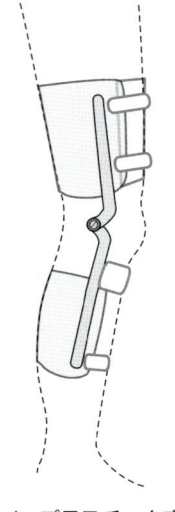

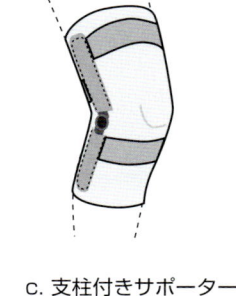

b. プラスチック支持部
オフセット膝継手

c. 支柱付きサポーター

図Ⅱ-76　膝装具の構成例

う大腿支持部の目的に有利と考えられる．また，摩擦力の観点からズレ緩和に寄与する．

懸垂を目的として大腿骨内側顆上部の形状を利用した方法や，下腿支持部の遠位端を内外果部までとして懸垂する方法などがある．

2）膝継手

基本的な遊動式，オフセット式，リングロック式などの膝継手は長下肢装具と同様のものが使用される（図Ⅱ-63）．ダイヤルロック式，ファンロック式で制限された屈曲伸展を許すために長穴と調整ネジを用いたものがある．また，生体の膝関節の動きが単純な1軸運動ではないことから，近似させるための多くの機構が考案されている（図Ⅱ-77）．

3）膝当て，膝パッド，ストラップ類

膝伸展位での固定・支持には，長下肢装具に類似した膝当てが用いられ，膝内反・外反には歩行時の安定を目的としたベルトが追加される．関節動揺を抑止するための内外側のパッドは多くのデザインがあり，大腿骨顆部の形状に成形されたものもある．

4）サポーター

軟性の大腿・下腿支持要素で，固定性は大きくないが，簡便で伸縮素材による適度な圧迫，保温などの効果も期待される．また，膝継手と非伸縮製のストラップを追加することによって異常可動性を抑制できる構造も考えられる．

C. 膝装具の適応疾患

1）膝不安定性

(1) ACL（anterior cruciate ligament；前十字靱帯）損傷

ACLは脛骨前内方から起始し，大腿骨外顆の顆間後方に付着する靱帯で，大腿骨に対して脛骨の前方移動を制御し，かつ膝軽度屈曲位から最大伸展までの間に膝関節のスムースな外旋を誘導する働きをもつ．その損傷では脛骨が前方に亜脱臼し，スムースな脛骨外旋運動が破綻する．この膝靱帯損傷に対する装具は可動域を保ちつつ脛骨の前方移動を制御するとともに，膝軽度屈曲位から最大伸展までの間に脛骨のスムースな外旋運動を

4　膝装具　93

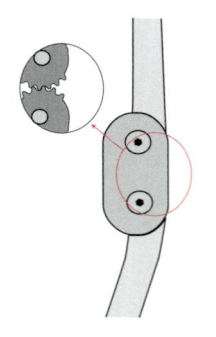

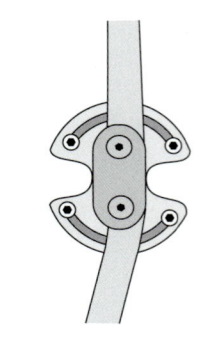

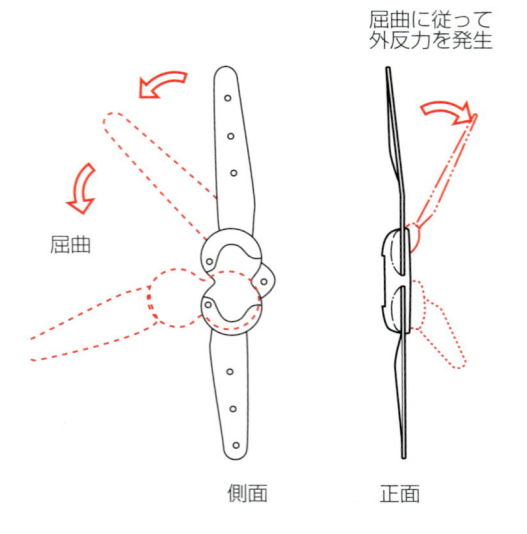

a. 多軸式継手　　b. 可動域の調整が可能な多軸式

c. 三次元的な動きをもつ継手の例（GⅡ膝継手）

図Ⅱ-77　膝装具に用いられる継手

誘導することが求められる．ACL損傷に対する装具は，受傷後に保存療法として用いられる場合と，ACL再建術後の術後装具として用いられる場合がある．前者では前十字靱帯の機能を補い，薄く，軽く，フィット感がよく，スポーツ活動に支障のないものが求められる．1980年代から90年代初めごろまでLenox Hill derotation brace（図Ⅱ-78 a）が多く用いられた．その後は4点支持の硬性装具（図Ⅱ-78 b）が用いられているが，いずれもACL機能を完全に代償できるものではなく，手術療法に移行する場合も多い．ACL再建術後の術後装具の使用は必須ではないが，術後早期の安静目的に軟性膝装具が用いられたり，術後リハビリテーションにおいては膝可動域制限，

再建前十字靱帯に対する保護，および患者の心理的な安心目的に4点支持の硬性装具を数カ月間使用することも多い．

(2) PCL（posterior cruciate ligament；後十字靱帯）損傷

PCLは膝関節内で脛骨後方中央と大腿骨内顆の顆間前方を結ぶ靱帯である．ACLとは逆に，大腿骨に対して脛骨が後方へ移動することを制御する．この靱帯の損傷に対する装具では，脛骨近位部が後方に転位しないように後方から支持しながら，膝関節のスムースな運動を制限しないことが求められる．4点固定式の硬性装具がおもに用いられる．また，PCL再建術後においても，脛骨後方引き出し力が制御されることで再建靱帯への負荷を軽減する目的で，4点支持の硬性装具が使用される．

(3) MCL（medial collateral ligament；内側側副靱帯）およびLCL（lateral collateral ligament；外側側副靱帯）損傷

MCLは膝関節の内側に縦走し，膝関節内側が開くことによる外反を制御する靱帯である．LCLは外側に縦走し膝内反を制御する．MCLおよびLCL損傷は，膝の不安定性を呈しない，いわゆる捻挫にあたるⅠ度損傷，30°屈曲位での不安定性は生じるものの伸展位では不安定性を生じないⅡ度損傷，伸展位および30°屈曲位ともに不安定性を生じるⅢ度損傷に分類される．Ⅰ度損傷ではサポーター式の軟性装具が用いられることがある．Ⅱ度損傷では，支柱付き軟性装具や内外反に対しても安定する前出の硬性装具（図Ⅱ-78 b）が用いられることが多い．Ⅲ度損傷では，膝外反または内反不安定性が顕著であるため，内外両側に支柱があり膝屈伸が可能な支柱付き軟性装具（図Ⅱ-78 c）や，ACL，PCL損傷でも用いられる硬性装具（図Ⅱ-78 b）が用いられる．Ⅲ度損傷では手術加療が行われることも多く，術後においても同様の装具が適応となる．

2）膝蓋骨脱臼・亜脱臼

膝蓋骨が大腿骨滑車膝蓋溝から外方へ脱臼・亜脱臼する病態である．つねに膝蓋骨が脱臼している先天性の恒久性脱臼，膝伸展位では脱臼位にな

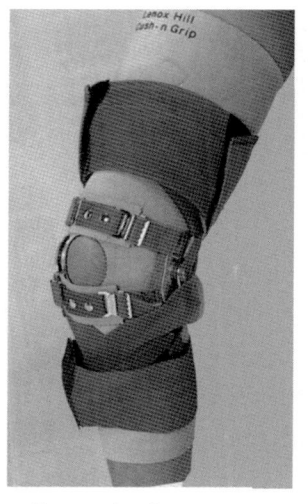

a. Derotation brace
（写真提供：Lenox Hill 社）

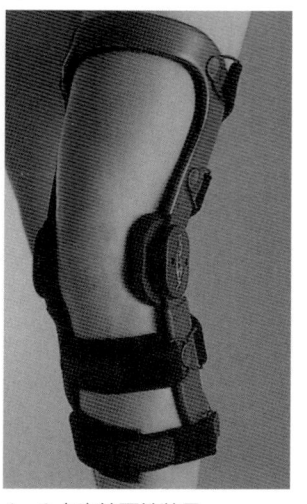

b. 4点支持硬性装具
（写真提供：dj Orthosis 社）

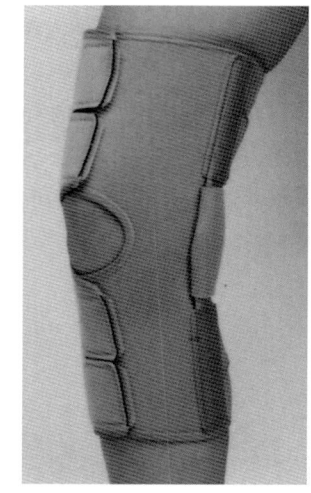

c. 支柱付き軟性装具
（写真提供：シグマックス社）

図Ⅱ-78　膝不安定性に対する膝装具

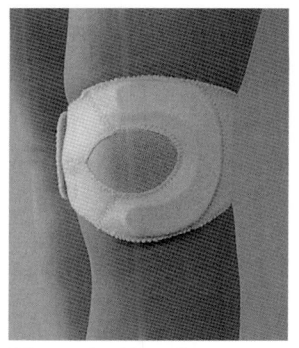

図Ⅱ-79　膝蓋骨脱臼に用いられる外側パッド付き軟性装具
（写真提供：中村ブレイス社）

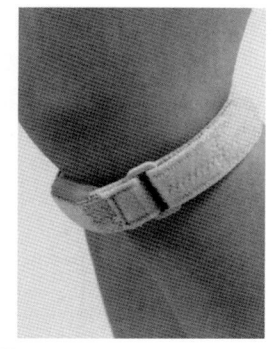

図Ⅱ-80　Osgood-Schlatter病用のパッド付きバンド装具
（写真提供：中村ブレイス社）

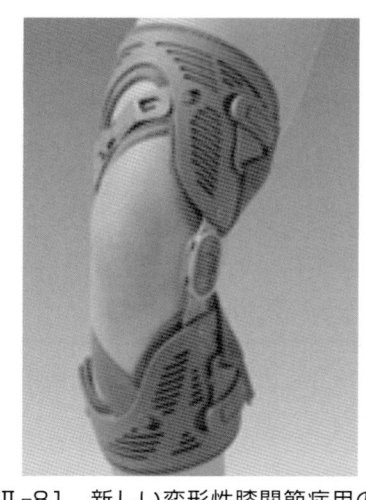

図Ⅱ-81　新しい変形性膝関節症用の硬性装具
（写真提供：オズール社）

いが膝屈曲とともに必ず脱臼する習慣性脱臼，ふだんは脱臼しないが肢位や軽微な外力により不意に脱臼・亜脱臼を繰り返す反復性脱臼・亜脱臼，なんらかの外傷機転による初回の脱臼・亜脱臼を意味する急性膝蓋骨脱臼・亜脱臼の4つのタイプに分類される．装具療法の対象になるのは急性脱臼・亜脱臼，反復性脱臼・亜脱臼である．膝蓋骨の外方転位を防ぐ目的でシリコンゴム製パッドが膝蓋骨外側部に取り付けられた軟性装具（図Ⅱ-79）がおもに用いられる．

3）Osgood-Schlatter 病

　Osgood-Schlatter病は発育期スポーツ障害の代表的疾患で，オーバーユースが原因である．膝蓋腱付着の脛骨粗面に痛みや腫脹がみられる．病変部のすぐ近位の膝蓋腱部にシリコンゴム製のパッド付きバンド（図Ⅱ-80）を装着することで膝伸展機構による牽引力の作用点が移行し，脛骨粗面

への負荷が軽減することで疼痛改善が期待される.

4）変形性膝関節症（osteoarthrosis of the knee；膝 OA）

膝 OA は関節軟骨の変性と摩耗，骨棘形成，軟骨下骨の骨硬化，滑膜炎など多彩な病態を呈する高齢者に多くみられる疾患である．膝内側コンパートメントがおもに侵され，かつ外側コンパートメントは関節軟骨が保たれている内側型膝 OA が大多数で，O 脚を呈する．そのような内側型膝 OA では下肢荷重軸は膝関節の内側を通過しており，病変の強い内側コンパートメントにより荷重がかかるため，症状と病態をより一層悪化させる．膝 OA に対する装具は，安静と保温を目的としたサポーター装具と，荷重軸を内側から外側へ移動させ症状の改善を図る 3 点支持構造の硬性外反装具がある．硬性外反装具は強力な外反力を発生する継ぎ手付きの装具であるが，装着が煩雑，重い，ずれやすいなどの短所があった．近年，内側の片側支持で継ぎ手とストラップにより強力な膝外反力が発生する軽量の硬性装具（図 II-81）が使用されている．

D. チェックポイント

- 装具のサイズが合っているか，装着時にぐらつかないか.
- 強く当たるところはないか.
- 硬性装具では膝継ぎ手部分内側に取り付けられたパッドの厚みが合っているか.
- ACL 損傷に対しては硬性装具の脛骨近位前面のストラップが十分に機能し，脛骨近位部の前方移動の制動ができているか，逆に PCL 損傷に対しては硬性装具の脛骨近位部後面のストラップが機能し，脛骨近位の後方移動を制動できているか.
- 装着時に膝屈伸がスムースにできるか.
- 支柱付き装具においては，支柱に内反，外反を制御する強度があるか.
- 膝蓋骨脱臼・亜脱臼に対するパッド付き軟性装具においては，パッドの大きさ，位置が適切に膝蓋骨外側に当たっているか．パッドが強く当たりすぎていないか.
- Osgood-Schlatter 病に対するシリコンゴム製のパッド付きバンドでは，パッドが柔らかすぎないか，パッドがバンドに強固に取り付けられているか，正しい位置にパッドが当たり，適切に装着されているか.

（高嶋孝倫，平岡久忠）

5 股装具

A. 概 念

骨盤帯から大腿にかけての構造で，股関節のコントロールを行うもの．構成的には股装具の分類のなかに先天股脱用装具の von Rosen，ペルテス病用装具の Scottish-Rite 型なども含まれるが本書ではそれぞれ独立した項目に記載される.

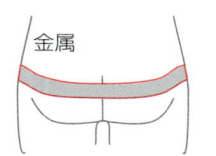

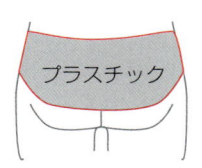

a. 骨盤帯とモールド式支持部

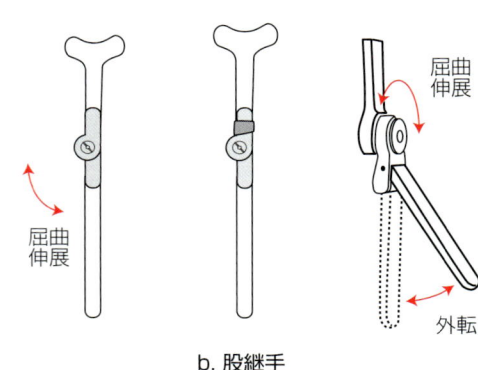

b. 股継手
左から 遊動式　リングロック式　外転付き

図 II-82　股装具の構成要素

ペルビックバンド

レッグバー

大腿カフ

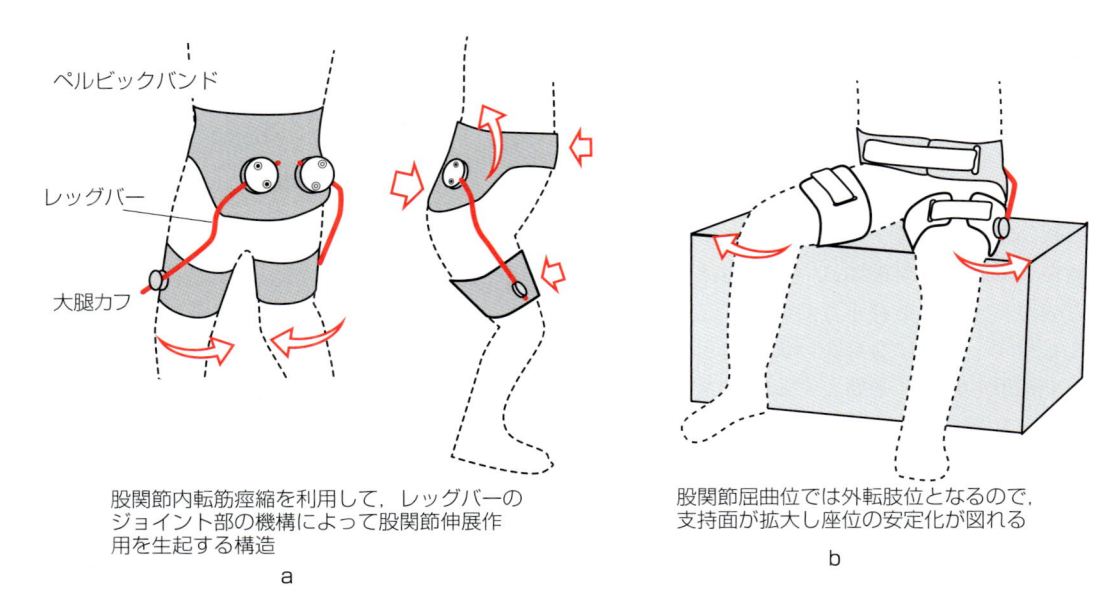

股関節内転筋痙縮を利用して，レッグバーの
ジョイント部の機構によって股関節伸展作
用を生起する構造

a

股関節屈曲位では外転肢位となるので，
支持面が拡大し座位の安定化が図れる

b

図Ⅱ-83　SWASHの特徴

B. 構成要素

骨盤帯（必要に応じて，より上位の腰椎支持部）と大腿支持部とを股継手によって連結した構造である．股関節は3の自由度をもつが，装具によって自由度1（屈曲・伸展のみ）に拘束することが多い．必要に応じて外転も可能な継手が用いられる（図Ⅱ-82）．

C. 特殊な股装具

1）SWASH（standing walking and sitting hip orthosis）

股関節の内転筋痙縮を股関節伸展力に変換して利用するユニークな機構をもつ（図Ⅱ-83）．座位時には両下肢を開排位として安定させるため，以下の効果がある．
- 呼吸気道トラブルの予防
- 摂食，上肢機能，言語などの機能向上
- 筋緊張の軽減による運動機能の改善と股関節脱臼や脊柱側弯の予防
- 自律神経賦活や心理的あるいは情緒的な側面での向上

コイルバネ

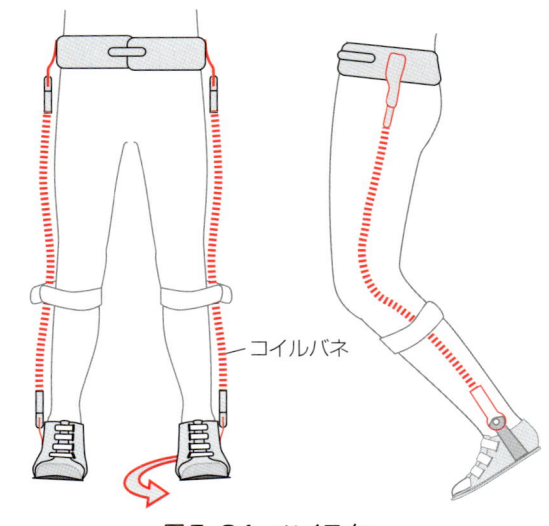

図Ⅱ-84　ツイスター

また，歩行時には股関節を内転させる力が伸展力になるため，はさみ足歩行が矯正される．

2）ツイスター（図Ⅱ-84）

コイルバネなどを利用したトーションシャフトによって骨盤帯と靴型装具とを連結し，内旋/外旋を抑制する装具．コイルバネの右巻き/左巻きによって矯正できる回旋の方向が異なる．

5　股装具　97

D. 適応（適応疾患と構成要素の関連性）

股関節の動きを制限する必要のある状態（股関節脱臼，人工股関節術後など）：股装具は股関節に対し制動力を発揮することで，関節および関節周囲の軟部組織を保護する役割を果たす．股関節脱臼後や人工股関節術後には，股関節は屈曲に伴う後方への不安定性を有するため，そうした脱臼を起こしやすい肢位にならないよう動きを制限する目的で使用される．必要とする固定力に応じて股継手の有無を決定する．

E. チェックポイント

- 歩行時に装具による皮膚傷害の危険はないか．
- 股継手を使用する場合，股継手軸が股関節の関節軸に近い位置にあるか．

（高嶋孝倫，緒方　徹）

6 免荷装具

A. PTB免荷装具

1）基本構造と構成要素

PTB免荷装具は，PTB下腿義足と同じ原理で採型とモデル修正によって膝蓋靱帯などの荷重部位と除圧部位を明確に区別しており，PTBシェル部分の適合がたいへん重要となる（図Ⅱ-85）．

[荷重部位]
- 膝蓋靱帯
- 脛骨内側顆
- 脛骨外側部
- 脛骨内側面
- 前脛骨筋部
- 膝窩部

[除圧部位]
- 脛骨粗面
- 脛骨稜
- 脛骨顆部の前面部
- 腓骨頭

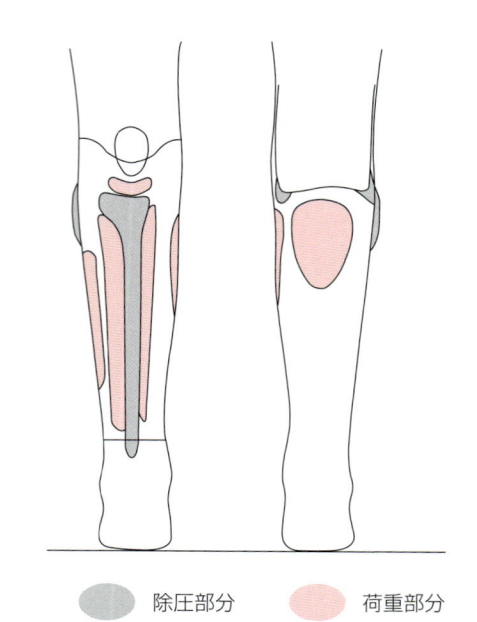

図Ⅱ-85　PTBシェルの荷重部分と除圧部分

歩行あぶみを用いた完全免荷の場合，矢状面ではあぶみにオフセットを加えて下腿長軸よりもやや前方で舟状骨の下で接地するように設定する．前額面では大腿長軸，膝の中心を通過する重心線より，パッテン底の接地面が中心ではなく，やや外側に位置するように設定する（図Ⅱ-86）．歩行あぶみを用いた免荷装具の場合，足関節を90°に保持するためにプラスチック材で成形したものやゴムベルトなどで牽引するタイプなどがある．

歩行あぶみを用いない免荷不十分タイプでは，足継手部分を固定にするタイプとダブルクレンザック継手などを用い角度制限を行うタイプなどがある（図Ⅱ-87）．

2）適応（適応疾患と構成要素の関連性）

下腿および足部を免荷する必要のある状態（下腿骨折，足関節骨折，踵骨骨折など）：膝関節以下の下肢を免荷するためには両松葉杖歩行が第一に考えられるが，骨折型によって長期間の免荷が必要となる場合はPTB免荷装具を用いての歩行を考慮する．

3）チェックポイント

- ソケットの膝蓋靱帯部で体重を十分に支持でき

ること．また局所の皮膚に過度な負荷がかかっていないこと．
- 装具の足部は足関節の下垂を防いでおり，歩行に際して足部の支持が十分である．
- 歩行あぶみは両側の支柱に連結されており，パッテン底中心は起立時にほぼ足の舟状骨部の真下に位置している．
- パッテン底はロッカー底型として，歩行時のふみ返しがなめらかにできる程度の大きさである．
- 健側に対し，履物の補高がなされている．

B. 坐骨支持免荷装具

1）基本構造と構成要素

以前はトーマスリングで坐骨支持を行っていたが，坐骨結節がリング内にすべり落ちるなどの問題点があり，現在はほとんど用いられない．現在の形状は，大腿義足ソケットで多く用いられる坐骨収納型ソケットも試みられているが，坐骨結節部分での確実な体重支持，周径が細くなった場合への対処のしやすさ等から四辺形ソケットが主流である．

本装具は，ソケット部をプラスチックとし，両側金属支柱，歩行あぶみ付きのものが多く製作されている．膝継手を遊動にすると免荷度を低下するおそれがあるため，リングロック式などを用いて歩行中は膝継手を固定にすることが多い．

足部については，PTB免荷装具と同様で免荷度を高くするためには，装具の足部を床面から完全に浮かせて，装具の支柱に固定せず歩行あぶみで歩行する工夫が必要である（図Ⅱ-88）．

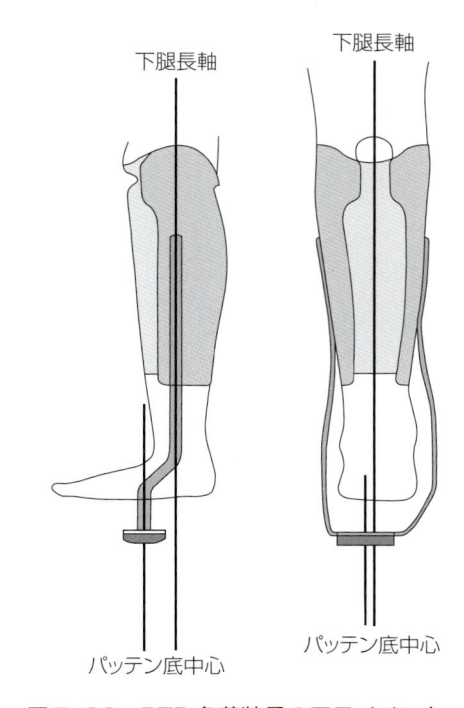

図Ⅱ-86 PTB免荷装具のアライメント

a. 免荷不十分タイプ　　b. 免荷十分タイプ　　c. 免荷十分タイプ

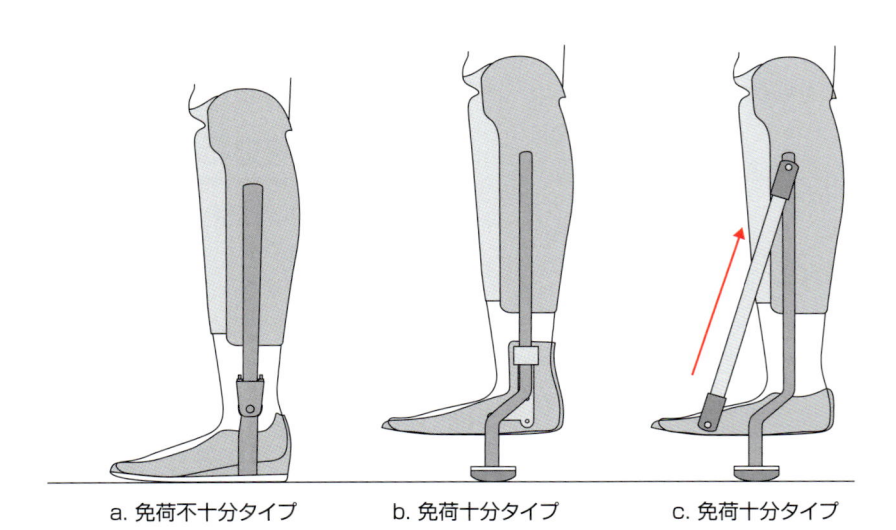

図Ⅱ-87 PTB免荷装具のデザイン例

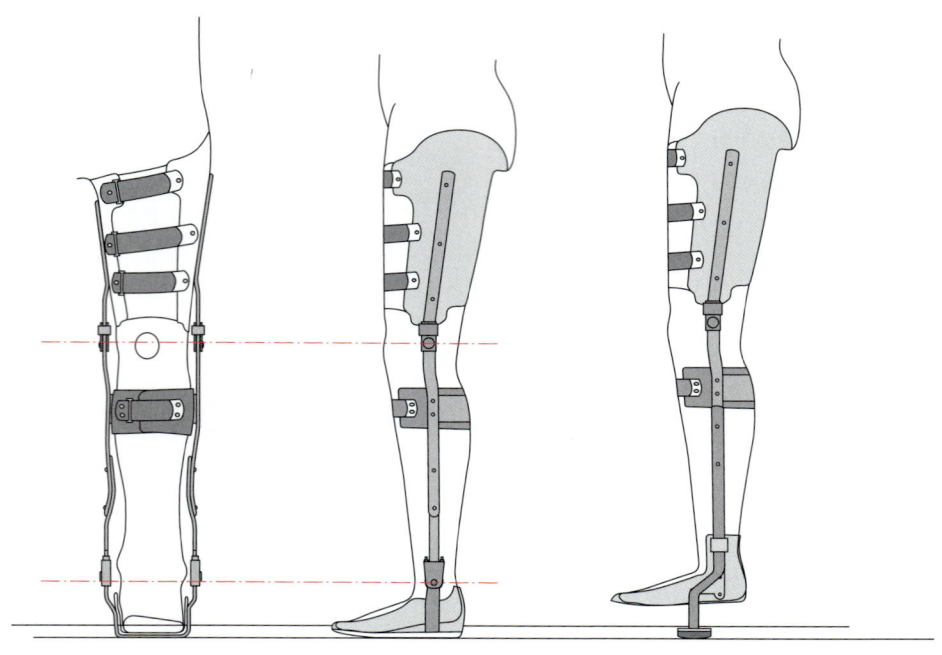

a. 免荷不十分タイプ　　　　　　b. 免荷十分タイプ

図Ⅱ-88　坐骨支持免荷装具のデザイン例

2）適応（疾患と装具）

　股関節・大腿骨を免荷する必要のある状態（大腿骨骨折，股関節骨切り術後）：股関節を免荷するためには，それより体幹に近い坐骨部での荷重が必要となる．また荷重を十分に行うためには足部を床面から離し，歩行あぶみで歩行することを目指していることからも免荷が長期にわたるため，その間の歩行を確保することが目的となっている．荷重部位については免荷すべき部位によっては，坐骨部から大腿部までを含めて荷重することも考慮する．

3）チェックポイント

- ソケットは大腿義足の四辺形ソケットと同様につくられており，坐骨受けに坐骨結節が正しく位置している．
- 免荷する場所が大腿骨近位部にある場合は，ソケットの長さが短くなっている．
- 膝継手にはロックが付けられている．
- 装具の足部や歩行あぶみはPTB短下肢装具の場合と同様につくられている．
- 大腿下位半月や下腿半月は免荷度をよくするために身体を強く締め付けていない．
- 健側に対し，履物の補高がなされている．

（野坂利也，緒方　徹）

7 骨盤帯長下肢装具

A. 基本構造と構成要素

　基本的に骨盤から足底までに至る構造をもち，股関節，膝関節，足関節をコントロールする装具である．対麻痺に対して用いる際には両長下肢装具を骨盤帯で連結した構造となり，ここでは対麻痺用装具とする．

1）骨盤帯

　股関節の近位側の支点として骨盤部に支持性をもたせる．さらに支持性を求めてレバーアームを長くしたい場合には腰椎あるいは胸椎支持部を用

100　Ⅱ　下肢装具

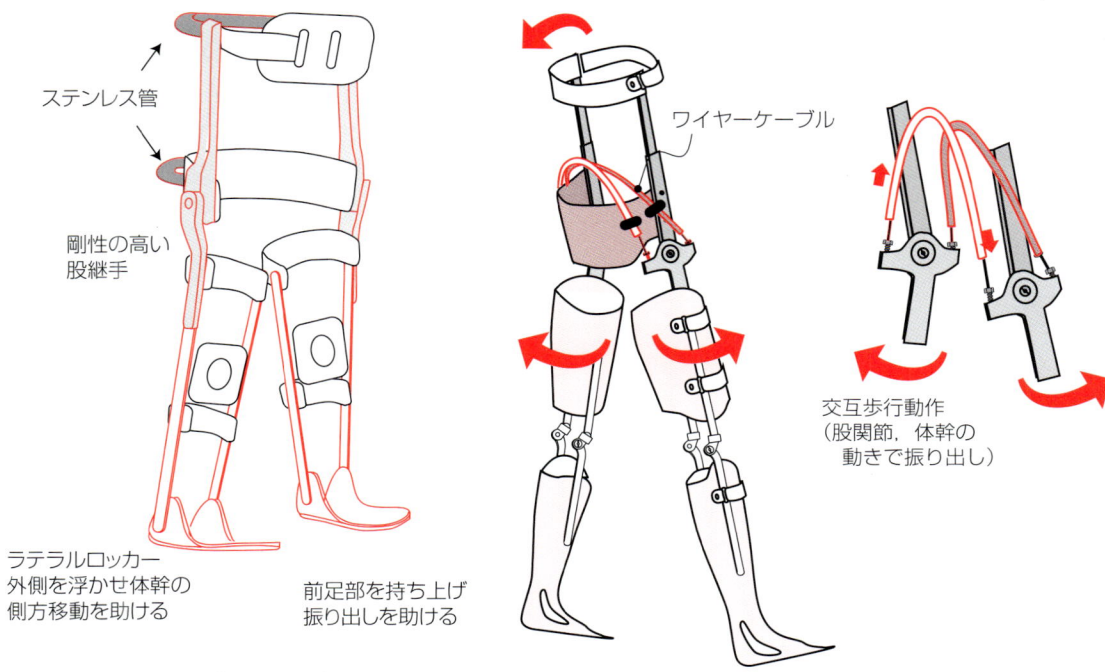

図Ⅱ-91 パラウォーカー
ステンレス管による補強が支柱（赤色部分）によって剛性を高めて作られている．

図Ⅱ-92 RGO（reciprocating gait orthosis）

排尿を考慮した股外転継手も選択できる．
　当初は腸腰筋の筋力を移行するコンセプトであったが，その後の考え方として脊椎支持部と股関節をメカニカルに連動する機構によって，体幹の前後屈を股関節運動へ利用するコンセプトがある．これによって，股関節筋力が０であっても交互歩行が可能となり，胸髄損傷へと適応が広がった（図Ⅱ-92）．
　発表時の構造は２本の股関節駆動ケーブルによる機構であったが，それまでの開発経緯においていろいろなデザインが試みられている．はじめは背部に固定したプーリーで左右足のワイヤーを駆動していた．次にギア駆動が試作される．その後に現在の機構が発表された．その後もリンク機構を利用したものが開発されたりといった経緯を経て，１本の駆動ケーブルによる ARGO（advanced reciprocating gait orthosis）が用いられている[45]．ARGO は外側支柱のみの機構で自己装着も可能であり，立ち上がりを補助する機構をもつ（図Ⅱ-93）．

5）内側股継手

　1992 年に Kirtray C，McKay SK によって発表されたウォークアバウトは両長下肢装具を会陰部下に取り付けられた剛性の高い内側股継手で連結された構造であった[46]．高剛性による側方の安定性があり，股関節３自由度が麻痺によって不安定になった状態を１自由度に拘束して安定させる（図Ⅱ-94a）．
　長下肢装具と継手部とは着脱可能であり，自己装着が容易で，車いすとの併用も可能である．反面，生理的股関節軸と装具の軸とが一致していないことが欠点としてあげられる．
　1996 年に才藤らが発表したプライムウォークは股継手の運動中心をオフセットし，股継手の取

8　対麻痺用装具

り付け位置と生理的股関節軸位との乖離が小さい．これにより，歩幅が大きくなり，骨盤の回旋が少ないといった効果がある（図Ⅱ-94 b）[47]．

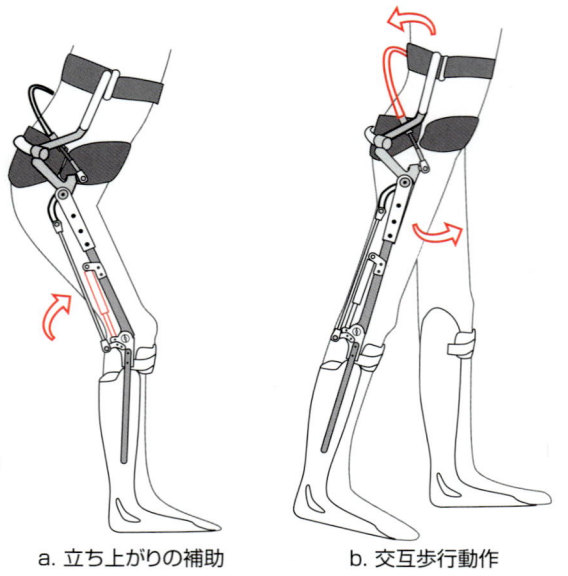

6）hybrid assistive system（HAS）

functional erectrical stimuration（FES）と下肢装具を併用するシステムである．装具によって関節の1軸運動拘束を行い，運動の力源をFESで刺激された筋に委ねるものである[48]．

7）立位保持用装具（スタビライザー）

骨盤帯長下肢装具が安定板に固定されたもので，小児で下肢の変形，拘縮を予防しながら立位バランスを獲得させ，抗重力機能を強化する目的で使用される．安定性の獲得に伴って近位部の構成要素から取り外せる構造とし，安定板を外せば下肢装具として使用できる（図Ⅱ-95）．

8）パラポジウム

1971年，Ontario Cripled Children's HospitalのMotlochによって発表された．基本的には立位保持を目的とするが，座位をとることも可能で，その際には継手レバーを回転させ，ロックを解除するユニークな機構であった．ベースが長円形を

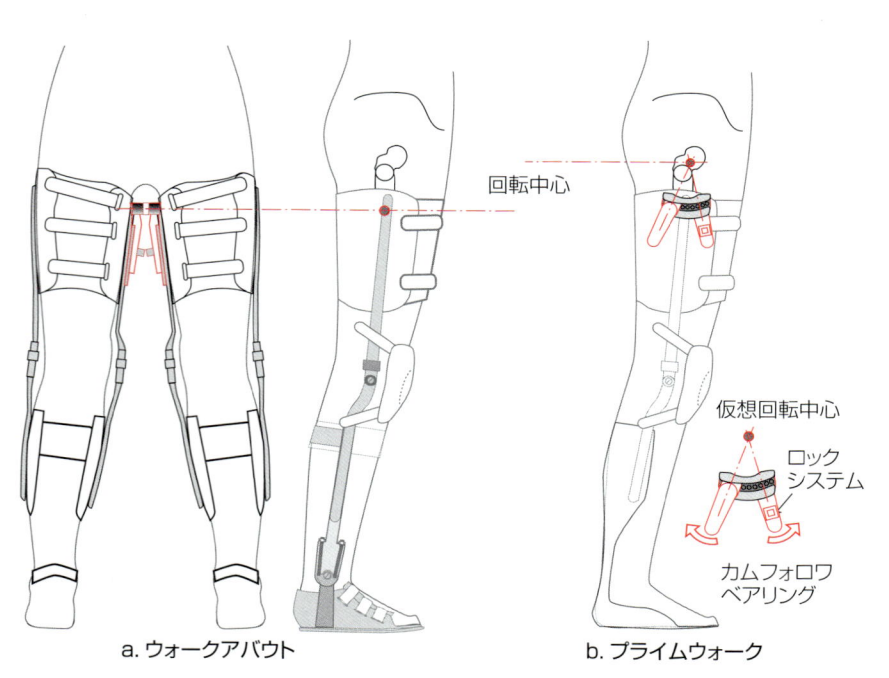

a. 立ち上がりの補助　　b. 交互歩行動作

図Ⅱ-93　ARGO（advanced reciprocating gait orthosis）

a. ウォークアバウト　　b. プライムウォーク

図Ⅱ-94　内側股継手を用いた両長下肢装具
さまざまな構成の長下肢装具に取り付けが可能．

104　Ⅱ　下肢装具

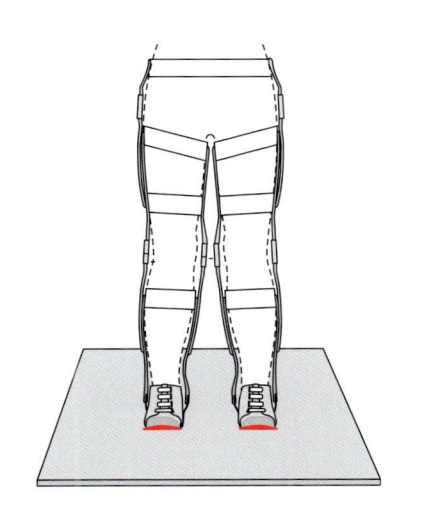

起立安定板に固定

図Ⅱ-95 立位保持用装具（スタビライザー）

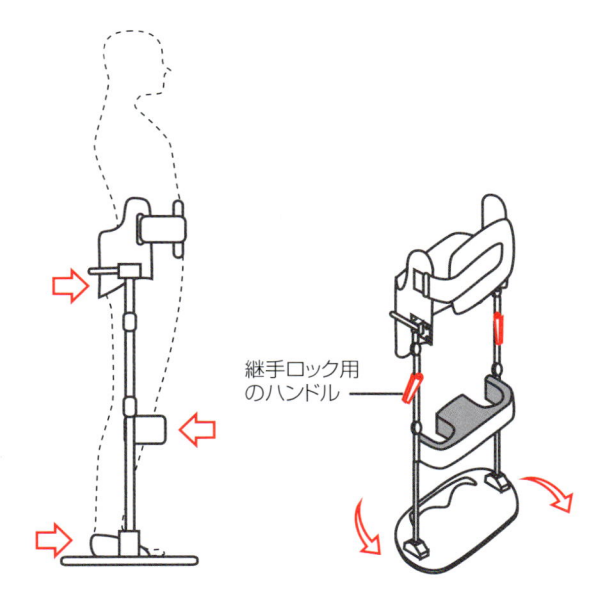

継手ロック用のハンドル

a. 3点固定による立位保持　　b. ピボット様の回旋で前進可能

図Ⅱ-96 パラポジウム（オリジナル）

しておりエッジの部分で回転することによって移動もできる．図Ⅱ-96は発表当時のデザインを掲載した[39]．

B. 適応（疾患と装具）

　脊髄神経の障害によって左右の下肢に麻痺を呈する状態（脊髄損傷，二分脊椎，脊髄腫瘍，血管性脊髄障害，脊髄炎）に適応となる対麻痺用装具の多くは，下肢の筋力低下による膝折れを防ぐための両側の長下肢装具が，骨盤帯を介して左右で連結・連動している．筋力低下による支持性の低下に対しては，支柱や関節継手が補助的な役割を担う．一方，対麻痺の症例においては静止立位が確立した次の段階として，歩行時に下肢を交互に振り出すことが大きな課題となっている．これまでさまざまな工夫が両側の長下肢装具をつなぐ連結部分になされており，左右の足の交互の振り出しを補助する機構が開発されている．

（高嶋孝倫，緒方　徹）

9 先天性内反足の装具

A. 内反足の装具療法と装具の目的

　先天性内反足は，足部の内反・内転・尖足・凹足を伴う先天性の変形である（図Ⅱ-97）．最も広く行われている初期治療は，新生児期から徒手矯正後のギプス固定を繰り返して徐々に変形を矯正するもので，Kite法やPonseti法が知られている．Ponseti法では1週ごとに徒手矯正とギプス固定を行い，数回で内反・内転・凹足を矯正し，尖足が残存する場合には早期にアキレス腱切離を行ってすべての変形の矯正を終了する．内反足は治療により矯正位を得ても変形の再発リスクが高い疾患であり，再発防止の観点からも装具治療の役割は大きい．

　内反足に用いる装具は数多く，目的もそれまでの治療で残存した変形の矯正，それまでの治療で獲得した矯正位の保持（変形再発の予防），歩容の改善とさまざまである．現在使われている装具は大きく以下の3種類に分類することができる[49]．
①短下肢装具は変形再発の予防のために足関節を

9　先天性内反足の装具　　105

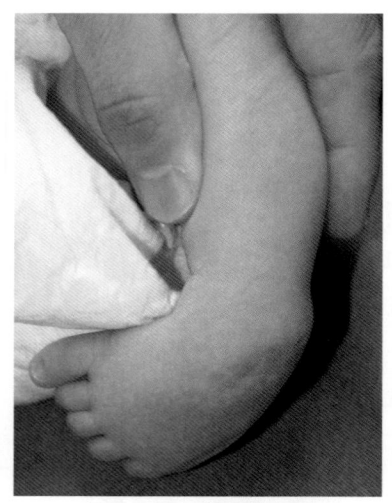

図Ⅱ-97　先天性内反足

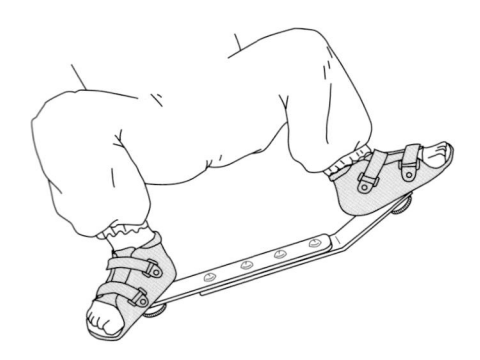

図Ⅱ-98　デニスブラウン装具

中間位固定とするものが夜間装具として処方されることがある．足関節を固定するため，下腿三頭筋の筋萎縮を引き起こす可能性があり，日中を含めての使用は一般的でない．②Wheaton braceあるいは類似した装具は，日本ではあまり用いられていないが，ベルクロストラップを用いた3点支持により足部内転に矯正力を働かせる短下肢装具である．Wheaton braceでは後足部外反を防ぐため足関節は軽度底屈位となっている．③両足をバーで連結し足部の矯正位を保つ装具である．Ponseti 法では foot abduction brace とよんでおり，足部の外転と背屈を保持する．Denis Browne により報告されたデニスブラウン装具も同様の装具であるが，オリジナル[50]にさまざまな修正・工夫を加えたものが，現在デニスブラウン装具と称して用いられている．これらの他に，歩行開始後に靴型装具を使用することがある．

B. デニスブラウン装具

1）概念と適応

前述のように Ponseti 法で foot abduction brace とよんでいる装具はデニスブラウン装具に類似しているので，ここではまとめてデニスブラウン装具として記載する．本装具の目的は，徒手矯正とギプス固定，さらに，必要な場合に行われた手術によって得られた矯正位の保持である．したがって，適応としては変形の矯正が十分に得られている状態となる．

デニスブラウン装具は，両足部を支持する靴とそれらを連結するバーからなる．靴は足にフィットした形態で，矯正力を働かせるわけではない．バーの長さを肩幅程度とし，靴は外転背屈位に取り付けてある（図Ⅱ-98）．これにより変形の再発を予防するが，患児が片足で蹴る動作をすることにより反対側の足の足関節背屈を促す作用もあるとされている．本装具は，生後数カ月までは終日装着し，以後は夜間と昼寝時の装着を4～5歳まで継続する．

2）構　造

本装具は患児が蹴り運動を行う際に，一側の膝関節を伸展させることで他側の膝関節屈曲とともに足関節の背屈と外反を促すものである．

生体とのインターフェース（装具足部）には半長靴やプラスチック成形された足部が多く使用され，両足部がスプレッダーバーにより連結された構造となっている[51]．

装具足部とスプレッダーバーは取り付け角度（内転・外転）を調整できる機構とし，患側では装具足部を外転位に取り付ける．また病態に応じて，バーの端部を上方に曲げることにより，足関節を外反背屈位に保持する．健側はバーを曲げず，足部を中間位もしくは軽度外転位に取り付けて使用する．いずれにしても患児の距腿関節や距骨下関節の可動性を大きく妨げない構造とする．スプ

レッダーバーの長さは肩幅とし，成長や状況に合わせて長さ調整が行えるようにする．
　Ponseti法では，足部を外転する装具（foot abduction brace）が使用される．両患足の場合は両足とも70°外転とし，片側の場合は患足を60～75°，健足を30°外転させる．背屈位を保持するため，バーは5～10°弯曲させる[52,53]．

3）製　作

　靴を使用したデニスブラウン装具では，足部のトレースおよび採寸を行う．採寸は，足長，足囲，足底から外果までの高さを計測する．またスプレッダーバーの長さを設定するために肩幅を採寸する．足先が開いた足部覆い型の場合には採型が必要である．
　前足部内転変形へのカウンターとして内側の月形しんを延長し，必要に応じて前足部を外転させる．靴とスプレッダーバーはネジ等により簡便に足部の内外転を行えるようにする．また靴の中で踵が浮くと底屈位になるため，足部の収納状態を確認できるように靴の踵部に穴を開けることもある．
　プラスチック足部を使用する場合も採型を行う．軟質ポリエチレン，ポリプロピレンなどが使用され，前足部内転変形のカウンターとして内側壁を足先まで残す．

C. その他の内反足装具

1）靴型装具

　患児が歩行を開始すると，日中は内反・内転を矯正した靴型装具を使用することが多い．靴型装具はアウトフレアラストを使用し，内側の月形しんを延長する．また靴底に外側楔を，中敷きに立方骨パッドを付ける．尖足が残る場合や，夜間用として短下肢装具も使用される．

（芳賀信彦，中村喜彦）

10 先天性股関節脱臼装具

A. 概念と適応（治療概念と装具療法）

　先天性股関節脱臼（発育性股関節形成不全）の治療目的は，脱臼の整復，良好な股関節の発育にあり，そのために多くの治療法が行われている．保存的治療としては，装具治療，牽引療法，徒手整復（全身麻酔下に行われることが多い）があり，手術治療として観血整復術，大腿骨骨切り術，骨盤骨切り術が行われる．これらにおける装具治療の目的は，脱臼の整復，整復位の保持にある．
　脱臼の整復を目的とした装具の代表はリーメンビューゲル（Riemenbügel, Pavlik harness）である[55,56]．本装具による脱臼整復のメカニズムには諸説あるが，患児自身の下肢の重みにより股関節が開排することが関係しているといわれている．適応は，筆者らは生後3カ月以降の全症例としているが，6カ月以降の症例や脱臼度の大きい症例を適応外とする意見もある．本装具では生後6カ月までの股関節脱臼の80%以上を整復に導くことができる．なお，脱臼を伴わない臼蓋形成不全をリーメンビューゲルの適応とする考えには，否定的な考えが多い．
　整復位の保持を目的とした装具には，ぶかぶか装具（ゆるい開排位装具），ランゲ肢位固定装具，山室の60°開排装具などがあり，整復に至った治療法などに応じて使い分けられる．

B. 種類と構造（図Ⅱ-99）

①リーメンビューゲル型はチェコスロバキアのPavlikが1957年に発表したあぶみ式吊りバンドで，Pavlik harnessともいわれる．当初は革や布により製作されていたが，現在ではビニール素材のものも多く，排尿などへの衛生面も考慮されている．本装具は肩から吊るす2本のバンド（背面にて交差）とあぶみ状に足を吊るす左右1本ずつのバンドを，胴部・下腿近位・遠位のバンドにて取り付ける構造となっている．股関節の屈曲角度を調整できるように美錠など

を使用する[57].

②フォンローゼン型は1962年にS. von Rosenにより発表された装具で，アルミニウム板に革やゴムなどの柔らかい素材を被せたものである．患児の体型や肢位に合わせて曲げて調整する[58].

①リーメンビューゲル型
（Riemenbügel）

②フォンローゼン型
（von Rosen splint）

フォンローゼン装具のみ

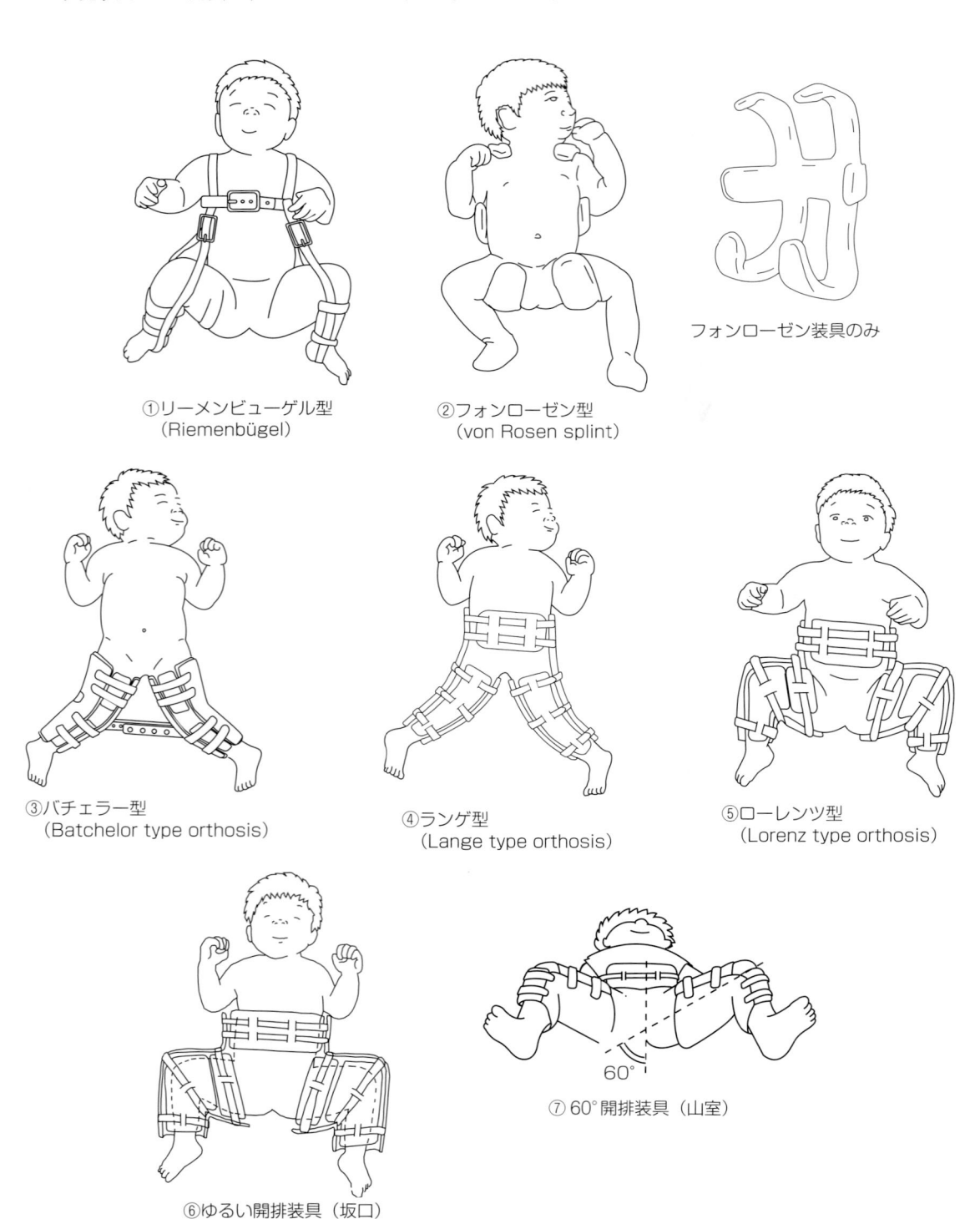

③バチェラー型
（Batchelor type orthosis）

④ランゲ型
（Lange type orthosis）

⑤ローレンツ型
（Lorenz type orthosis）

⑥ゆるい開排装具（坂口）

⑦60°開排装具（山室）

図Ⅱ-99　先天性股関節脱臼装具

108　Ⅱ　下肢装具

③バチェラー型は膝関節を軽度屈曲して股関節を外転・内旋させた装具で，両下肢の支持部をバーにより連結している．
股関節を固定しないため，股関節の運動を行える[57,59]．
④ランゲ型はバチュラー型に体幹部をもつデザインで，ランゲ肢位に固定される．
⑤ローレンツ型は，股関節90°屈曲90°外転のローレンツ肢位に固定・保持する装具である．
⑥坂口らによるゆるい開排装具は通称ぶかぶか装具ともいわれる．寸法どおり製作するのではなく，患児が装具内である程度の運動を行えるように大きく製作する[60,61]．
⑦山室らの60°開排装具は，股関節90°屈曲60°開排，膝関節90°屈曲とし，装具を装着したまま歩行が可能である[62,63]．

C. チェックポイント

リーメンビューゲルでは正しい装着が整復につながるので，とくに以下のチェックポイントを確認する．

- 胸ベルトの高さ（左右の乳頭を結ぶ線上にあり腋窩を圧迫しない）と締め具合（前胸部との間に指が2，3本入る）
- 下腿部のベルトの高さ（近位のベルトは膝関節のすぐ遠位）と締め具合（皮膚との間に小指1本が入る程度にしっかり）
- 縦のストラップと下腿ベルトの関係（縦のストラップが下腿の左右中央に正確に位置する）と長さ（股関節屈曲が約90°となり，後方のストラップは開排を閉じても緊張しない程度）
なお，股関節屈曲角度の考え方は治療者により異なり，また治療経過中に変更されることがある．

（芳賀信彦，中村喜彦）

11 ペルテス病装具

A. 基本構造と構成要素

基本的に罹患した大腿骨頭を臼蓋に収納するcontainmentの概念をもち，さらに免荷するものと荷重するものとに分かれる．containmentのための股関節肢位も装具によって異なる．

1) トライラテラル型（Tachdjian型）

①免荷型，外転30°，内旋位
②構成要素
- 三辺形ソケット（坐骨受けは水平）
- 専用支柱（ステンレス）
- 足部（靴底をバネで牽引）
- 内旋ストラップ
- ゴム底（後外側にウェッジ）

③概要：1968年にTachdjianが発表した装具で，現在も多く用いられている．大腿部の外側壁を大きく解放するのは外転筋による大腿骨頭への負荷を緩和するのが目的である．足底部のバネは靴を押し下げる方向に働き，患肢を牽引する（図Ⅱ-100）．足部固定金具とガイドバーとの摩耗が大きく注意が必要である[64]．

2) 改良型ポーゴスティック型

①免荷型，外転30〜45°，内旋軽度
②構成要素
- 坐骨支持ソケット
- 支柱（股継手用を用いる）
- 足部（皮革またはプラスチック）
- 下腿半月とカフ（ゆるく保持）
- 内旋ストラップ
- パッテン底（外側ウェッジ）

③概要：1970年にGlimcherが発表したpogo stick braceに1972年渡辺らが改良を加えた装具（図Ⅱ-101）[65]．

3) 西尾式外転免荷装具

①免荷型，外転30°，軽度内旋位
②構成要素

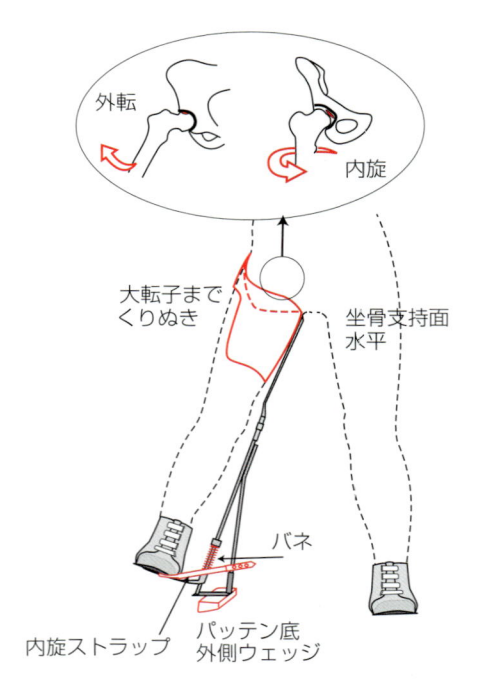

図Ⅱ-100　トライラテラル型装具

- 骨盤帯
- 坐骨支持（皮革製）
- 鋼鉄支柱と両側膝継手
- 下腿カフ
- 足部

③概要：強固な支柱により走行も可能．階段昇降も可能で，腰ベルトをゆるめて座位をとる（図Ⅱ-102）[66]．

4) SPOC 装具

①免荷型，屈曲30°，外転30°，外旋30°
②構成要素
- ペルビックガードル
- 坐骨支持
- スライド式バネ
- 股継手
- パイプ支柱

③概要：1983年に笠原によってSPOC (Shiga Pediatric Orthopedic Center) で開発された装具．脊椎支持部の基盤に股関節が規定の肢位になるように股継手を取り付けた基本構造があり，立位時の免荷のための坐骨支持垂直パイプ支柱によって体重を支持する．スライド式バネによって坐骨部への衝撃を緩和する．座位時には基本構造部と垂直パイプ支柱とが取り外される（図Ⅱ-103）[67]．

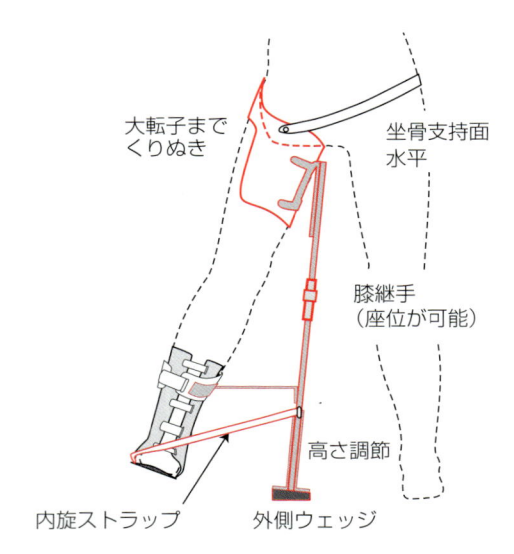

図Ⅱ-101　改良型ポーゴスティック装具

5) スコティッシュライト型（アトランタ型）

①荷重型，外転25°，35°
②構成要素
- （剛性の高い）骨盤帯と股継手
- 大腿シェル
- スプレッダーバー（オプション）

③概要：アトランタのScottish Rite Hospitalで1971年に開発された．両股関節を外転位に保持し，立位，座位，歩行が可能である．剛性の高い股継手にはスラストベアリングが用いられており，遊脚相での振り出しに対する摩擦抵抗を減じる．オプションのスプレッダーバーは左右の大腿部を連結し，三角形構造にすることで構造強度を高める．両端にロッドエンドを用いた中間部で伸縮する構造で，交互歩行に伴って発生する距離の増加と多少の上下動に対応した冗長性を与える（図Ⅱ-104）[68]．

6) 股外転装具

①荷重型，外転位，内旋はしない

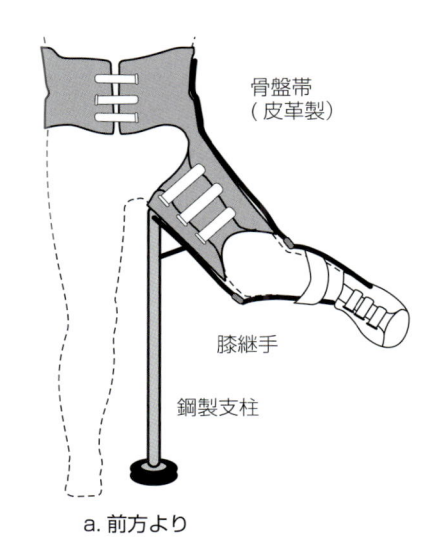

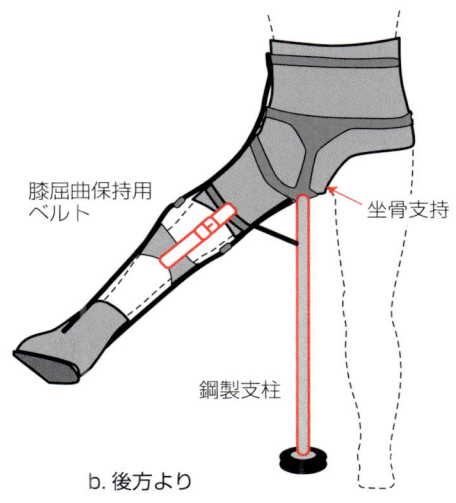

図Ⅱ-102 西尾式外転股装具
a. 前方より
b. 後方より

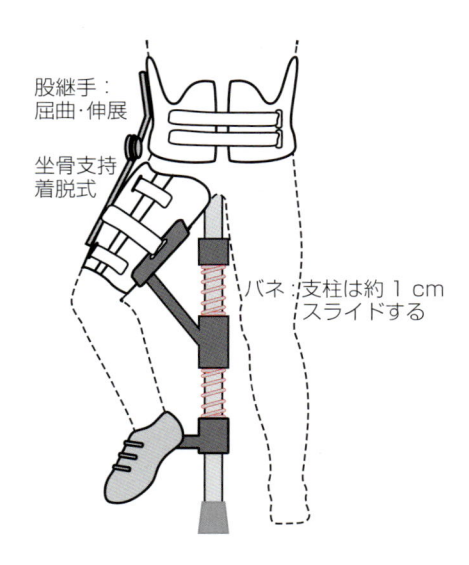

図Ⅱ-103 SPOC装具

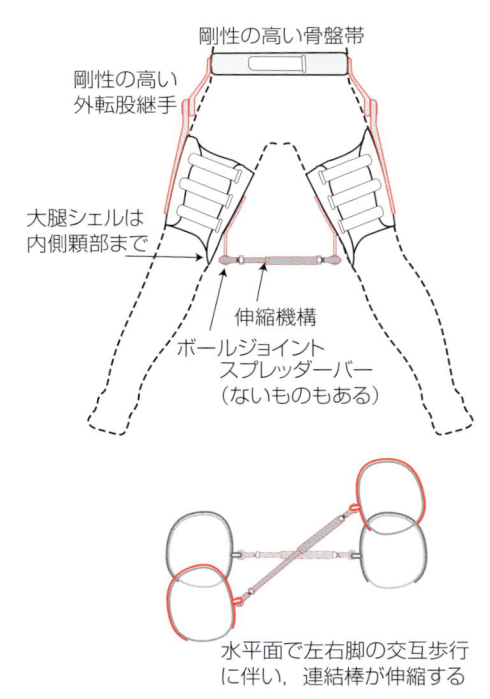

図Ⅱ-104 スコティッシュライト型装具

②構成要素
- 骨盤帯
- 大腿支持部（おもにプラスチック）
- 股継手
- 補高靴

③概要：両股関節を外転位に保持し患側の靴底をウェッジ状に補高する（図Ⅱ-105）[26]．

7) トロント型（図Ⅱ-106）

①荷重型，外転45°，わずかに内旋[70]
②構成要素
- 大腿カフ
- 45°の外側ウェッジ底
- ボールジョイント付きのフレーム

③概要：1968年にBobechko，McLaurin，Motlochらが開発．両足を90°に保持し，リンク式のフレームの可動性で座位，歩行ができる．

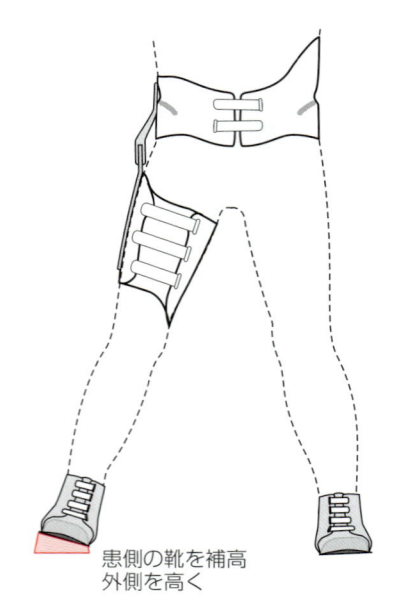

図Ⅱ-105 股外転装具
患側の靴を補高 外側を高く

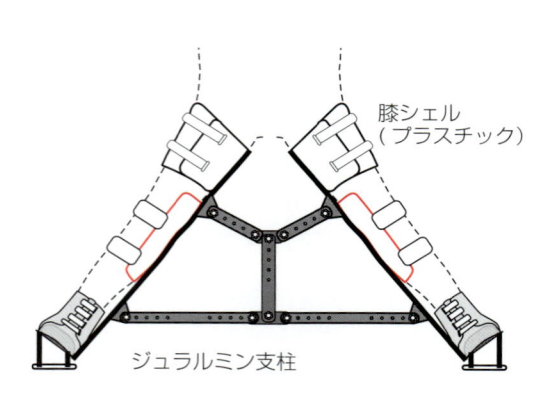

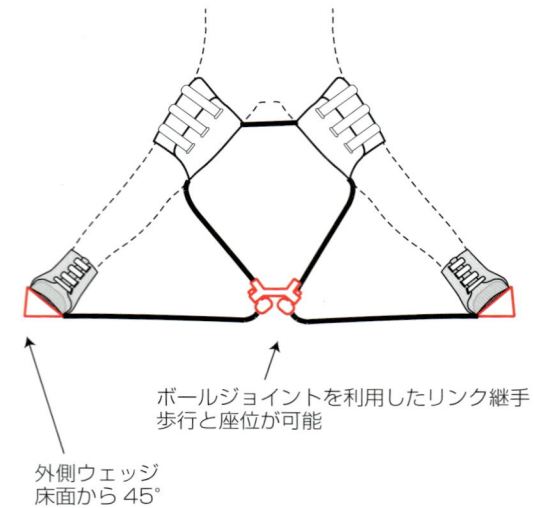

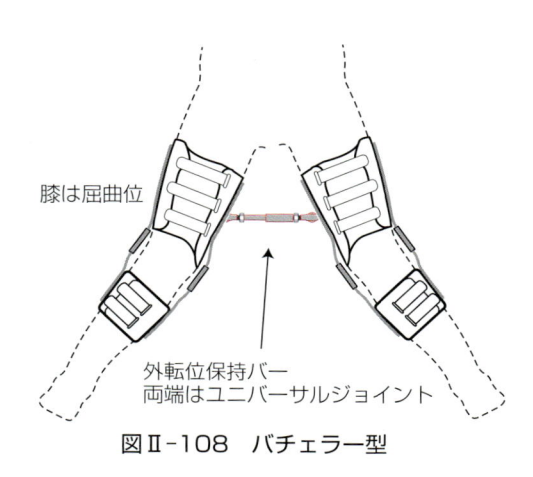

図Ⅱ-106 トロント型
ボールジョイントを利用したリンク継手 歩行と座位が可能
外側ウェッジ 床面から45°

図Ⅱ-107 ニューイントン型
膝シェル（プラスチック）
ジュラルミン支柱

図Ⅱ-108 バチェラー型
膝は屈曲位
外転位保持バー 両端はユニバーサルジョイント

8）ニューイントン型（図Ⅱ-107）

①荷重型，外転45°，わずかに内旋[69]
②構成要素
- 大腿カフ（金属製），膝シェル（プラスチック）
- 45°の外側ウェッジ底
- Aフレーム（調整可能）

9）バチェラー型（図Ⅱ-108）

①荷重型，外転・内旋位，膝約30°屈曲位
②構成要素
- 大腿カフ
- 膝継手
- 外転位保持バー
  両端にユニバーサルジョイント
  長さ調節により外転角を調整

B. 適応（治療概念と装具療法）

　ペルテス病は，小児の大腿骨頭への血流障害により骨頭に阻血を生じ，阻血に陥った骨頭が壊死，吸収，再生の過程を経て2〜5年で治癒する疾患である．治療の目的は最終的な股関節変形を最小限に抑えることにある．

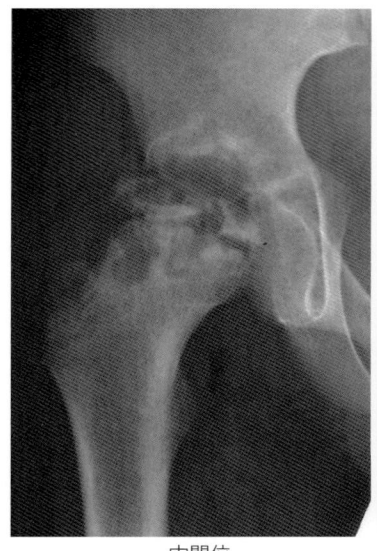

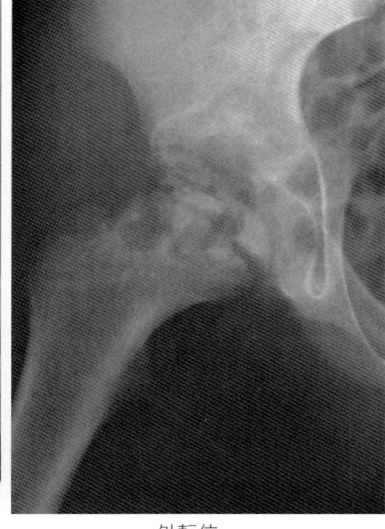

図Ⅱ-109 containment の考え方
中間位では大腿骨頭の一部が臼蓋の外側に出ているが，外転位では求心性が改善する．

ペルテス病の治療法には装具治療と手術治療があり，いずれにも理学療法が組み合わされる．治療法は患児の年齢，重症度（骨頭壊死の状態）などを考慮して選択される．5歳未満の発症で壊死範囲の狭いものは予後良好で，治療を行わず経過観察のみとすることもある．治療の概念として重要なものに containment の考え方がある（図Ⅱ-109）．これは，ペルテス病により生じた骨頭の外方化は股関節を外転することにより求心性が改善するため，股関節を外転位に保つ装具治療や手術を行うことにより，最終的な股関節形態がよくなるという考え方である．

ペルテス病の装具には，この containment の考えに基づくもの，股関節を免荷し骨頭の圧潰を防ぐ目的のもの，これら両者を組み合わせたものがある．装具治療では荷重の有無により治療成績に差がないとの報告もある[71]．いずれにしろ装具治療は，壊死に至った骨頭が再生されるまでの年単位の装着を必要とする．

C. チェックポイント

- 処方どおりにつくられ，患児に適合しているか．
- containment の考え方に基づく装具では，装着により予定どおりの外転位（装具により外転内旋位，外転外旋位）が得られているか（装具装着下立位でのX線撮影が望ましい）．
- 免荷する装具では，適切な免荷が得られているか．

（高嶋孝倫，芳賀信彦）

文　献

1) 浅見豊子：脳卒中片麻痺の装具．義肢装具学第4版，医学書院，2009，p 201-216．
2) 日本工業標準調査会 審議：下肢装具に関する用語．JIS ハンドブック 38 高齢者・障害者等アクセシブルデザイン，日本企画協会，2005，p 328-334．
3) 高橋栄明：骨，関節の病態生理．標準整形外科学第6版，医学書院，1996，p 45-53．
4) 渡辺英夫：歩容分析．リハビリテーション診療必携，医歯薬出版，1997，p 52-54．
5) Rose GK : Orthotics : Principles and Practice, Williams Heinenman Medical books, 1986.
6) Shantz A : Handbuch der Orthopadischen Technik, 1923.
7) Edwards JW : Orthopedic Appliance Atras Vol 1,

1952.

8) Simons BC et al: Plastic short leg brace fabrication. *Orthot & Prosthet Applnce J*, **21**（1）: 215-218, 1967.

9) Murray WT: The cosmetic below-knee brace. *Orthot Prosthet J*, **24**（4）: 27, 1970.

10) Engen TJ: The TIRR polypropylene orthoses. *Orthot and Prosthet*, **26**（4）: 1, 1972.

11) Lehneis HR: Prastic spiral below-knee orthosis. Orthotics & Prosthetics Institute of Medichine, New York Univ Medical Center, 1972.

12) Casson J: Advanced designs of plastic lower-limb orthoses. *Orthot and Prosthet*, **26**（3）: 24, 1972.

13) Sabolich J: Modification of the posterior leaf-spring orthosis. *Orthot and Prosthet*, **30**（3）: 35-36, 1976.

14) Smith R: The AFO and ankle control. *Orthot and Prosthe*t, **33**（4）: 46-48, 1979.

15) 福本和仁・他：新しいデザインによるプラスチック短下肢装具（KU Half AFO）．義肢装具研究会会報, **26**：35-39, 1984.

16) 浅山 滉：新しいデザインのよる靴挿入式短下肢装具．総合リハ, **8**（7）: 551-557, 1980.

17) Lehneis HR: New concepts in lower extremity orthotics. *Medical Clinics of North America*, **53**（3）: 585-592, 1969.

18) Saltiel J: A one-piece laminated knee locking short leg brace. *Orthot and Prosthet*, **23**（2）: 68, 1969.

19) 渡辺英夫，米満弘之：膝伸筋麻痺に対する短下肢装具（KU Short Leg Brace）．整形外科と災害外科, **20**（3）: 314-317, 1971.

20) 渡辺英夫：側方たわみ足継ぎ手付きプラスチック製短下肢装具（Saga Plastic AFO）．日本義肢装具学会誌, **2**（1）: 27, 1986.

21) 山本澄子・他：片麻痺者のための背屈補助付短下肢装具（DACS AFO）の開発．日本義肢装具学会誌, **3**（2）: 131-138, 1997.

22) 水野元実，才藤栄一・他：調節機能付き後方平板支柱型短下肢装具の開発．日本義肢装具学会誌, **21**（4）: 225-233, 2005.

23) 小田省三・他：大阪医大型足関節装具について（OMC型AFOについて）．日本義肢装具学会誌, **8**（1）, 1992.

24) Yamamoto S et al: Development of an ankle-foot orthosis with an oil damper. *Prosthet Orthot Int*, **29**（3）: 209-219, 2005.

25) 高嶋孝倫：プラスチック短下肢装具の現況 短下肢装具の矯正力と痙性との適応に関する考察．日本義肢装具学会誌, **19**（2）: 114-119, 2003.

26) 三上真弘，飛松好子，大石暁一，高嶋孝倫 編集：II-4下肢装具，II-5靴型装具（分担執筆）．義肢装具ハンドブック，全日本病院出版会，2007.

27) Lehneis HR: Orthotics measurement board for tibial torsion and toe-out. *Orthot & Prosthet Applince J*, **19**（3）: 209, 1965.

28) Lerman M, Schwartz J, Schwartz M: The Lerman multi ligamentus knee control orthosis. *Orthot and Prosthe*t, **36-1**: 63-66, 1982.

29) 田沢英二：Lenox Hill derotation brace. 理・作・療法, **17-11**: 729-736, 1983.

30) Lehneis HR: The Swedish Knee Cage. *Artificial Limbs*, **12-2**: 54-57, 1968.

31) Lehneis HR: New Development in lower-limb orthosis through bioengineering. *Arch Phys Med Rehabil*, **53**: 303-310, 1972.

32) 渡辺英夫：膝の側方不安定に対する装具の工夫．総合リハ, **11**: 65, 1974.

33) 小野沢敏弘，山下 泉：変形性膝関節症に対する装具療法 旭川医大式膝装具について．*Orthpaedics*, **1**: 41-44, 1988.

34) Schafer M, Russ J, Patrnchak CM, Tarr R: The Northwestern University Knee Orthotic System-Part I: The N. U. K. O. Knee Joint. *Orthot and Prosthet*, **41-4**: 29, 1987.

35) Schafer M, Russ J, Patrnchak CM, Tarr R: The Northwestern University Knee Orthotic System-Part II: The Complete Orthosis. *Orthot and Prosthet*, **41-4**: 29, 1987.

36) Foster R, Milani J: The Genucentric Knee Orthosis-A new concept. *Orthot and Prosthet*, **33-2**: 31-44, 1979.

37) 渡辺英夫，高嶋孝倫：下肢装具．装具学（加倉井周一編），第3版，医歯薬出版，2011, p 83-92.

38) 飛松好子, 高嶋孝倫：下肢装具．義肢装具のチェックポイント（日本整形外科学会，日本リハビリテーション医学会監修），第6版，医学書院，2003, p 246-248.

39) Motloch W: The parapodium: an orthotic device for neuromuscular disorders. *Artif Limbs*, **15**（2）: 36-47, 1971.

40) 岩崎 洋 編集：脊髄損傷理学療法マニュアル．文光堂，2006.

41) Scott BA: Engineering principles and fabrica-

tion techniques for the Scott-Craig long-leg brace for paraplegics. *Orthot Prosthet*, **25**（4）: 14-19, 1970.
42) Rose GK : A swivel walker for paraplegics: medical and technical considerations. *Biomed Eng*, **7**（9-2）: 420-425, 1972.
43) Rose GK : The principles and practice of hip guidance articulations. *Prosthet Orthot Int*, **3**（1）: 37-43, 1979.
44) Douglas R et al : The reciprocating gait orthosis. *Orthopedics*, **6** : 834-839, 1983.
45) ARGO : Advanced Reciprocating Gait Orthosis
46) Kirtray C : A medialy-mounted orthotic hip-joint for paraplegic walking systems preliminary report on the "polymedic walker" device. Polymedic Technical Note, Australia, 1992.
47) Suzuki T et al : Development of a novel type of shoe to improve the efficiency of knee-ankle-foot orthoses with a medial single hip joint (Primewalk orthoses) : a novel type of shoe for Primewalk orthosis. *Prosthet Orthot Int*, **29**（3）: 303-311, 2005.
48) Stallard J : The influence of orthosis stiffness on paraplegic ambulation and its implications for functional electrical stimulation (FES) walking systems. *Prosthet Orthot Int*, **19**（2）: 108-114, 1995.
49) Desai L, Oprescu F, DiMeo A, Morcuende JA : Bracing in the treatment of children with clubfoot : past, present, and future. *Iowa Orthop J*, **30** : 15-23, 2010.
50) Browne D : Talipes equinovarus. *Lancet*, **224**（5801）: 969-974, 1934.
51) NYU Post-Graduate Medical School, lower-limb orthotics, 1981.
52) Ponseti IV : Clubfoot Ponseti Management. global-help, 3rd, 2009.
53) Ponseti IV : Treatment of the complex idiopathic clubfoot. *Clinical Orthopaedics & Related Research*, **451** : 171-176, 2006.
54) 山本晴康：先天性内反足－Denis Browne 副子の歴史と機能について．日本小児整形外科学会雑誌，**19**（2）：230-235, 2010.
55) 芳賀信彦：リーメンビューゲル法（RB）．整形外科，**56**：603-607, 2005.
56) Pavlik A : Stirrups as an aid in the treatment of congenital dysplasias of the hip in children. *J Pediatr Orthop*, **9** : 157-159, 1989.
57) 鈴木良平：先天性股関節脱臼とその機能的療法．南江堂，1971.
58) von Rosen S : Diagnosis and treatment of congenital dislocation of the hip joint in the newbrn. *J Bone and Joint Surg*, **4-B**（2）, 1962.
59) Batchelor JS : Congenital dislocation of the hip. *Proc Royal Soc Med*, **52**（11）：910-911, 1959.
60) 坂口　亮：乳幼児先天性股関節脱臼治療の実際．金原出版，1971.
61) 坂口　亮：先天性股関節脱臼．日本義肢装具学会誌，**4**（3）：165-166, 1988.
62) 岩原寅猪：乳幼児の先天性股関節脱臼の治療をめぐって．臨整外，**3**（11），1968.
63) 山室隆夫：いわゆる遺残性亜脱臼に対する60°開排装具の効果．中部整災誌，**16**（4）：888-898, 1973.
64) Tachdjian MA, Jouett LD : Trilateral socket hip abduction orthosis for the treatment of Legg-Perthes' Disease. *Orthotics and Prosthetics*, **22**（2）: 49, 1968.
65) 渡辺英夫, 米満弘之：ペルテス病の装具．臨床整形外科，**7**：1023, 1972.
66) 杉岡洋一：股関節．標準整形外科学．井上駿一・他編，医学書院，東京，p 382, 1979.
67) 笠原吉孝：股関節外転・外旋位を用いた Perthes 病装具-SPOC 装具-．別冊整形外科，**4**（義肢・装具）：137-146, 1983.
68) Purvice JM, et al : Preliminary experience with the Scottish Rite Hospital Abduction Orhtosis for Legg-Car Perthes desease. *Clin Orthop*, **150** : 49, 1980.
69) Curtice BH : Treatment for Legg-Perthes desease with the Newington hip abduction brace. *JBJS*, **56A-6** : 1135, 1974.
70) Bobechko WP, McLaurin CA, Motloch WM : Toronto orthosis for Legg-Perthes disease. *Artificial Limbs*, **12-2** : 36-41, 1968.
71) Kim WC, Hiroshima K, Imaeda T : Multicenter study for Legg-Calvé-Perthes disease in Japan. *J Orthop Sci*, **11**（4）: 333-341, 2006.

III 体幹装具

1 総論

A. 体幹の構造

体幹とは，人体のうち，頭部と四肢を除いた部分をさす．体幹における体腔には，胸腔と腹腔があり，横隔膜で隔てられている．胸腔は縦隔で左右に隔てられ，心臓と肺を収める．腹腔は腰椎の前面に位置し，消化器を収める．

1) 体幹の骨性要素

体幹を構成する骨は脊椎（脊柱），肋骨，胸骨，骨盤である（図Ⅲ-1）．

脊椎（脊柱）は7個の頸椎，12個の胸椎，5個の腰椎，仙骨，尾骨からなる（図Ⅲ-2）．

頸椎は頸部を構成する．胸椎，肋骨，胸骨は胸郭を構成する．

骨盤は寛骨，仙骨，尾骨からなる．寛骨は，左右一対の腸骨，坐骨，恥骨からなり，前方は恥骨結合で左右の恥骨が結合し，後方は，左右の腸骨が仙骨と仙腸関節によって接している．仙腸関節は可動性はほとんどないので，立位においては骨盤に対して脊柱が上方に伸び，胸郭が途中に乗っていると見立てることができる．

脊柱は，前額面においては直立し，矢状面においては頸椎は前弯し，胸椎は後弯，腰椎は再び前弯して緩やかなカーブを描く（図Ⅲ-3）．個々の椎骨は椎体，椎弓，椎弓根，横突起，棘突起，上下関節突起からなる（図Ⅲ-4）．椎骨同士は，椎体との間は椎間板を介して接し，後方部分は左右一対の上下椎間関節によって関節している．椎体間には，前縦靱帯，後縦靱帯，黄色靱帯，棘間靱帯等が存在する．椎体，椎弓に囲まれ，頭尾に連なる脊柱管内には脊髄があり，各髄節レベルの神経根は，椎体と椎弓，上下の椎間関節突起で形成される椎間孔を通って脊柱外へと出ていく．

2) 体幹の筋肉

体幹には，上肢帯と体幹の間の動きに寄与する筋群，下肢帯と体幹との間の動きに寄与する筋群，体幹の動きに寄与する筋群，および呼吸運動に寄与する筋群がある．浅層筋としては図に示すような筋がある（図Ⅲ-5，Ⅲ-6）．

B. 体幹のランドマーク

体幹表面で，骨格を触れる部位，あるいは脊髄節レベルを示す部位をランドマークという．診断や装具処方を行うにあたっての目印となる．装具処方においては骨性のランドマークがとくに重要

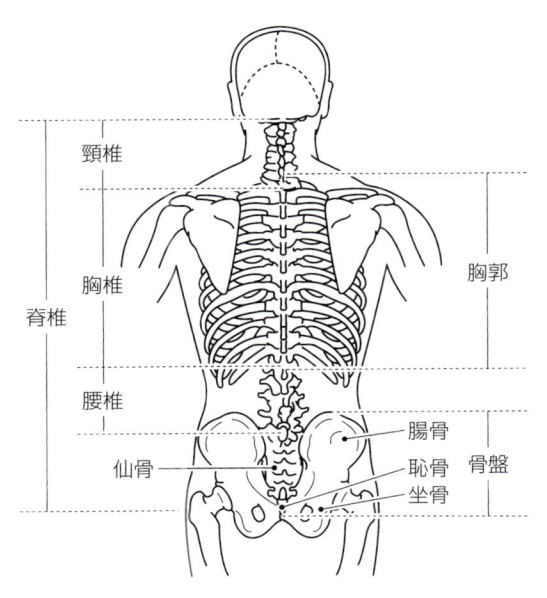

図Ⅲ-1　体幹の解剖学的名称

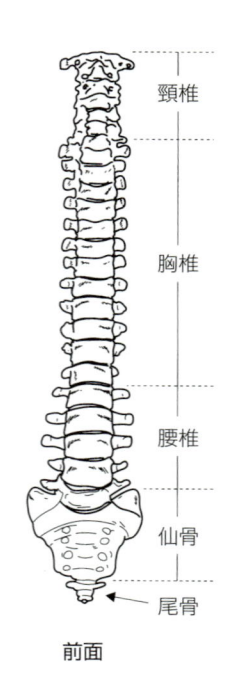

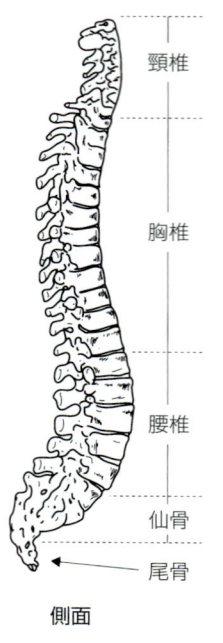

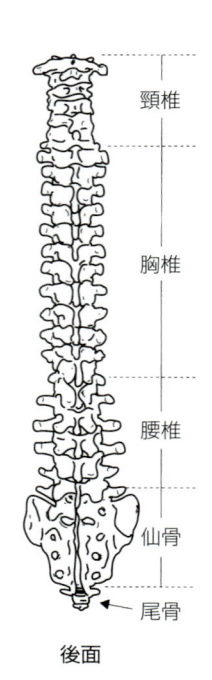

図Ⅲ-2　脊柱

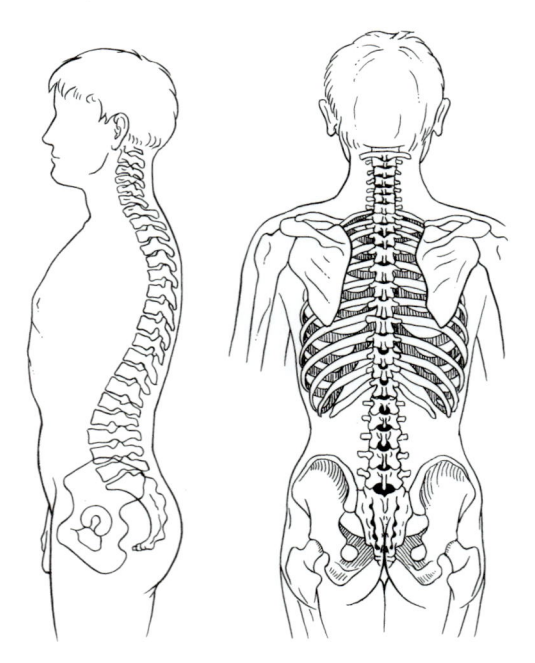

前面　　側面　　後面

図Ⅲ-3　頸椎前弯・胸椎後弯・腰椎前弯
(Kapandji IA : The physiology of the joints. vol. 3. The trunk and the vertebral column, Second edition, Churchill Livingstone, Edinburgh, 1984, pp 20-21)

である．
　前面においては，胸骨上切痕，胸骨柄，肋骨下角（肋骨下縁），腸骨稜，上前腸骨棘，恥骨などが重要である（**図Ⅲ-7**）．背部においては，後頭骨にある大後頭隆起，肩甲骨下角，第12胸椎棘突起，腸骨稜，大転子などが重要である（**図Ⅲ-8**）．

C. 体幹の運動

　体幹の運動には，頸椎の動き，体幹の屈曲，伸展，回旋，側屈，それらの複合運動がある．

1) 頸部の運動

　頸部の運動は胸郭に対する頭部の位置変化としてとらえられる．屈伸とは矢状面における頭部の回転であり，屈曲するとあごが胸郭前面に近づき，伸展すると大後頭隆起が胸郭背面に近づく．側屈とは前額面における胸郭に対する頭部の回転であり，同側の胸郭（肩）に近づく．回旋とは水平面における胸郭に対する頭部の回転で，水平面において胸郭と頭部の向きがずれる．頸部の固定とはこれらの動きを止めることにほかならない．

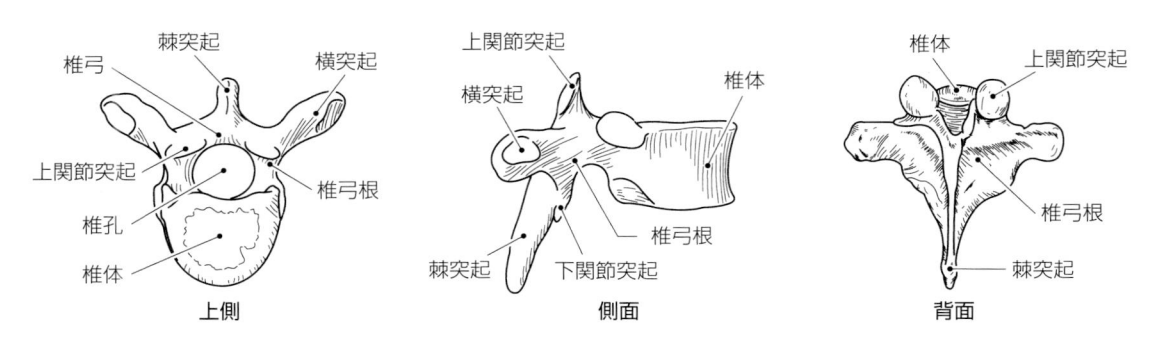

図Ⅲ-4 椎骨の基本的構造

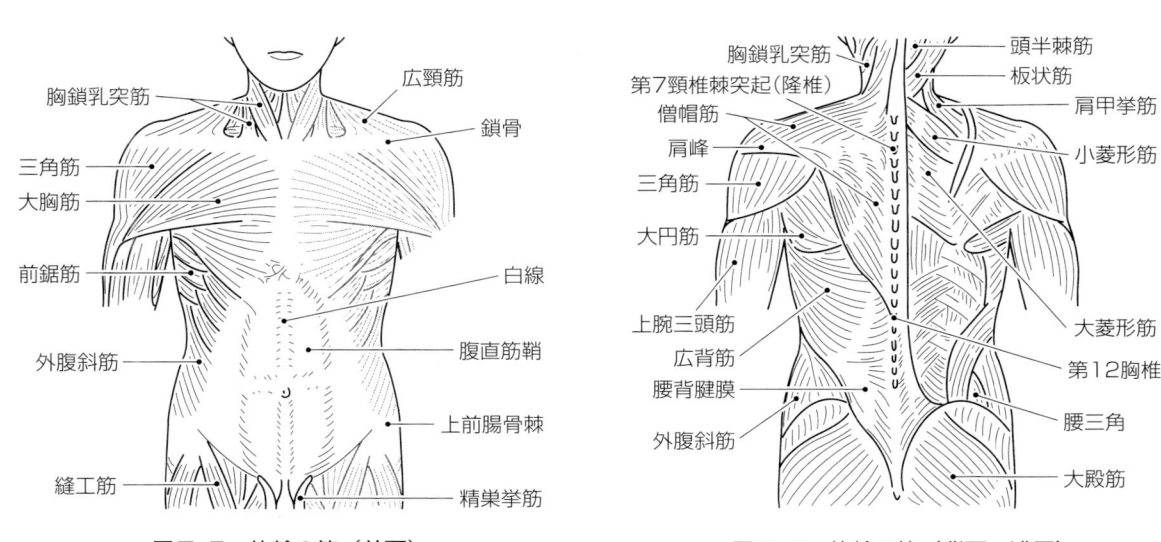

図Ⅲ-5 体幹の筋（前面）

図Ⅲ-6 体幹の筋（背面，浅層）

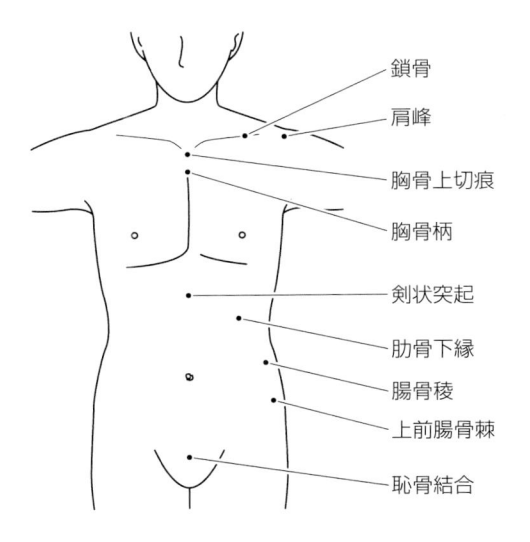

図Ⅲ-7 骨のランドマーク（前面）

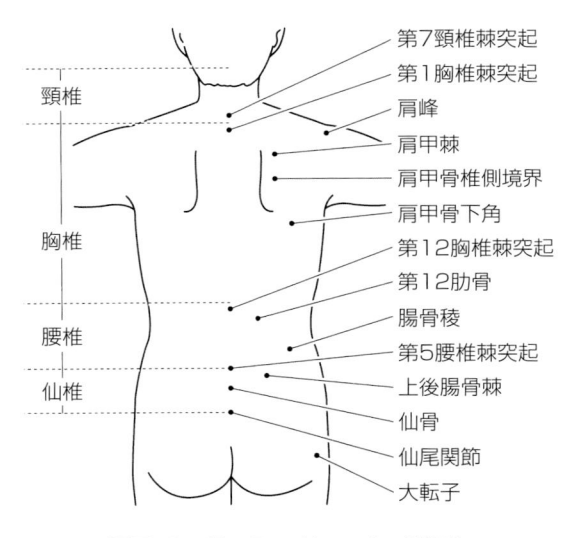

図Ⅲ-8 骨のランドマーク（背面）

1 総論　119

表Ⅲ-1 各椎骨間の可動域とその合計（度）

	前後屈	側屈	回旋
後頭骨C1	13	8	0
C1/2	10	0	47
C2/3	8	10	9
C3/4	13	11	11
C4/5	12	11	12
C5/6	17	8	10
C6/7	16	7	9
C7/T1	9	4	8
頸椎全体	98	59	106
T1/2	4	6	9
T2/3	4	6	8
T3/4	4	6	8
T4/5	4	6	8
T5/6	4	6	8
T6/7	5	6	8
T7/8	6	6	8
T8/9	6	6	7
T9/10	6	6	4
T10/11	9	7	2
T11/12	12	9	2
T12/L1	12	8	2
胸椎全体	76	78	74
L1/2	12	6	2
L2/3	14	6	2
L3/4	15	8	2
L4/5	17	6	2
L5/S1	20	3	5
腰椎全体	78	29	13
脊柱全体	252	166	193

(White AA & Panjabi MM : Clinical biomechanics of the spine. JB Lippincott, Philadelphia, 1978. pp 71-79)

2）体幹の運動

　体幹の運動は，骨盤に対する胸郭の位置変異としてとらえられる．運動の方向と骨盤胸郭との位置関係は胸郭頭部の位置関係と同じである．体幹の動きは各椎骨の位置変化の総合として生じる（**表Ⅲ-1**）．全体としては大きな可動域をもつこととなる．

D. 脊柱にかかる荷重

　脊柱は複数の椎骨とその間に介在する椎間板からなる．脊柱は先に述べたようなカーブを描くこ

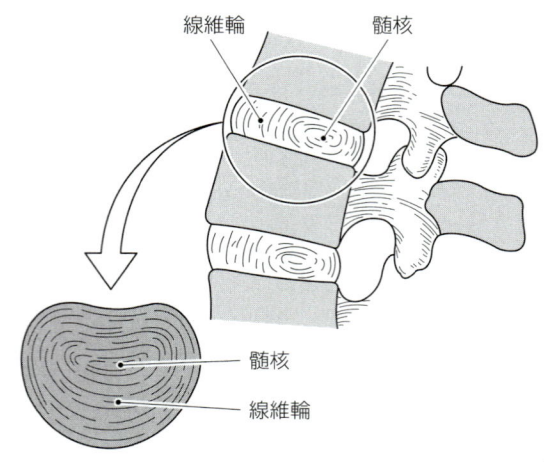

図Ⅲ-9 椎間板の構造

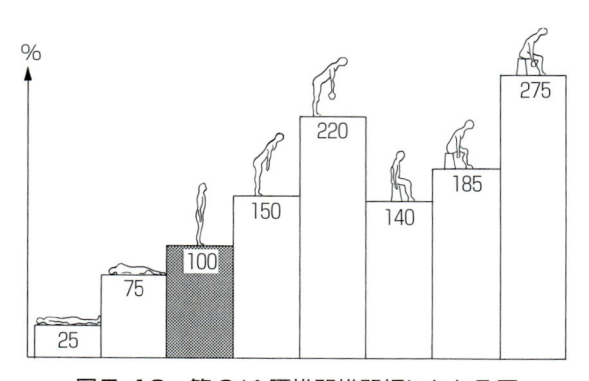

図Ⅲ-10 第3/4腰椎椎間板にかかる圧
自然立位（約70 kg重）を100％として表す．
(Nachemson AL : The lumbar spine, an orthopaedic challenge. Spine, 1 (1) : 59, 1976)

とによって，直立した円柱よりも軸方向に対する荷重の抵抗力が10倍増加するといわれている[2]．椎間板は中心に水分を多く含んだ髄核がありそれを取り巻く線維輪からなる（**図Ⅲ-9**）．椎体にかかる負荷量は姿勢により異なり，第3/4腰椎椎間板にかかる負荷は，立位でのそれを100とすると同じ立位でも前屈位，加えて20 kg程度の重りを下げた状態では，荷重が飛躍的に増えるとされている（**図Ⅲ-10**）[4]．

　腹筋と腹腔内圧は脊柱にかかる荷重の分散に役立っている．Morrisらによればもし腹筋が効かず，腹腔内圧がかからないとすると，中腰で，200ポンド（およそ90 kg）の重りを持ち上げようとすると，第5腰椎第1仙椎椎間板にはおよそ

図Ⅲ-11 ／ 図Ⅲ-12

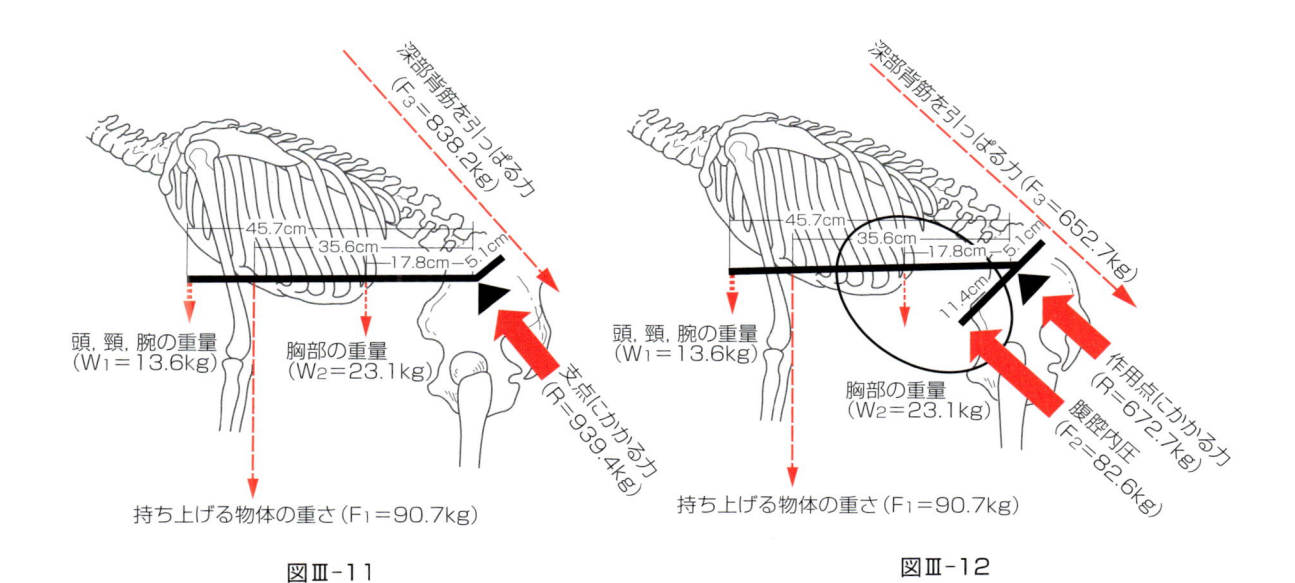

2,000ポンド（およそ900 kg）の荷重がかかることとなるが（図Ⅲ-11），腹筋が収縮し，腹腔内圧が高まると体幹が一体化し，荷重が分散して，第5腰椎第1仙椎椎間板にかかる荷重はおよそ2/3の1,480ポンド（およそ671 kg）となる（図Ⅲ-12）．

E. 体幹装具の処方

体幹装具は，体幹の運動制限，矯正，支持などを目的に処方される．

運動制限のうち固定を要するものとして，脊椎骨折の固定，脊椎の術後，椎間板ヘルニアなど，局所安静により神経根症状の軽減を目的とするもの，変形性脊椎症などの痛みの軽減や，脊髄や神経根への刺激の軽減を図るもの，脊椎カリエスなどの炎症性疾患に対する安静目的のもの，脊椎すべり症等脊柱の異常可動性に対する固定などがあげられる．可動域制限を目的とするものとしては，腰部脊柱管症候群に対し，屈曲を援助し，伸展を制限するフレクションブレースがあげられる．

矯正あるいは変形の進行を予防するものとしては数々の側弯症装具や進行性筋ジストロフィーなどの麻痺性疾患に対する変形予防のためのものがある．後者は同時に座位保持のための体幹支持という役割もあり，またその際に腹圧を高めることによって脊柱の支持性を高める役割も果たす．

脊柱の支持性を高める，あるいは荷重の分散による免荷というものとしては，腰痛症に対する腰仙椎装具があり，これらは腹圧を高めることにより腰椎を支持する．

F. 体幹装具の分類と構成要素

体幹装具の分類には，身体障害者福祉法やJIS用語によるものがあるが，ISO（8549-3）による分類が今日では一般的である．ISOでは制御する脊椎レベルにより，図Ⅲ-13に示すように分類される．その他，目的（固定，矯正，免荷等）の違い，機能（静的，動的）の違い，構造（モールド型，フレーム型）の違い，材質（軟性，硬性）の違いなどにより分類される場合もある．

体幹装具は，脊柱の支持と動きを制御するために，以下の構成要素を組み合わせて製作される．

1) 骨盤帯 (pelvic band)

体幹装具の後面下縁に位置し，装具の基本構造となる．骨盤帯の両端は矢状面からみて前後の中心にあり，上下位置は腸骨稜と大転子の間に位置する．骨盤帯の中央部は低いほど前後屈の制限は大きいが，低すぎると座位時に浮いたり，座面にぶつかったりするため，骨盤帯の下縁は尾骨先端

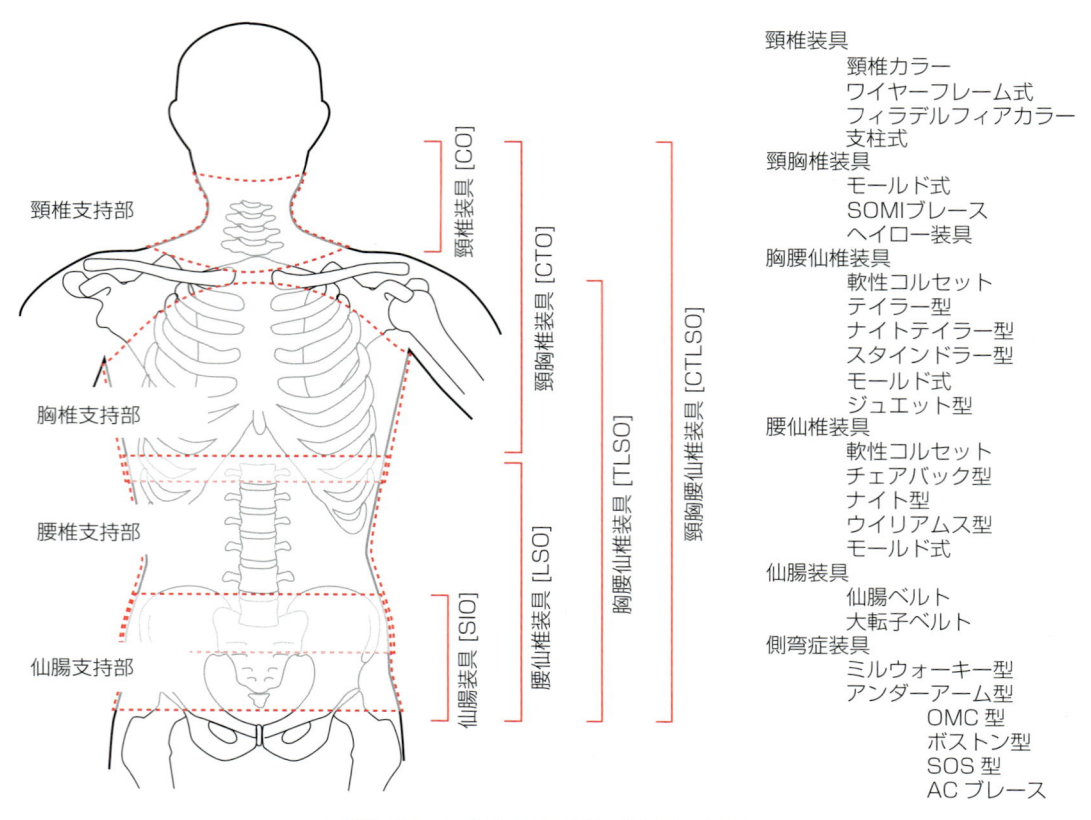

図Ⅲ-13　体幹装具の分類（ISOによる）

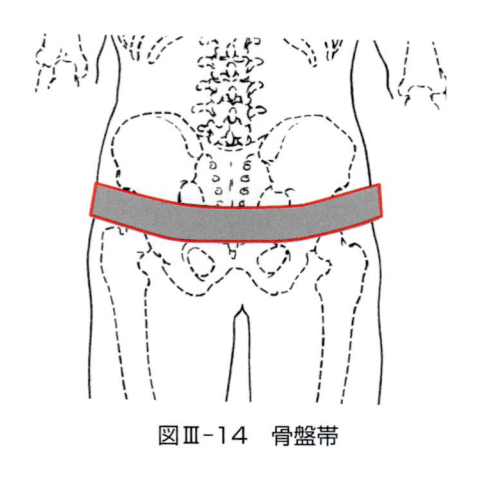

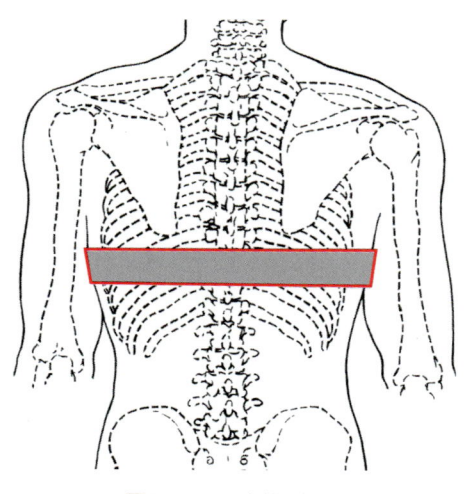

頸椎装具
　頸椎カラー
　ワイヤーフレーム式
　フィラデルフィアカラー
　支柱式
頸胸椎装具
　モールド式
　SOMIブレース
　ヘイロー装具
胸腰仙椎装具
　軟性コルセット
　テイラー型
　ナイトテイラー型
　スタインドラー型
　モールド式
　ジュエット型
腰仙椎装具
　軟性コルセット
　チェアバック型
　ナイト型
　ウイリアムス型
　モールド式
仙腸装具
　仙腸ベルト
　大転子ベルト
側弯症装具
　ミルウォーキー型
　アンダーアーム型
　OMC型
　ボストン型
　SOS型
　ACブレース

頸椎支持部
胸椎支持部
腰椎支持部
仙腸支持部

頸椎装具[CO]
頸胸椎装具[CTO]
胸腰仙椎装具[TLSO]
腰仙椎装具[LSO]
仙腸装具[SIO]
頸胸腰仙椎装具[CTLSO]

図Ⅲ-14　骨盤帯

図Ⅲ-15　胸椎バンド

より3cm程度上を通るようにする（図Ⅲ-14）．

2）胸椎バンド（thoracic band）

　肩甲骨下角から約3cm下方を通り，矢状面からみてその両端は後方と同じ高さで前後の中心に位置する（図Ⅲ-15）．

3）支柱（uprights）

　骨盤帯と胸椎バンドを縦につなぐ支柱であり，側方支柱（図Ⅲ-16）と後方支柱（図Ⅲ-17）がある．

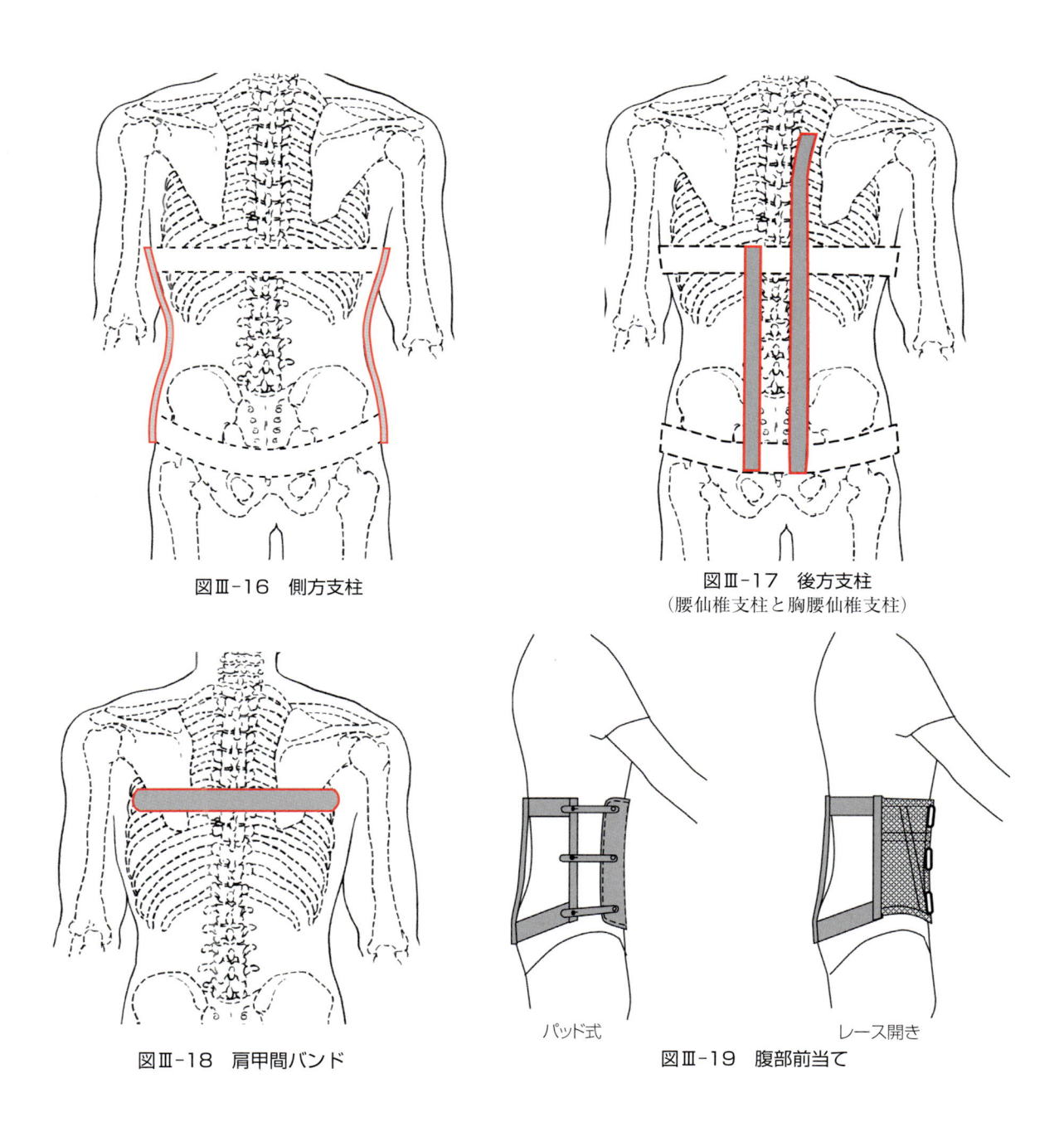

図Ⅲ-16 側方支柱

図Ⅲ-17 後方支柱
（腰仙椎支柱と胸腰仙椎支柱）

図Ⅲ-18 肩甲間バンド

パッド式　　　　レース開き
図Ⅲ-19 腹部前当て

　側方支柱は矢状面より体幹の中央を通り骨盤帯と胸椎バンドの両端に連結される．後方支柱には腰仙椎支柱と胸腰仙椎支柱があり，棘突起をはさんでその両側に2本平行に立てられる．腰仙椎支柱の高さは胸椎バンドの上縁までであり，胸腰仙椎支柱は肩甲棘のレベルまでとしている．

4）肩甲間バンド（interscapular band）

　おもに胸腰仙椎装具に用いられる構成要素で，肩甲骨の下1/3に位置し，肩甲間バンドの下縁が肩甲骨下角から約3cm上方を通る．両端は腋窩のレベルから約5cm内側とし，胸椎バンドと平行に，そして後方支柱（胸腰仙椎支柱）に垂直に取り付けられる（図Ⅲ-18）．

5）腹部前当て（abdominal support）

腹部前当てには，パッド式とレース開きがあり，どちらも腹圧を高めることにより，腰椎部にかかる負荷を軽減させる．上縁中央で剣状突起の下約3cm，下縁中央は恥骨結合の上約2cmを通るようにする（図Ⅲ-19）．パッド式のストラップは左右3本ずつあり，それぞれ長さを変化させることで腹圧の強さを調整できる．上から胸椎ストラップ，ウエストストラップ，骨盤ストラップとよばれ，とくに骨盤ストラップは装具が上方へずれるのを防止するため上前腸骨棘の下を通るようにし，骨盤帯の両端に連結される．

〔飛松好子，栗山明彦〕

2　頸椎装具

A. 概念と分類

頸椎は脊柱のなかで最も可動性が大きく，重い頭部を支え，作動筋と拮抗筋が互いに連動し協調し合い，複雑な頸部の動きを可能にしている．これら頭部と頸部の動きを制限する頸椎装具は，固定性が構造や材質により左右され，胸郭から下顎部まで覆うものである．構造的には大きく3つに分けられ，カラーとよばれる筒状にて固定するタイプ，縦方向の支柱にて固定する支柱タイプ，採型にて製作される固定性の強いモールドタイプがあり，これらが組み合わされたものもある．

B. 適応（疾患と装具）

頸椎装具，頸胸椎装具の種類による制動効果は表Ⅲ-2に示すとおりである．

1）変性疾患

頸髄症などの頸椎圧迫病変に対する保存療法，とくに神経根症状の治療に使用される．脊髄症状が生じている場合には手術になることが多いため，手術待機期間の症状増悪を予防する目的で使用される．

2）外傷保存療法

外傷では比較的安定型の骨折，不安定性の軽微な骨折が適応となる．

3）頸椎術後

(1) 上位頸椎手術

軸椎歯突起骨折に対する前方螺子固定術，環軸椎亜脱臼に対する後方固定術などがある．これらの手術後では通常，骨癒合まで2カ月以上頸椎装具を装着する．

(2) 中下位頸椎手術

a. 頸椎椎弓形成術

術後装具装着期間は2週間以内とし，それ以降

表Ⅲ-2　各種装具の頸椎前後屈の許容可動性

	報告者	Fisher	Johnson	著者（山室）
頸椎装具	Soft collar		74%	
	Philadelphia collar	32%	29%	32%
	Cervical frame collar			26%
	Four-poster brace	6%	20%	
	UD collar			20%
	SOMI brace	14%	28%	
頸胸椎装具	UD brace			12%
	Cervicothoracic brace		13%	
	Halo vest		4%	

（文献1）～3) より抜粋）

は等尺性運動による筋力強化を開始する．根性疼痛の原因の1つとして長期間の装具装着が報告されている[4-8]．

b. 頸椎前方固定術

骨癒合が得られるまで平均して約3カ月装着するというのが一般的であるが，内固定をした場合には短期でよいという報告[9]がある．

(3) その他（前方脱臼骨折など不安定性の強いもの）

前方プレート固定や前後方固定の場合，骨癒合まで約2，3カ月装着させるのが一般的である．

C. 構　造

1) 頸椎カラー（cervical collar）

頸椎カラーには，スポンジ製（図Ⅲ-20）などやわらかい材質でつくられているものや2枚のポリエチレンシートを重ねたポリエチレン製（図Ⅲ-21）などがある．

スポンジ製のカラーは帯状のスポンジを頸部に巻きつけるようにし，後方でマジックテープによりオーバーラップさせて固定される．支持性は弱く制限効果はさほど期待できないが，装着感が良く保温性もあり心理的な面で効果がある．ポリエチレン製のカラーも同様に頸部に巻きつけるようにし，後方でマジックテープにより固定される．二重になっているポリエチレンシートはマジックテープで固定されており，上下にずらして固定することで高さを変化させることができる（図Ⅲ-22）．おもに頸椎の前後屈を制限し，側屈，回旋に対して制限効果はない．

[チェックポイント]

- 下縁は肩のラインまで，上縁は下顎骨の下縁までであるか．
- 頸部が過伸展になっていないか．
- 前縁が低すぎて屈曲制限が不十分ではないか．
- 嚥下などの頸部の動きに支障はないか．
- 咀嚼は可能か，下顎の動きを過度に制限していないか．
- 患者は自己で頸部の運動を制限できるか．

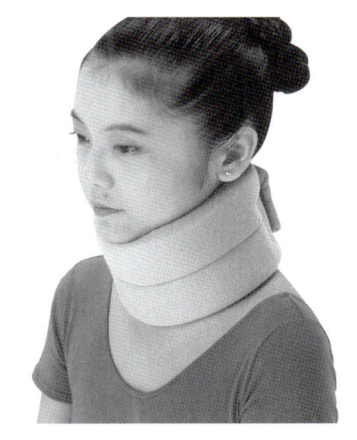

図Ⅲ-20　頸椎カラー（スポンジ製）
（写真提供：日本義肢協会）

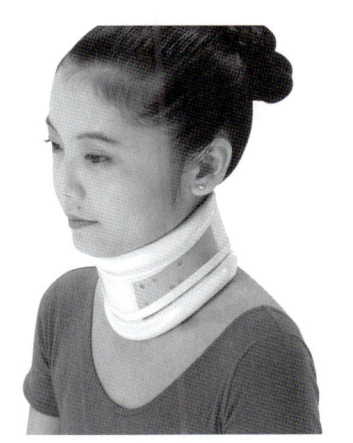

図Ⅲ-21　頸椎カラー（ポリエチレン製）
（写真提供：日本義肢協会）

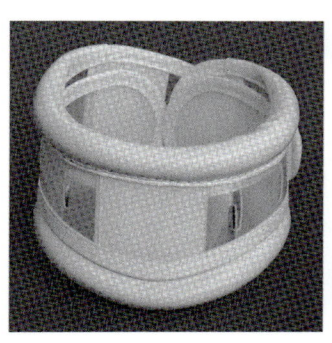

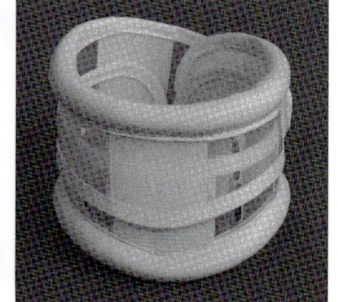

図Ⅲ-22　頸椎カラー
高さが調節可能．

2）ワイヤーフレーム式（wire collar）
（図Ⅲ-23）

ワイヤーにスポンジなどを巻きつけたフレームにて下顎部を支持し，後方でマジックテープにより固定される．頸部の前面を大きく開いた構造となっている．前面のフレームを上下に広げたり縮めたりすることで前後屈の角度を調整することができ，前屈のみを制限し後屈はフリーとなる．また側屈，回旋に対して制御効果はない．

[チェックポイント]
- 左右対称に装着されているか．
- 頸部の屈曲制限の角度は処方どおりか．
- ワイヤー上下の連結部は，頸部側方中央にあるか．後方すぎると頸部を側方から圧迫し，前方すぎると固定性が不良となる．
- ワイヤー上部は角の下顎角前方にあって，下顎を側方において，左右対称に下から押し上げているか．
- オトガイは圧迫されていないか．
- 患者は装具の目的を理解しているか．

3）フィラデルフィアカラー（Philadelphia collar）（図Ⅲ-24）

これも頸椎カラーの一種であり，軽くて柔らかいプラスタゾート（発泡ポリエチレン）を成形し製作されているため装着感が良い．前後2ピースからなり，頸部をはさむように装着し，左右でマジックテープにて固定される．前方上部に下顎サポートがあり，下部は上位胸部まで伸び支持している．後方上部は後頭部を覆っている．上位頸椎をおもに制限し，スポンジ製やポリエチレン製の頸椎カラーに比べ，前後屈，側屈，回旋とも制限する．

[チェックポイント]
- 下縁後方は肩のラインまであるか，前方は鎖骨正中寄り，胸骨上部を覆っているか．
- 上縁前方は顎を包み，下顎骨下縁に沿って下顎骨下部を包んでいるか，後方は後頭隆起の高さまであるか．
- 頸部のアライメントは良好か，目的に反して過伸展，過屈曲していないか．
- 咀嚼，嚥下は可能か．
- 顎関節に痛みを訴えることはないか．

4）支柱式（post appliances）（図Ⅲ-25）

支柱式は前面と後面のセクションに分かれており，前面では下顎サポート，支柱，胸部プレート，後面は肩甲間プレート，支柱，後頭部サポートから構成されている．支柱には2本支柱（two poster），3本支柱（three poster），4本支柱（four poster）などがあり，上下への調整が可能なターンバックル式が多い．2本支柱では前後屈の制限は可能だが，側方や回旋への制限効果は期待できない．ターンバックルを用いた4本支柱の場合は2，3本支柱に比べ，側方への制限も優れており，

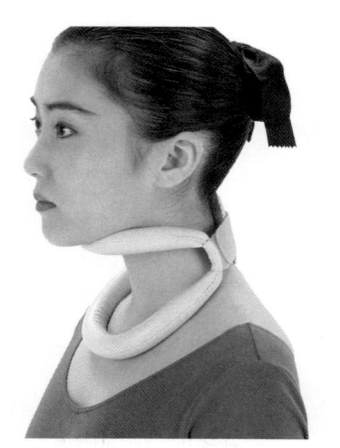

図Ⅲ-23　ワイヤーフレーム式
（写真提供：日本義肢協会）

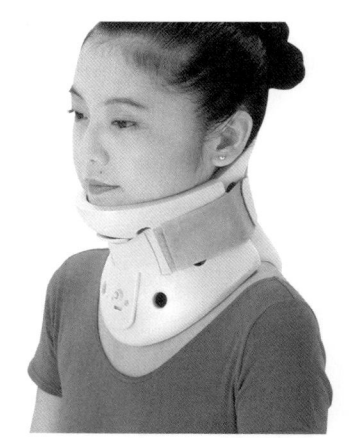

図Ⅲ-24　フィラデルフィアカラー
（写真提供：日本義肢協会）

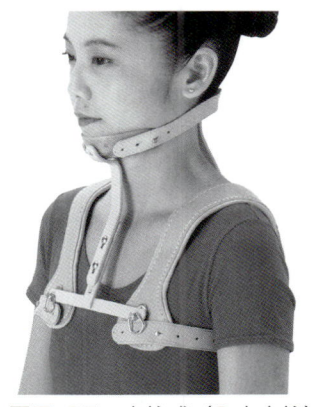

図Ⅲ-25　支柱式（2本支柱）
（写真提供：日本義肢協会）

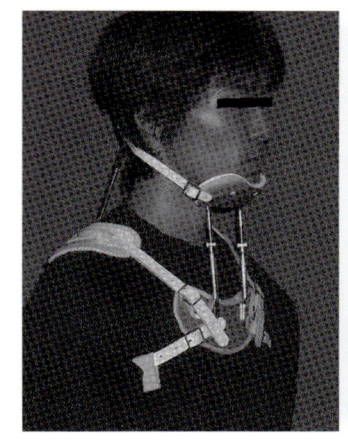

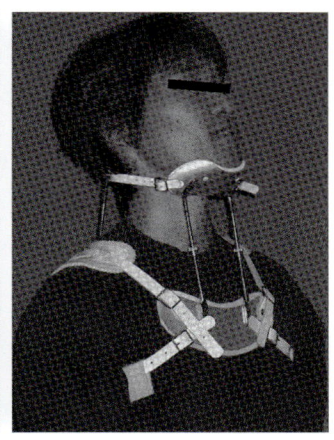

図Ⅲ-26　支柱式（4本支柱）

さまざまな肢位にて固定可能である（図Ⅲ-26）．また支柱の高さを調整することにより頭部を支え頸椎への負担を軽減（免荷）することができる．

[チェックポイント]
- 左右対称に装着されているか．
- 頸部の屈曲角度は処方どおりか．
- 胸郭にきちんと装着されているか．緩すぎないか．きつすぎないか．
- 肩甲骨上縁に痛みはないか．
- 腋窩を圧迫していないか．
- 下顎サポートはオトガイを包み込んでいるか．緩みはないか．
- 後頭部サポートはオトガイサポートのカウンターとして頭部を固定しているか．
- 患者は装具の目的を理解しているか．

（栗山明彦，山室健一）

3　頸胸椎装具

A. 概念と分類

　頸椎装具では構造上，頸椎部を覆う装具が多いことから，おもに上位頸椎部を制限しているが，頸胸椎装具では装具の下縁が胸骨および胸郭部まで覆っているため，頸椎全体または上位胸椎まで制御するものが多い．したがって，装具下縁をどれほど延長するかにより頸胸椎の制御レベルも変化させることが可能である．

B. 適応（疾患と装具）

　頸椎装具同様，変性疾患，外傷保存療法，術後装具に使用されるが，適応はより不安定性の強い症例である．たとえば術後でいえば後方要素の損傷がある外傷で，前方のみで固定を行った場合，頸部のみの固定では良好なアライメントが得られない場合があり，偽関節の原因になる．このような場合には頸胸椎装具を使用するべきである．頸椎装具と違い，頸胸椎装具では固定範囲が広く制動効果が強いだけでなく，自分で取りはずしできないなど，より制限が生じる．適応を厳選すること，治療を中断せずにすむようにできるだけ快適な装具を選択すること，指導を怠らないことが注意点としてあげられる．また，とくに下方視が制限されるため，転倒に対して注意を与える必要がある．

C. 構造

1) モールド式（molded type）（図Ⅲ-27）

　本装具はオーダーメイドにより装着部位をギプス採型し，陽性モデルから熱可塑性プラスチックを成形し製作される．装具前面の上縁は下顎部，下縁は胸骨部を十分包み，後面上縁は後頭部，下

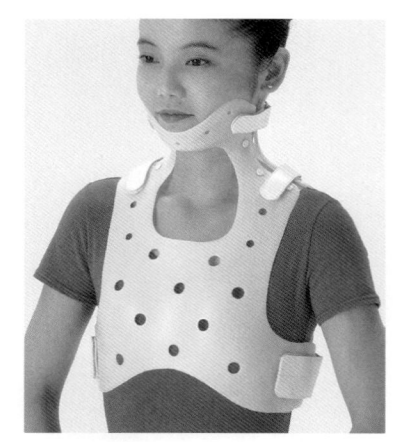

図Ⅲ-27 モールド式
（写真提供：日本義肢協会）

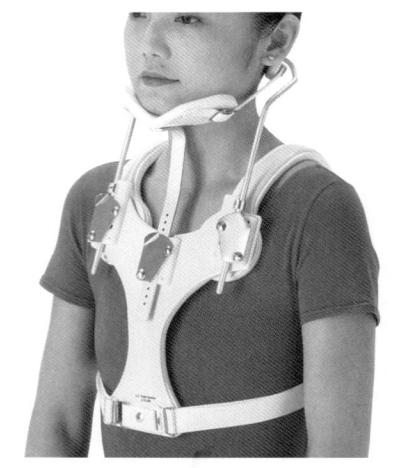

図Ⅲ-28 SOMIブレース
（写真提供：日本義肢協会）

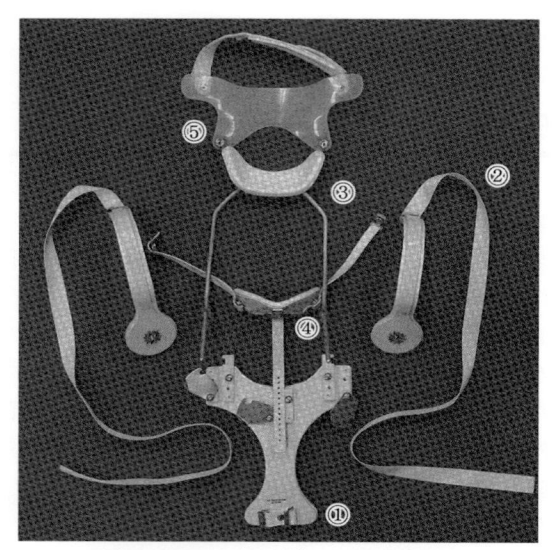

図Ⅲ-29 SOMIブレース構成要素
①胸部プレート，②肩サポート，③後頭部サポート，
④下顎サポート，⑤ヘッドバンド

縁は肋骨下端まで包み込む．採型から製作されることにより，ズレが少なく生体への適合性が良く，支持性と固定性の効果も大きい．

[チェックポイント]
- 皮膚に均等に接しているか．
- 頸部のアライメントは目的に合致しているか．
- 上縁前方は顎と下顎骨下縁を包んでいるか．
- 上縁後方は後頭隆起を覆っているか．
- 下縁は，胸郭を超えて腹部に至ってはいないか．
- 喉の動きを妨げないか．

- 胸の部分は胸郭に接し，上方にずれることはないか．
- 腋窩は十分開放され，上肢の動きを妨げることはないか．

2）SOMIブレース（sterno occipital mandibular immobilizer brace）
（図Ⅲ-28）

[装着方法]
　この装具は，胸部プレート，肩サポート，後頭部サポート，下顎サポート，ヘッドバンドより構成されている（図Ⅲ-29）．胸部プレートから下顎サポート，後頭部サポートへの3本の支柱で連結され，背臥位のままでも装着可能であり調整も容易である．上下に調整できる下顎サポートのついた前方支柱が胸部プレートに固定されることから，前屈に対する制限は優れているが，側屈，後屈に対しては若干劣る．またヘッドバンドを取り付けることで頭蓋が固定され，下顎サポートの前方支柱を取り外すことができ，前屈を制限しながら食事も可能となる（図Ⅲ-30）．

[チェックポイント]
- 顎が下顎サポートに載っていて下方より左右対称の力で支えられているか．
- 後頭部サポートは後頭隆起に下方から左右対称に接しているか．
- 頸部のアライメントは目的に合っているか．

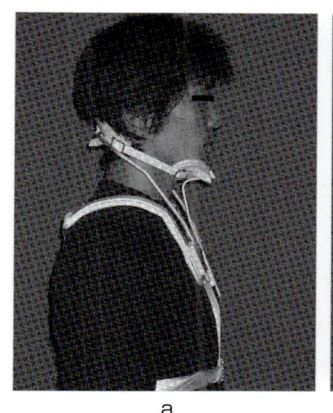

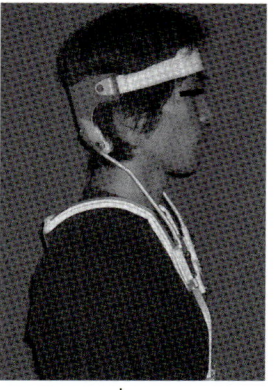

図Ⅲ-30　SOMIブレース
下顎サポートによる固定法（a）とヘッドバンドによる固定法（b）．

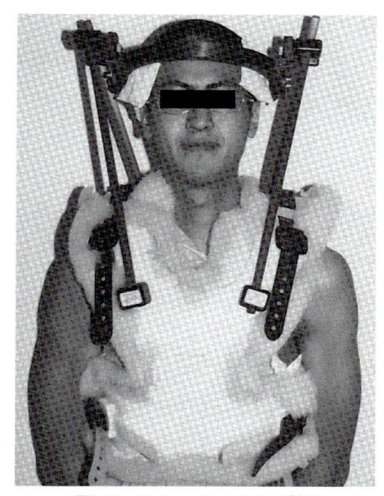

図Ⅲ-31　ヘイロー装具

- 下顎サポートと後頭部サポート，頭部との間に緩みはないか．
- 胸部プレートは正中部胸骨上にあるか．
- 肩サポートは胸部プレートを固定しているか．
- 肩サポートは左右均等に張られているか．
- ヘッドバンドを装着した際には，頭部はきちんと固定されているか．

3）ヘイロー装具（Halo brace）

体幹部を覆うヘイローベストに，Halo ringとよばれるリング状のフレームが支柱で連結されており，このHalo ringから数本のピンにて頭蓋骨を直接固定している．これにより前後屈，側屈，回旋のすべての動きが制限され，頸部の強固な固定性と免荷が獲得される．頸椎装具，頸胸椎装具のなかでは頸椎部の固定性が最も大きい装具である（図Ⅲ-31）．

［チェックポイント］
- ピンは対称的に刺さっているか．
- ピン刺入部に感染はないか．
- ピンは緩んでいないか．
- リングは立位座位で水平か．
- 頸部のアライメントは目的に合致しているか．
- ベストの大きさは適当か．
- パーツをつなぐ接合部の螺子に緩みはないか．

（栗山明彦，山室健一）

4　胸腰仙椎装具

A. 概念と分類

胸腰仙椎装具は，骨盤帯から胸椎全体まで及ぶ形式であり，下位胸椎や腰椎部をおもに制限する装具の総称である．構造としては，コルセットのような軟性のものやモールド式の硬性のものなどさまざまあり，材質も布地のものや金属支柱，熱可塑性プラスチックなどが用いられている．以下に代表的な胸腰仙椎装具を解説する．

B. 適応（疾患と装具）

胸腰仙椎装具は胸郭と骨盤とを連結し，脊柱を固定する．胸腰椎の病変で固定を必要とする場合に処方される．

モールド式は屈伸，側屈，回旋のすべての方向を強固に固定するので，脊椎の脱臼骨折やその術後など，強い固定が必要なときに処方される．

軟性コルセットは固定力は低いが，着けているという安心感と自覚をもたらす．腹圧と胸腔内圧を高めることによって脊柱に対する負荷を軽減できる．術後や骨折後ある程度時間が経って，モールド式をはずすときに代わりのものとして処方さ

れたりする．

　テイラー型，ナイトテイラー型，スタインドラー型は，いずれもフレームによって胸郭と骨盤とを連結している．加えて腹部を覆うことによって腹圧を高めるという働きもする．連結の主たるフレームが傍脊柱にある場合には回旋に対する固定性は低い．これらは，脊柱の不安定性が顕著でない，脊柱を動かしてはいけないという自覚をもった患者に対して処方される．

　ジュエット型は椎体の圧迫骨折に対し用いられるものである．脊柱の屈曲は制限するが，その他の動きは制限しない．患者に自覚があり，外傷，あるいは術後の脊柱が安定していることが処方上必要である．

C. 構　造

1) 軟性コルセット（thoraco lumbo sacral corset）（図Ⅲ-32）

　通常ダーメンコルセットともよばれる軟性の胸腰仙椎装具である．構造としては，通気性を向上させるためにナイロンメッシュ素材にて体幹を覆い，薄い鋼製のバネまたはプラスチック材が補強として縦に8～10本配置されている．前後屈の制限効果を大きくするために肩吊りにて固定される場合もある．後面の編み上げになった紐でコルセット全体の周径を調整し，前面のベルクロまたは紐で日常の着脱と腹圧の調整を行う．上縁は前面でバストを覆い胸骨上切痕の下3cm程度の高さとし，後面で肩甲棘を覆う高さくらいまでとする．下縁は前面で上前腸骨棘を覆い恥骨結合上約2cmとし，後面で骨盤帯と同じレベルとする．胸腰椎における固定性は小さいが，腹腔および腹腔内圧を高める効果や脊椎とその周辺の筋への支持作用が特徴である．

［チェックポイント］
- 前上縁は胸骨にかかっているか．
- 腋窩に不快感はないか．

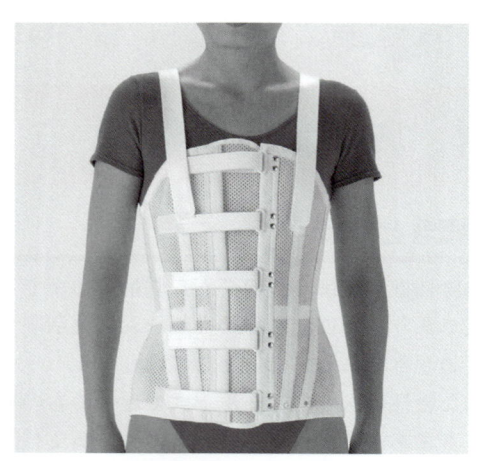

図Ⅲ-32　軟性コルセット
（写真提供：日本義肢協会）

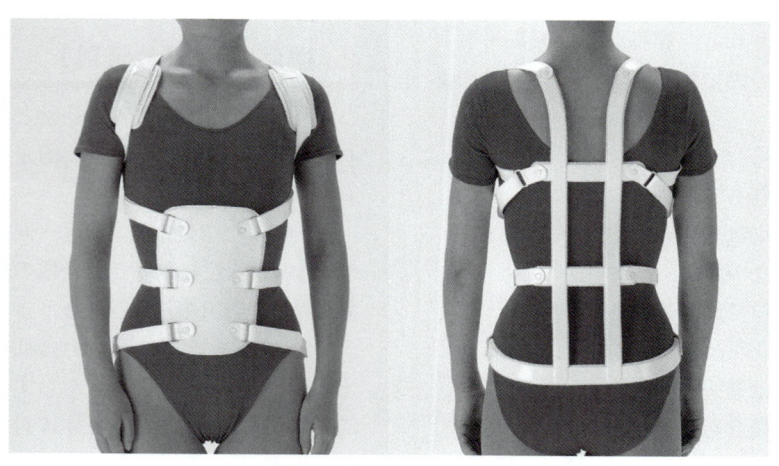

図Ⅲ-33　テイラー型
（写真提供：日本義肢協会）

- 前下縁は上前腸骨棘を含んでいるか．
- 座位の際に鼠径部に痛みはないか．
- 呼吸運動を妨げていないか．
- 腹部は適度に圧がかかっているか．
- 脊柱のアライメントは適当か（過伸展，過屈曲になっていないか）．
- 全体に身体表面に接して，浮いたところはないか．

2）テイラー型（Taylor type）（図Ⅲ-33）

後面において，骨盤帯から2本の後方支柱（胸腰仙椎支柱）が伸び，肩甲骨の下1/3に肩甲間バンドが連結されている．前面は腹部前当てがあり腹圧を高める．後方支柱の上端と肩甲間バンドの端は腋窩ストラップでつながり，リュックサックのように腋窩から肩を回り固定される．胸腰椎移行部の前後屈の動きを制限するが，側屈や回旋については制限効果は期待できない．

[チェックポイント]
- 脊柱の伸展は処方上意図したとおりか．
- 支柱は左右対称の位置にあるか．
- 腋窩ストラップは腋窩を圧迫しないか．
- 腹部前当ての上縁は肋骨下角を含んでいるか．
- 腹部前当てを連結する遠位のベルトは上前腸骨棘上，あるいはその遠位を通っているか．

3）ナイトテイラー型（Knight-Taylor type）（図Ⅲ-34）

後述する腰仙椎装具のナイト型とテイラー型が組み合わされた構造となっている．制限としてはテイラー型に比べ前後屈の制限と胸椎バンドと側方支柱が加わることで，側屈と回旋の制限が上回っている．前面はテイラー型と同様，腹部前当てからなり腹圧を高める．

[チェックポイント]
- 脊柱の伸展は処方上意図したとおりか．
- 後方支柱は左右対称の位置にあるか．
- 側方支柱は腋窩中線の位置にあり，体幹軸に沿っているか．
- 腋窩ストラップは腋窩を圧迫しないか．
- 腹部前当ての上縁は肋骨下角を含んでいるか．
- 腹部前当て遠位縁は上前腸骨棘よりも遠位を通っているか．

4）スタインドラー型（Steindler type）（図Ⅲ-35）

この装具は胸腰椎全体をフレームで包み込むような構造となっており，骨盤帯や胸骨柄まで伸びた2本の前方支柱，側方支柱，後方支柱（胸腰椎支柱），装具上縁に肩甲骨上部から腋窩を通り前方支柱に連結されるフレームからなる．とくに剛性を高めるために，二重骨盤帯として腸骨稜上

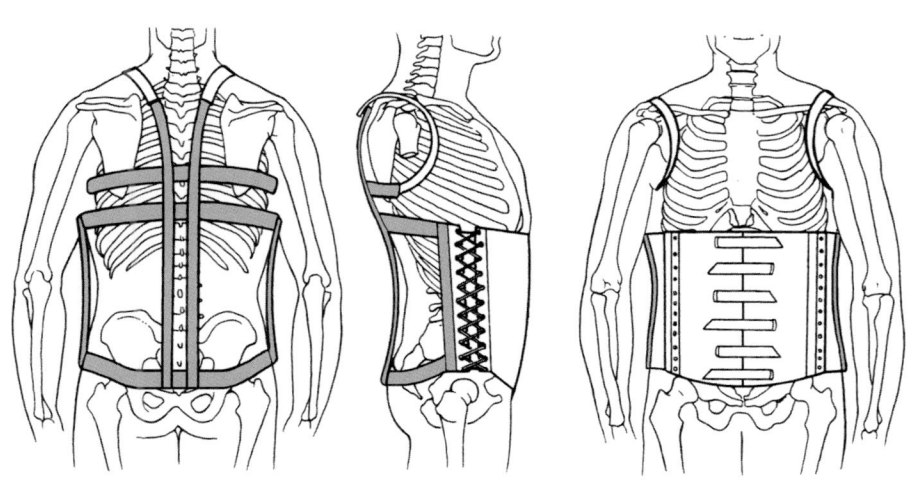

図Ⅲ-34 ナイトテイラー型

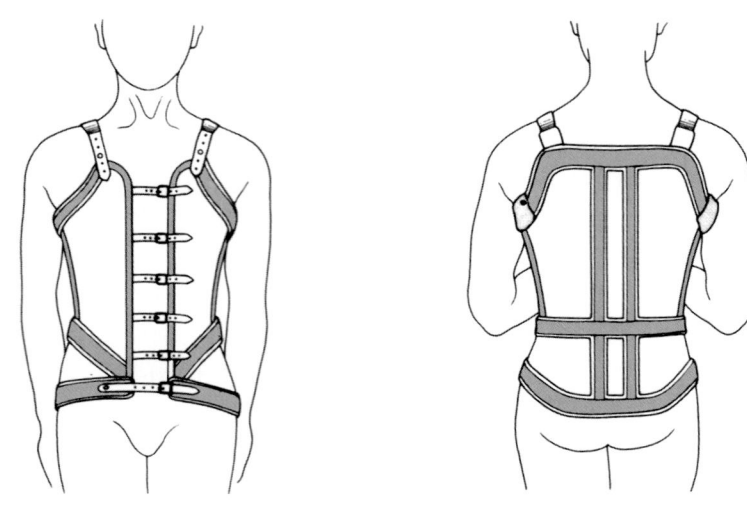

図Ⅲ-35 スタインドラー型

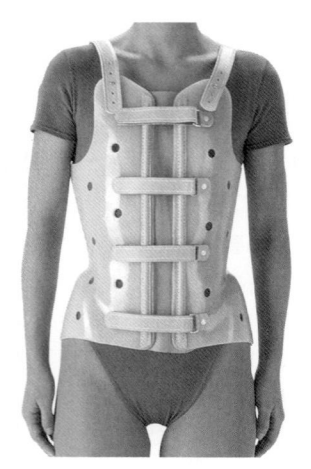

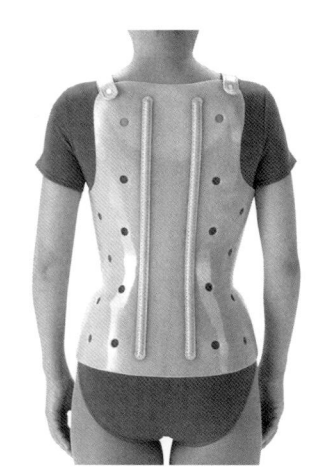

図Ⅲ-36 モールド式
（写真提供：日本義肢協会）

縁を通るフレームが追加され，縦6本，横3本の支柱にて構成されている．肩には後方支柱上端から前方支柱上端にストラップが通る．剛性が大きいだけ体幹における前後屈，側屈，回旋とも制限効果が期待できる．

[チェックポイント]
- 脊柱のアライメントは適当か．
- フレームが腋窩を圧迫することはないか．
- 前方の上縁は胸骨上にあるか．
- 胸鎖関節を圧迫しないか．
- 前方の支柱は前胸部，乳房を圧迫しないか．
- 側方の支柱は，腋窩中線上にあり，腸骨稜を圧迫しないか．
- 上前腸骨棘は圧迫されていないか．
- 遠位フレームは上前腸骨棘より遠位にあるか．

5）モールド式（molded type）（図Ⅲ-36）

ギプス採型し，陽性モデルをもとに熱可塑性プラスチックを成形して製作される．身体にトータルコンタクトしているため適合性が良く，圧の分散も図られる．プラスチックに覆われるため通気

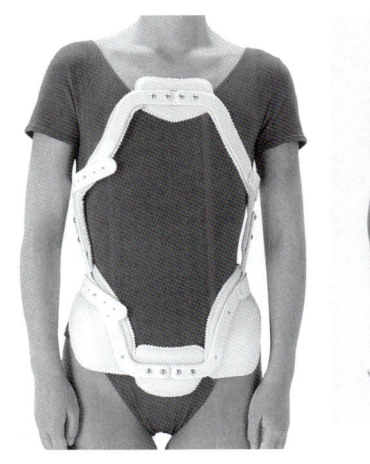

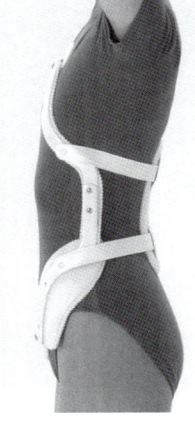

図Ⅲ-37　ジュエット型
（写真提供：日本義肢協会）

性に問題があるが，表面を布等で拭くことができるため衛生的である．

　胸腰仙椎装具のなかでは最も固定力が強く，前後屈，側屈，回旋を制限するが，より強固に固定する場合は金属支柱などで補強する．

　モールド式は体幹ギプスをプラスチック製とし，着脱可能としたものと考えて良い．

[チェックポイント]
- 身体表面に沿ってモールドされているか．
- 腋窩に不快感はないか．
- 腸骨稜から上前腸骨棘にかけて良くモールドされ，その輪郭が出ているか．
- 呼吸の妨げになっていないか．
- 腹部の圧迫は適当か．
- 脊柱のアライメントは適当か（過伸展，過屈曲になっていないか）．

6）ジュエット型（Jewett type）（図Ⅲ-37）

　この装具の目的は，前面上下に取り付けられた2つのパッドと後面中央にあるパッドにより，3点固定にて胸腰椎の前屈を制限し伸展位に保持させることにある．したがって後屈や側屈，回旋に対して制限効果はない．構造として，前面では胸骨パッド（上縁が胸骨上切痕の下3cm程度），恥骨パッド（下縁が恥骨結合の上2cm程度）がリング状となった支柱（金属またはプラスチック）

の上下に連結されている．後面には背部パッドが側方支柱にストラップにて取り付けられる．ストラップを留める位置を調整することで背側パッドが前後に押され，後屈保持の強さを調整することができる．

[チェックポイント]
- 胸椎パッドが平らに胸骨を押さえているか．
- 高さは胸骨上縁よりも低く，女性の場合には乳房の高まりを避けているか．
- 縦フレームは腋窩中線のライン上にあるか．
- 恥骨パッドは恥骨を押しているか．
- 恥骨に至る左右のフレームは上前腸骨棘を通っているか．
- 背部パッドは左右フレームを均等に引き寄せているか．
- 脊柱の前屈制限は処方どおりか．

（栗山明彦，飛松好子）

5　腰仙椎装具

A．概念と分類

　腰仙椎装具は，骨盤帯から下位胸椎まで及ぶ形式であり，おもに下位腰椎部を制限する装具の総称である．構造としては，胸腰仙椎装具と同様にコルセットのような軟性のものやモールド式の硬性のものなどさまざまあり，材質も布地のものや金属支柱，熱可塑性プラスチックなどが用いられている．以下に代表的な腰仙椎装具を解説する．

B．適応と構造

1）軟性コルセット（lumbo sacral corset）（図Ⅲ-38）

　材質など構造的には胸腰仙椎装具の場合と同様であるが，上縁の高さが前面で剣状突起の下3〜4cm程度，後面で肩甲骨下角の下3cm程度としている．ただし罹患した脊椎レベルによって上縁の高さは変化する場合もある．腰椎における運動制限効果は小さいが，腹腔内圧を高める効果や

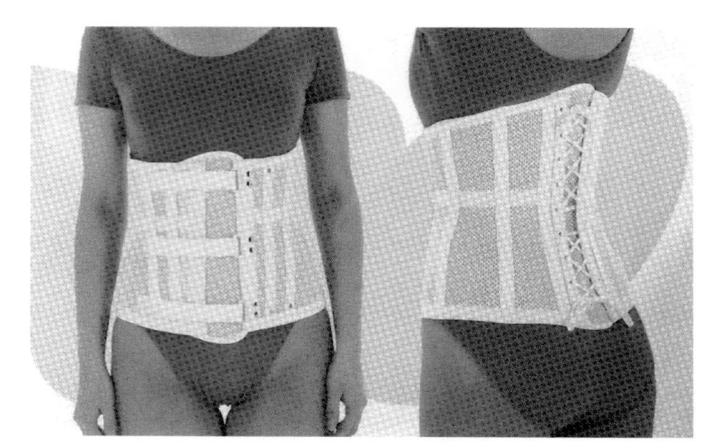

図Ⅲ-38　軟性コルセット
（写真提供：日本義肢協会）

脊椎とその周辺の筋への支持作用がある．

[目　的]

　軟性コルセットの目的は腰椎の制動効果，脊柱や脊柱起立筋への負担軽減，腰椎疾患に伴う疼痛の軽減，温熱効果，心理的効果などである．脊柱変形の矯正効果，予防効果は期待できない．軟性コルセットは日常臨床で最も高頻度に用いられる体幹装具である．それは着用が容易でコンプライアンスが良好であること，装具の適応疾患のうち軟性コルセットが適応されやすい腰痛症の頻度が他の脊椎疾患に比較し，圧倒的に高いことによる．

[チェックポイント]

　腰椎変性疾患の保存療法，腰椎術後，腰椎圧迫骨折の保存療法などに広く適応されるが，どのような病態のどのような時期に，どのような作用原理を期待して用いるかを判断し，コルセットの長さ，トリミングラインを決定する．たとえば胸腰移行部および腰椎の圧迫骨折に対する制動効果と除痛を目的とする場合には，近位は剣状突起までとする必要がある．腰椎変性疾患の保存療法，腰椎術後の安静のため中下位腰椎の制動を目的とする場合には，近位はウエストレベルまでで良い．さらにスポーツ活動中の制動，脊柱起立筋への負担軽減を目的とする場合にはより短くして良い．また腰椎分離症などの伸展運動制限を目的とする場合には適宜背側を長くする．

　装着上の注意としては，
• 体幹，とくに腹部に適切な圧が加わっているか．
• 局所に過剰な圧が加わり皮膚障害を生じないか．
• 上下を間違わないように指導し，必要に応じペンで印をつける．
• 装着期間についても適切に指導し，脊柱起立筋の廃用性萎縮を避けるために漫然と長期間にわたり装着しないようにする．

2）チェアバック型（chairback type）（図Ⅲ-39）

　これは骨盤帯と胸椎バンド，後方支柱，腹部前当てからなっており，後述するナイト型の側方支柱を除いた構造となっているため，それだけ側屈，回旋の制限効果は小さい．この装具も後方支柱と腹部前当てにより前後屈を制限し，腹腔圧の上昇を行っている．装具の上縁の高さや下縁のレベルはナイト型に準ずる．

[目　的]

　後述するナイト型の側方支柱を除いた構造となっており，前後屈の制動効果が主で側屈の制動効果は小さい．硬性支柱は後方にのみ存在し，おもな目的は腰椎伸展制限である．軟性コルセットでは前屈制動効果に比べ伸展制動効果が劣るため，腰椎分離症や腰部脊柱管狭窄症の治療にはチェアバック型がより適している．スポーツ活動用には背側支柱をポリプロピレン製などの半硬性パッドとして伸展運動のみを制限することもある．ただし腰椎分離症治療において骨癒合を期待する場合

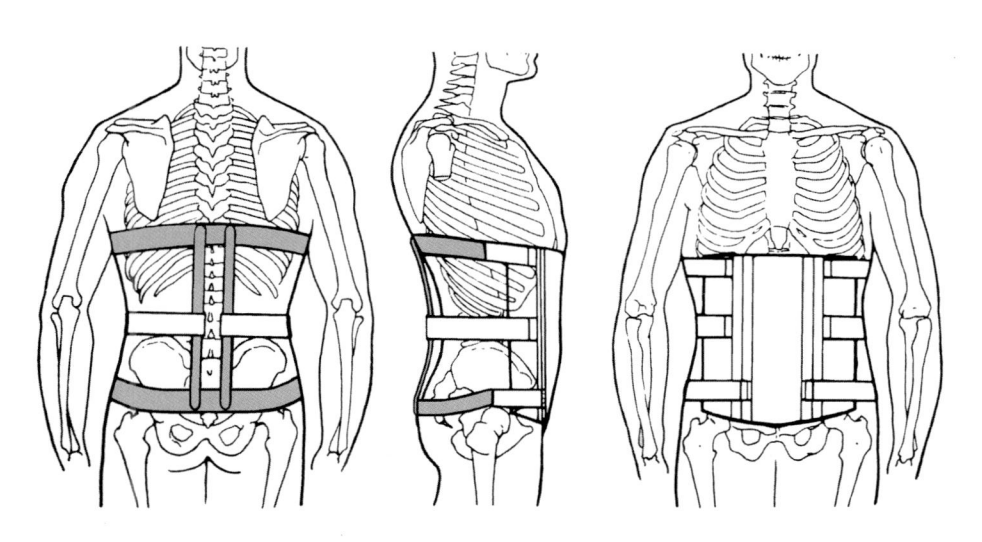

図Ⅲ-39 チェアバック型

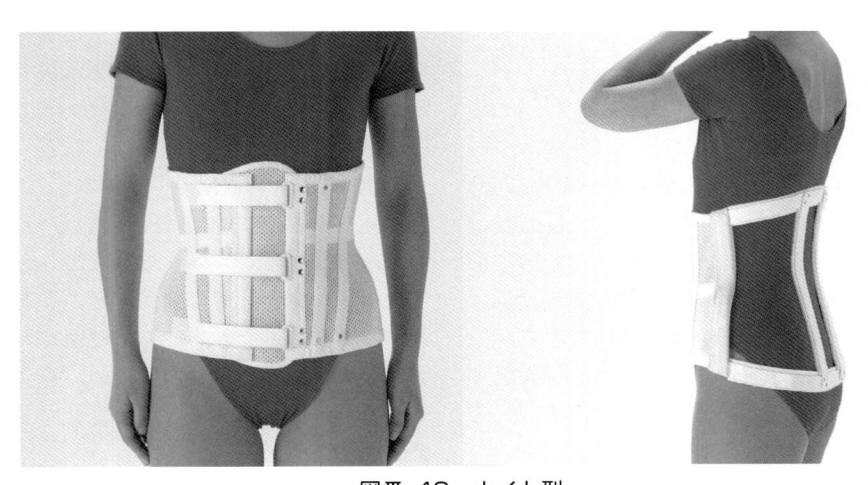

図Ⅲ-40 ナイト型
(写真提供：日本義肢協会)

には硬性装具とするのが好ましい．
[チェックポイント]
- 病態をよく把握し，装具装着の目的を患者によく理解させ，コンプライアンスを高める．
- 腰椎分離症の治療において，伸展運動のみを制限しスポーツ活動を許可するのか，あるいは骨癒合を期待するのかにより背側支柱の素材，長さ，幅を調整する．

3) ナイト型（Knight type）（図Ⅲ-40）

ナイト型は腰仙椎装具のなかでも基本的な装具であり，横方向に骨盤帯と胸椎バンドの2本の支柱と，縦方向に側方支柱と後方支柱の4本の支柱とからなる．前面には腹部前当てがあり腹圧を高める．後方支柱により前屈を制限し，腹部前当てにより腹腔圧の上昇と後屈を制限している．また6本のフレーム構造となっているため，側屈においても制限するが，回旋についてはやや制限が弱い．これらの支柱を金属で製作する場合もあるが，X線透過性が良いことからプラスチックにて製作する場合もある．装具の上縁の高さや下縁のレベルは後述するモールド型に準ずる．
[目　的]
　骨盤帯，2本の後方支柱，2本の側方支柱，胸

5　腰仙椎装具　135

椎帯，軟性の腹帯よりなる代表的な硬性装具であり，腰椎の屈伸と側屈を制御する．テイラー型装具に類似するがテイラー型装具では側方支柱を欠く．腰椎不安定性に起因する腰椎疾患，椎体骨折の保存療法，腰椎固定術後の局所の支持・固定を目的に使用される．

[チェックポイント]

硬性装具であり，骨盤帯，支柱，腹帯の位置と適合性のチェックはより厳密になされるべきである．

- 骨性隆起部への過度の圧迫がないか注意する．
- 上前腸骨棘付近の圧迫により感覚異常性大腿痛をきたさないよう注意する．
- 座位時の装着感，適合性をチェックする．

4) ウィリアムス型（Williams type）（図Ⅲ-41）

ウィリアムス型の構造は，骨盤帯と胸椎バンド，腹部前当て，そして側方支柱からなっている．後方支柱はなく側方支柱から骨盤帯へ斜めに走る支柱がある（この斜めの支柱は下端では固定されているが上端は可動するように連結されている）．そのため後面が広く開いていることで前屈が許容されるが，後屈，側屈が制限されている．この装具の特徴的なところは，側方支柱の上端は胸椎バンドと連結されているが，下端は骨盤帯とは連結されておらず，腹部前当ての骨盤ストラップと連結されている（図Ⅲ-42）．このストラップを締め付けつることで，骨盤帯が前方へ押され，腹部前当ての圧が高まり，結果的に腰椎の前弯を減少させるようになる．この装具の上縁の高さや下縁のレベルはナイト型や後述のモールド型に準ずる．ウィリアムス型の改良型に，側方支柱にクレンザック継手を設け，前屈方向へバネで補助するフレクションブレース（flexion brace）（図Ⅲ-43）がある．

[目 的]

ウィリアムス型腰仙椎装具は別名flexion braceともよばれ，腰仙椎部の支持，制動ばかりでなく，腰椎前弯を抑制し，軽度屈曲位を維持することを目的とした硬性装具である．腰部脊柱管狭窄症の治療に有効とされている．腰椎屈曲位の維持と脊柱の安定化により，間欠跛行や腰痛・下肢痛の改善が期待できる．腰椎の安定化と粗大な運動を制限する目的により，軟性コルセットにより目的を達せる場合もある．

[チェックポイント]

馬尾・神経根の圧迫軽減という点ではflexion brace装着は理にかなった方法といえるが，脊柱アライメントとしては前傾位という不良姿勢を強制することにもなり，さらに硬性であることより装着しづらい場合も少なくない．適合が悪く，不快感や不便を感じる場合にはコンプライアンスが低下する．

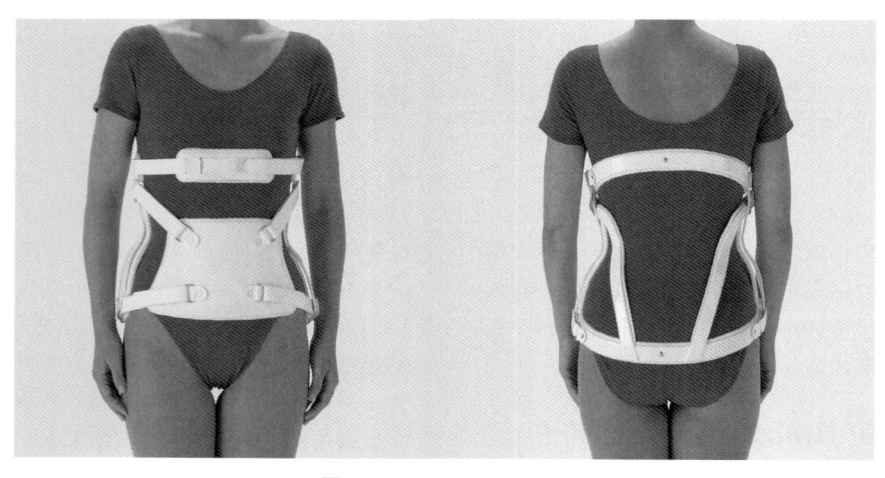

図Ⅲ-41 ウィリアムス型
（写真提供：日本義肢協会）

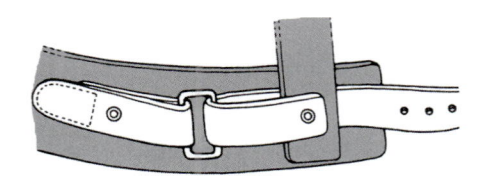

図Ⅲ-42 骨盤ストラップ

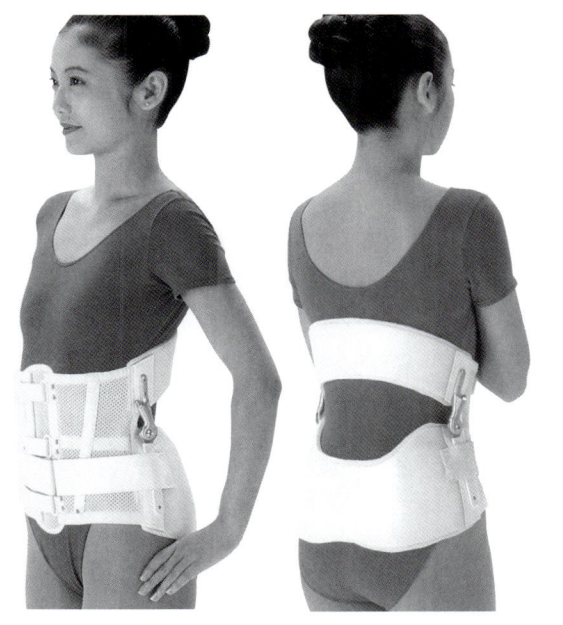

図Ⅲ-43 フレクションブレース
(写真提供:日本義肢協会)

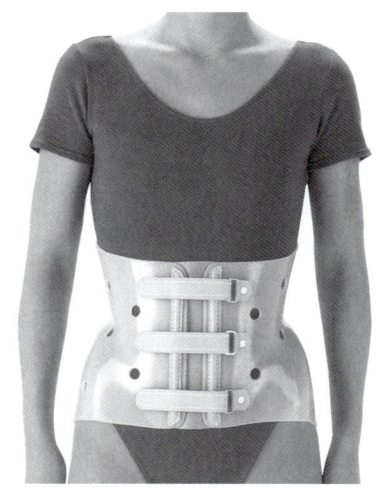

図Ⅲ-44 モールド式
(写真提供:日本義肢協会)

- 下腹部のパッドが十分に作用し,腰椎前弯抑制と軽度屈曲位維持がなされているかを定期的にチェックする.
- 間欠跛行や腰痛・下肢痛の改善が得られているかについても定期的にチェックする.

5) モールド式(molded type)(図Ⅲ-44)

これも胸腰仙椎装具のモールド式と同様な構造であるが,上縁,下縁の高さはナイト型,ウィリアムス型に準ずる.装着部位をギプス採型し,陽性モデルをもとに熱可塑性プラスチックを成形して製作される.身体への適合性が良く,圧の分散も図られる.腰仙椎装具のなかでモールド式は腰椎部の動きを最も制限するが,胸腰仙椎装具のモールドより短いため下部腰椎を制限する.

腰仙椎装具についてもモールドジャケット式のLSO(lumbo-sacral orthosis)が一般的に用いられている.

[目 的]

側弯症,脊椎外傷の保存療法,腰椎分離症,脊椎固定術術後などに使用される.

[チェックポイント]

一体型であり,後方支柱,側方支柱,腹帯などによる硬性体幹装具に比べ座位時の適合性に問題を生じやすい.座位時の装着感,適合性を十分にチェックする.

(栗山明彦,久野木順一)

6 仙腸装具

A. 概念と分類

仙腸装具は骨盤の仙腸部を覆う形式であり,軟性の材料で製作される場合が多く,仙腸ベルトや大転子ベルトなどがある.運動制限を目的とせず仙腸関節の固定,腹圧上昇,保温などを目的としている.仙腸ベルト(図Ⅲ-45)の下縁は骨盤帯と同様であり,上縁は腸骨稜の高さにある.また大転子ベルト(図Ⅲ-46)は仙腸ベルトより幅が狭く,大転子と腸骨稜の間に位置する装具である.

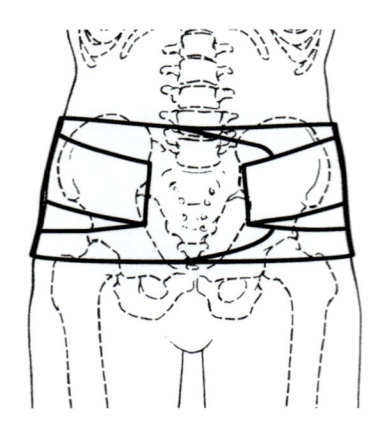

図Ⅲ-45　仙腸ベルト

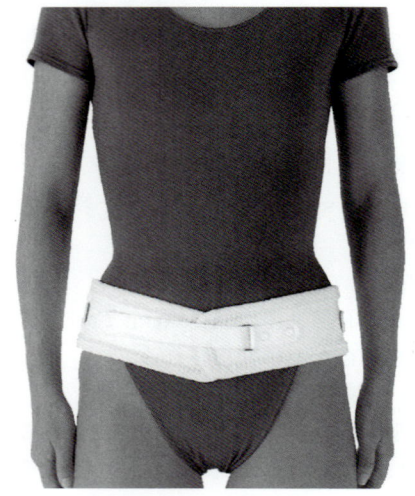

図Ⅲ-46　大転子ベルト
（写真提供：日本義肢協会）

[目　的]
　骨盤外傷や骨盤輪不安定症に適応される．骨盤輪不安定症に伴う骨盤痛，仙腸関節痛の除痛に有効である．仙骨と両側腸骨を包み込むように固定し，前方からは恥骨部にパッドをおく．分娩後の骨盤痛遷延例にも有効であるが，軽症例やX線上不安定性の明らかでない例では，仙骨から恥骨結合を固定する軟性のベルト（仙腸ベルト）でも有効な場合が多い．

[チェックポイント]
　骨盤外傷，骨盤輪不安定症，スポーツ活動における脊柱起立筋への負担軽減などの目的により，幅と素材を適切に選択する．

（栗山明彦，久野木順一）

7　側弯症装具

A. 側弯症装具の概念と分類

1）側弯症装具の種類

　側弯症装具は，骨盤から頸部まで及ぶ頸胸腰仙椎装具（CTLSO）と，腋窩以下の胸腰仙椎装具（TLSO）に大別され，前者の代表はミルウォーキー型である．かつては代表的な側弯症装具であったが，患者のADL制限や外観上の心理的負担が大きいなどの理由により，近年はTLSOの使用が優先され，TLSOでは対応できない症例に対してCTLSOが使用されることが多い．
　TLSOは，その形状からアンダーアーム型（underarm brace, short brace）ともよばれ，ボストン型，OMC型，千葉大式など多くの種類が考案されている．
　構造面では，金属支柱に取り付けられたパッドとベルトにより矯正するもの（ミルウォーキー型，アクティブコレクティブ（AC）ブレースなど）や，装具自体の形状により矯正するもの（ボストン型，OMC型やチャールストンベンディングブレースなど），プラスチックの装具本体の内面にパッドを挿入して矯正するもの（Boston system, TLSO（Hiroshima）など）がある．

2）側弯症治療における装具療法

　脊柱の側方への弯曲を側弯とよぶ．さまざまな疾患を基盤として側弯が発症し，これらを総称して側弯症とよぶ．代表的疾患が特発性側弯症である．側弯症では，一般に平面的な弯曲だけではなく，椎体の捻れを伴う，いわゆる三次元的変形が，その特徴である．
　側弯症の治療は，保存治療と手術治療の2つに大別される．装具療法は，保存治療のなかで代表的な治療法の1つである．しかし，それぞれの治療法を選ぶ際には，さまざまな項目を検討する必要がある．側弯角度（Cobb角），患児の骨年齢および暦年齢，側弯症をきたす疾患，などである．これらを的確に評価し，装具療法の適応が決定さ

138　Ⅲ　体幹装具

れる．装具療法が最も良い適応となるのは，疾患別では特発性側弯症である．以下，装具療法の概略を述べる．

(1) 側弯角度（Cobb角）と頂椎の定義

全脊柱X線写真の正面像で，左右への傾きが最大である上下の2個の椎骨を終椎とよび，弯曲の頂点にある椎骨を頂椎とよぶ．終椎椎体のそれぞれ上縁，下縁の延長線のなす角度をCobb角と定義し，この角度をもって側弯の大きさを表す．

(2) 骨年齢の判定法（リッサー Risser 分類）

骨盤正面X線写真（全脊柱正面X線写真でも同時に観察可能）において，腸骨稜の骨化核出現の程度により骨成熟度を判定する．腸骨の骨端線は，成長につれて，外側から内側へと骨化が進む（Risser 1〜4）．最後に骨端線が閉鎖し，骨成長が完了する（Risser 5）．一般に，Risser 4以上で骨成熟とされる．

(3) 特発性側弯症

原因不明で，思春期の女児にとくに好発する．全側弯症患者の約80％を占める．発症年齢により，幼児型（0〜4歳未満），若年型（4〜10歳未満），思春期型（10歳〜骨成熟完了まで）に細分類される．なかでも思春期型が最も多く，全特発性側弯症患者の約80％を占める．その原因はいまだ不明であるが，最近，遺伝子解析による進行予測が注目を集めている．特発性側弯症は，装具療法の最も良い適応である．

特発性側弯症の弯曲は，カーブパターン，すなわち頂椎の高位により，さらに分類される．頂椎がT2〜11に存在するものを「胸椎カーブ」とよぶ．特発性側弯症のなかで，最も多いパターンである．頂椎が，T12またはL1に存在するものを「胸腰椎カーブ」，L2〜L4に存在するものを「腰椎カーブ」とよぶ．

(4) その他の側弯症

頻度的には少ないが，先天性，神経筋原性（脳性麻痺，ポリオ，二分脊椎，筋ジストロフィーなど），神経線維腫性（von Recklinghausen病），結合織疾患性（マルファン症候群，エーラス・ダンロス症候群など）などに分類される．

(5) 装具療法の目的

側弯症に対する装具の目的は，弯曲した脊柱を真っすぐに矯正することではない．側弯の進行・悪化を防止することである．側弯症に対する装具療法の成否は，進行の予防に尽きる．これは，患児や家族が誤解を招く点であり，装具治療開始時には十分な説明が必要である．装具療法終了時までに，側弯の進行を防ぎ，少なくとも手術治療に至る経過を回避できたとすれば，装具治療は「成功」したといえる．

(6) 特発性側弯症に対する装具療法

保存治療のなかで，特発性側弯症に対する装具療法は，唯一EBM（evidence-based medicine）の面で，その効果に高い科学的根拠が認められた治療法である．装具療法の適応は，基本的に胸椎カーブでは30〜50°，胸腰椎・腰椎カーブでは，25〜45°である．腰椎カーブでは，胸郭による支持を欠き，胸椎カーブに比べて進行しやすいとされる．45〜50°以上の角度では手術療法を検討すべき段階となる．

骨成熟度別では，Risser 3以下，すなわち骨成熟に達していない場合に，装具療法が適応とされる．Risser 3以下で装具療法を開始した場合，その装着時間は，原則として入浴時以外は就眠時も含めて終日装着とする（全日装用，「1日23時間着用」の原則）．しかし，とくに思春期の女児に対する装具療法は，身体的負担はもとより，精神的負担が大きい．装具に対するコンプライアンスを注意深く観察しながら，適切な装着時間を設定すべきである．具体的には，学校の体育授業や部活に限定して装具除去を認める．なかには，装具に対して完全拒否の態度をとる患児もいる．このような場合，学校での非着用を許可し，自宅に限定した着用を推奨する．

(7) 装具作成から治療過程・終了

義肢装具士に装具採型を依頼する時点から装具療法は開始される．医師，義肢装具士，側弯患児（保護者も含む）の三者立ち会いのもと，ハンプの位置や骨盤の傾斜に注意し，実際の立位全脊柱正・側面X線写真も見ながら，適切な装具作成が指示される．とくにハンプを押すパッドの位置確認は重要である．採型後，約1週間で仮装具を完成させ，その「仮合わせ」を経て，装具が完成する．

装具が完成し装着開始後，まず1カ月の時点で

再来受診を指示する．この時期に装具の矯正効果が最大となり，それが維持されるからである．Cobb角の推移を観察し，矯正効果を確認する．装具をチェックし，必要に応じて，装具の修正を行う．あわせて，必要な指導を保護者，患児に行う．その後は，骨成熟度やCobb角の大きさに応じて，4～6カ月ごとに同様の経過観察を行う．

装具治療終了，すなわち装具除去は骨成熟度が進むRisser 4以上の時期を目安に行う．暦年齢では，高校生の時期が一般的である．全日装用を行っていた場合には，まず学校生活での非着用を許可し，部分的な除去から開始する．徐々に装具着用の時間を減少させ，最後には夜間就寝時のみの着用を経て，完全除去とする．装具除去の時期決定の目安となるのが，スタビリティ・テスト（stability test）である．

* スタビリティ・テスト：Risser 4以上で5に近づいた時期に，脊柱骨格の成熟度を評価するために行うX線写真上のテスト．装具着用時と，非着用時で2枚の立位全脊柱正面X線写真を撮影する．2枚のX線写真で測定したCobb角を比較し，その差が5°以内であれば「テスト合格」として，全日着用から部分着用に変更し，装具除去を開始する．5°以内とは，脊柱骨格の成熟が進み，装具による矯正効果がすでに発揮されない状況を意味する．

(8) 運動療法の併用

装具療法実施時には，運動療法を併用して行うことが必須である．その目的は，脊柱・四肢の拘縮除去，体幹筋力増強と体幹筋力左右非対称の改善である．これにより，装具療法の効果が増強する．運動療法が単独で側弯進行の防止効果を有するかに関しては，否定的な見解が多い．しかし，いまだ正確な結論が出ていない分野である．具体的な運動プログラムとして，ストレッチング，筋力増強訓練，サイド・シフト訓練などがある．

B. ミルウォーキー型

1）概念と構造

1945年にW. P. Blountらにより開発された側弯症の保存療法において代表的な装具である[31]．当初は術後の固定用として用いられていたが，1950年代より保存療法においてもその効果が認められるようになった．装具の本体は，骨盤ガードルと前方1本後方2本の金属支柱，ネックリングから構成されている（図Ⅲ-47）．矯正は3点支持の原理で行われ，脊柱の回旋がある場合には側弯と回旋の両方を矯正する．脊柱の矯正は主として三角形の腰椎パッド（lumbar pad）とL字型の胸椎パッド（thoracic pad）により行われ，そのカウンターとしてショルダーリング（shoulder ring）や腋窩パッド（axillary sling）が使用される[37]．L字型の胸椎パッドは，下方の横長の部分が側方から肋骨を介して矯正力を働かせるため，その高さは頂椎の高さではなく，頂椎に相当する肋骨の高さとなる．また縦長の部分は後方支柱とともに後方から肋骨隆起（rib hump）を押さえ，回旋方向の矯正を行う．腰椎パッドは，脊柱起立筋を介して後側方より腰椎の肋骨突起を押す．胸椎パッド，腰椎パッドともに，回旋方向への矯正力は，前方支柱に取り付けられたアウトリガーによりその効果を増す（図Ⅲ-48）[38]．

[製作方法]

製作上，最も重要なことは骨盤ガードルとそれに取り付けられる金属支柱を左右対称に製作することである[31,36]．

①採型は採型台に軽く腰掛け，腰椎の前弯を減少させて行う．

②剣状突起，両上前腸骨棘，恥骨結合上縁，大転子にマーキングを行い，殿部を下方までしっかりと覆うように採型する．また紐状にした包帯等を腸骨稜の上縁に食い込ませ，恥骨結合の位置で結んで下方へ引き，ウエストラインの形状を正確に採型する（図Ⅲ-49）．

③ネックリング選択と高さ設定のため，頸の前後左右径と，剣状突起から下顎までの長さを計測する．

図Ⅲ-47　ミルウォーキー型

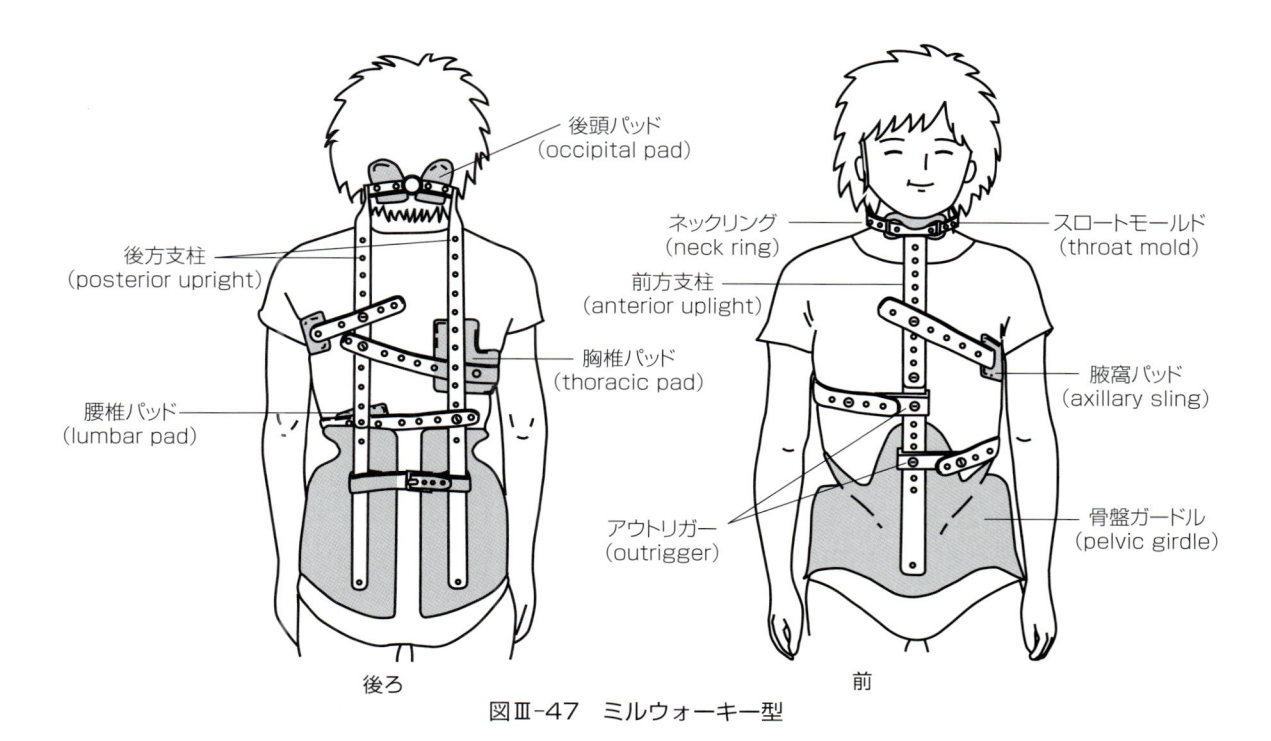

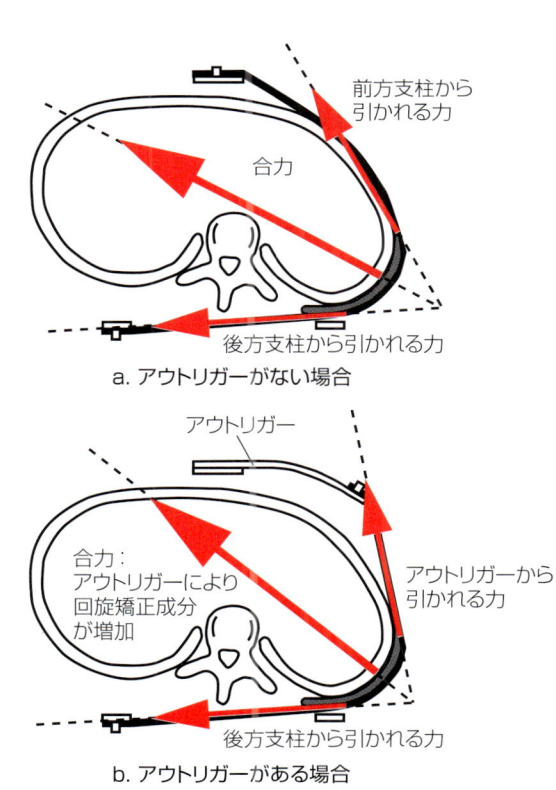

図Ⅲ-48　アウトリガー
a. アウトリガーがない場合
b. アウトリガーがある場合

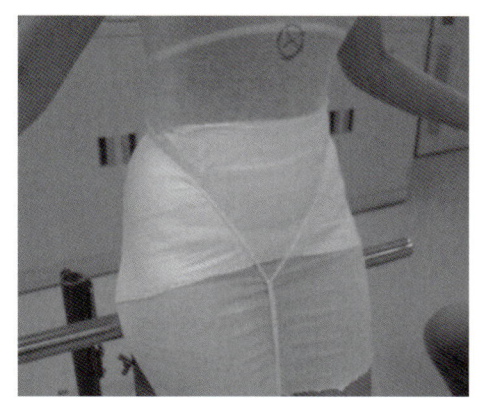

図Ⅲ-49　腸骨稜上縁の絞り込み

④修正は，両上前腸骨棘を基準として左右対称となるように行う．両上前腸骨棘と剣状突起の3点を含む面，および両上前腸骨棘と恥骨結合の3点を含む面を平らに削る．
⑤腸骨稜上縁は30〜40 mm幅で最終的に40〜50 mm程度の深さになるよう削り込む．
⑥上前腸骨棘および腸骨稜は5〜6 mm程度の盛り修正をする（**図Ⅲ-50**）．
⑦前方支柱は両上前腸骨棘の垂直二等分線上に取り付ける．後方支柱はネックリングへの取り付

7　側弯症装具　　141

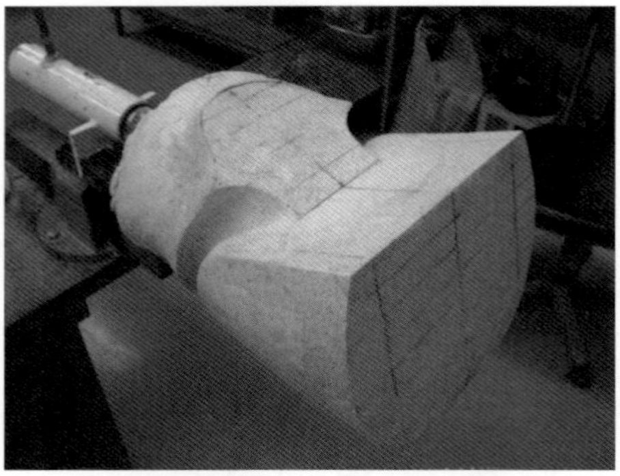

図Ⅲ-50　陽性モデルの盛り修正

けを考慮して平行に設定する．それぞれの支柱は成長に対応できるよう2枚重ねにしてネジ止めにする．ネックリングは矢状面にて25～30°程度前傾させて取り付ける．

2）適応（疾患と装具）

特発性側弯症で，すべてのカーブパターンの側弯に適応となる．とくに，側弯の頂椎が第7胸椎および，これより頭側にあるカーブが良い適応である．しかし，オリジナルのミルウォーキー型装具はネックリングが美容上の大きな問題となる．思春期の女児がネックリングを有する本装具を装着する場合，非常にコンプライアンスが低くなる．患児の装着を促進するために，ネックリングを細いスチール製金属で作成し，V字型として目立たなくした，いわゆるlow-profile（低外郭）ミルウォーキー型装具が代用される．

先天性側弯症は原則として，装具療法の適応外である．しかし，奇形椎を含んだ主カーブの下にみられる代償性カーブの進行を防止するという観点から装具療法を行う場合もある．その他の側弯症では，装具療法は一般に適応外であるが，手術治療までの「緊急避難」的に使用される場合もある．

3）チェックポイント

側弯症装具は，患児にとって身体的および精神的苦痛が大きい．つねに注意深い観察を行い，適宜，適切な修正を行うことが肝要となる．以下の点をチェックする．

①全体の大きさの観察

側弯症患児は，身長，体重などの変化が急激に起こることがある．とくに，第二次性徴期を迎える思春期女児では，体格の変化に伴い，装具が小さくなったり，合わなくなったりする場合がある．全体的な装具の大きさにまず注意する．とくに，骨盤ガードル（pelvic girdle）の大きさには十分注意し，小さくなったと判断した場合には，新しい装具の再作成を躊躇せず指示する．

②骨盤ガードルの適合性

骨盤ガードルは側弯症装具の基盤・土台となるものである．その適合性にはつねに十分な配慮が必要である．とくに腸骨稜部のモールディングには注意する．

③後方支柱（posterior upright）の傾き

金属支柱が床面に対して，正しく垂直に立っているかをチェックする．不適切な装具の着用を行い，支柱が垂直な状態でない場合には，着用法を正しく指導する．装具が小さくなり合わなくなった場合にも，支柱は傾く．

④パッドの位置

装具療法成功の鍵は，パッドの位置にあるといっても過言ではない．パッドが正しくハンプを押しているかを確認する．具体的には，装具着用下に撮影するX線写真を注意深く観察し，パッドが頂椎の後側方に正しく位置することをチェックする．胸椎カーブであれば，頂椎に連結する肋骨を正しく押していることを，腰椎カーブであれば頂椎の横突起を押していることを確認する．

⑤大腿外側皮神経障害

大腿外側皮神経は鼠径靱帯の下を通り，大腿前・内側を支配する知覚神経である．骨盤帯遠位で，鼠径部のトリミングが不十分である場合，圧迫性神経障害が生じ，上記部位に疼痛やしびれを発症する．ときに，頑固な症状に発展することがあり，注意が必要である．骨盤ガードルのトリミングは，上前腸骨棘の一横指遠位で行う．

⑥皮膚障害

湿疹やあせもは容易に発症する．かゆみや皮膚の状態に異常がないかをつねに確認する．パッドが当たる皮膚は障害が起こりやすい．とくに，夏場では注意が必要である．皮膚障害が重篤になる

と，褥瘡が発生する場合もある．患児自身が気付かないこともあり，保護者に対する十分な指導が肝要である．

C. アンダーアーム型

1）概　念

頸椎まで及ぶ上部構造をもたず，胸椎から骨盤に及ぶ構造をもつ側弯症装具（TLSO）をアンダーアーム型（underarm brace, short brace）とよぶ．上部構造をもたないため，ミルウォーキー型に比べ ADL 制限や外観上の心理的負担が少なく，現在では側弯症装具の多くを占めている．

基本的な矯正コンセプトはミルウォーキー型に準じており，3点支持の原理により側弯と回旋の矯正を行う（図Ⅲ-51）．

代表的なアンダーアーム型の1つとして1975年に J. Hall らにより報告された Boston system があげられる[34]．左右対称に製作された既製の本体（ポリプロピレン製）の内面にパッドを貼り付け，トリミングラインを考慮して圧迫と開放により脊柱の矯正を行うものである．しかし本邦では Boston system のコンセプトに基づき患者を採型して得られた陽性モデルを使用し，修正を加えて製作するオーダーメイドタイプが主流で，前述の Boston system に対しボストン型とよばれている（図Ⅲ-52）．

OMC 型（Osaka Medical College type brace）は大阪医科大学で開発されたもので，骨盤ガードルに取り付けられた high thoracic pad により側弯の矯正と脊柱バランスを改善する（図Ⅲ-53）[40, 41]．

その他，ミルウォーキー型のように金属支柱に取り付けられたパッドとベルトにより矯正する AC ブレース（active corrective brace, 図Ⅲ-54）[42]，ボストン型のように装具自体の形状によ

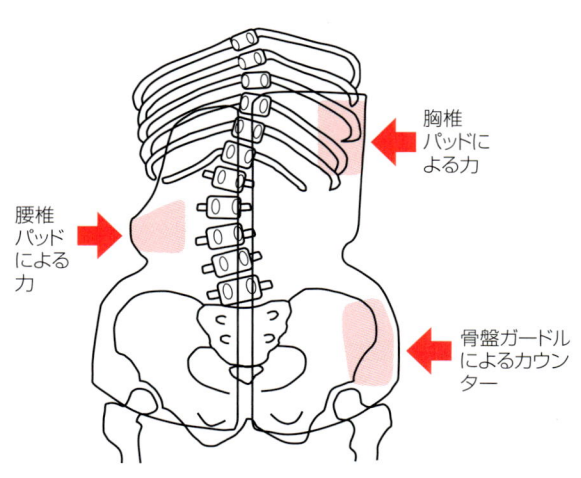

図Ⅲ-51　ボストン型3点支持

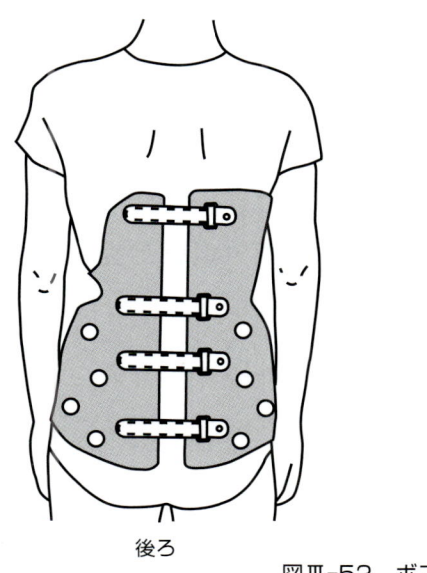

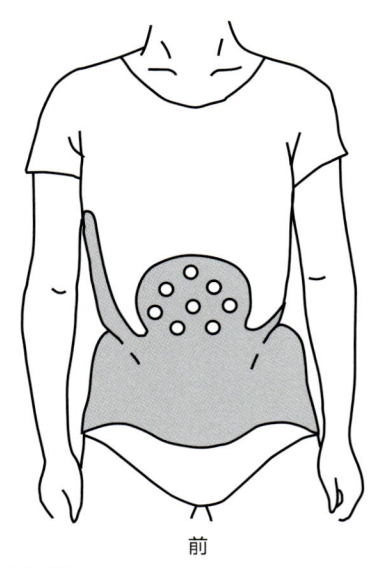

図Ⅲ-52　ボストン型

図Ⅲ-53 OMC型

図Ⅲ-54 ACブレース

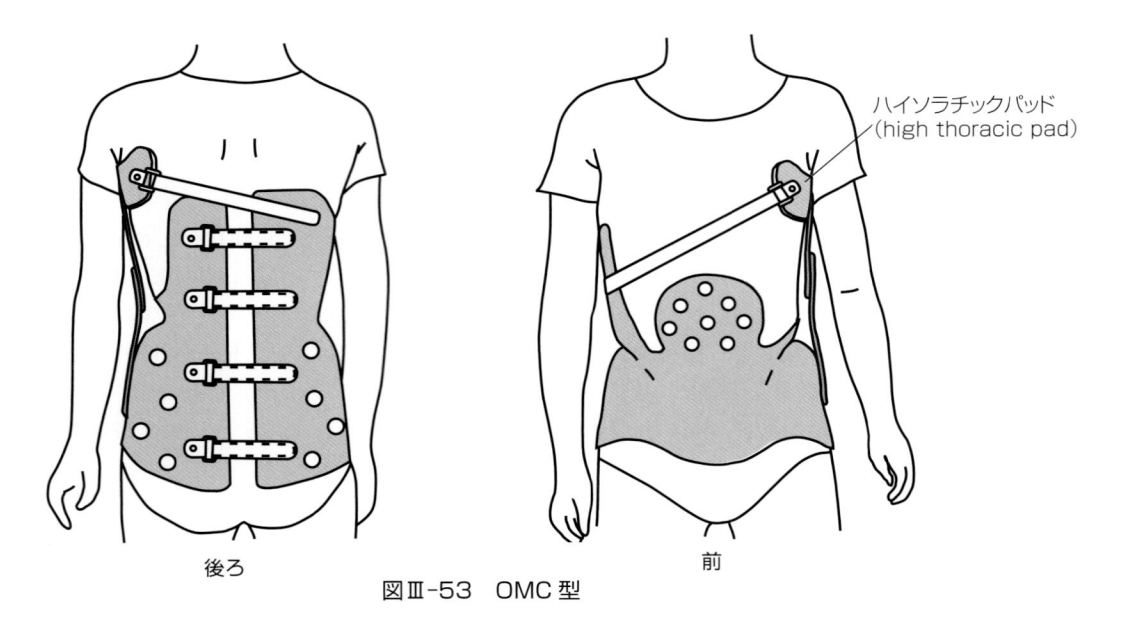

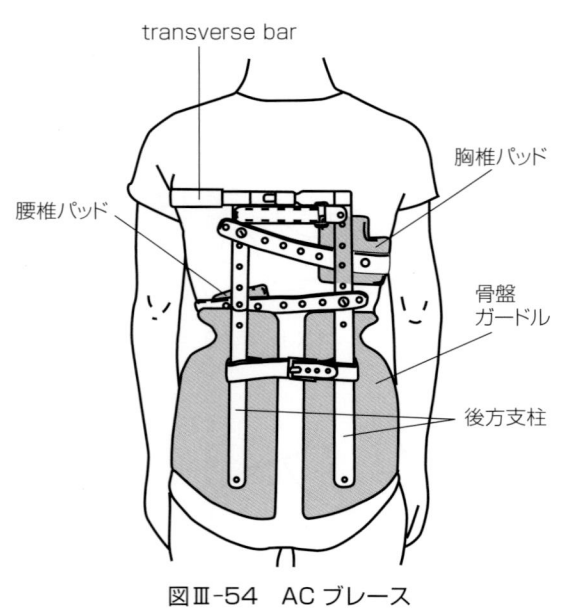

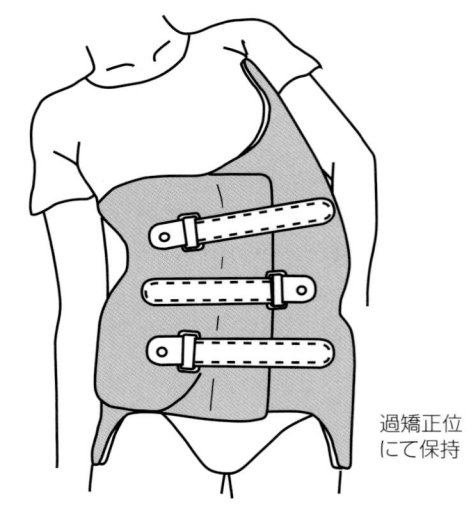

図Ⅲ-55 Charleston bending brace

り矯正を図る千葉大式，背臥位での過矯正位を保持し夜間に使用するCharleston bending brace（**図Ⅲ-55**）[39]，矯正位で採型しオルソプラストで短時間に製作するWilmington brace[32,33]，装具と生体に空隙を設けパッドを貼り付けることにより矯正力を働かせるTLSO（Hiroshima）[43]などがある．

2）適応（疾患と装具）

特発性側弯症で，とくに側弯の頂椎が第8胸椎および，これより尾側にあるカーブが良い適応である．実際には，ボストン型，OMC型（大阪医大式），ACブレース（いわゆる狭義のアンダーアーム型）などが用いられる．それぞれに特徴があり，担当医，義肢装具士の経験と考え方で使用されているのが現状である．ボストン型装具はその形状から，とくに腰椎カーブに良い適応であ

る．最も美容上の問題が少ない．OMC 型は，胸椎パッドに抗して頭頸部が正中に戻る反応を利用し，脊柱近位カーブの矯正効果も有しており，比較的適応範囲は広い．美容上の問題も比較的少ない．著者は，胸椎リング（thoracic hoop）を有し，骨盤ガードルからの後方支柱に設置されるパッドで矯正を図る AC ブレースの一種類を愛用している．美容上の問題は少し残るが，矯正効果などで満足できる結果を得ている．

3）構造と製作

(1) ボストン型

X 線写真を参考に頂椎の位置，弯曲を確認する．

①採型はミルウォーキー型と同様に採型台に軽く腰掛け，骨盤を水平かつ腰椎の前弯を減少させて行う．Risser table を使用する場合は，股関節を軽度屈曲し，腰椎の前弯を減少させた仰臥位にて採型を行う．体重を支える帯状のベルトと生体の間に隙間ができることを考慮して，背面の形状を正確に採型する必要がある．

②剣状突起，肋骨下縁，腸骨稜，両上前腸骨棘，恥骨結合上縁，大転子にマーキングを行い，殿部を下方までしっかりと覆うように採型する．また紐状にした包帯やゴムチューブなどを腸骨稜の上縁に食い込ませ，ウエストラインの位置と形状を把握する．同時に骨盤に対して体幹が側方へシフトしないように注意しながら左右の手で矯正をかけ硬化を待つ．

③腰椎カーブの場合，弯曲凸側ウエストラインの食い込みが十分でないことが多く，非対称な場合は削り修正を行う．また頂椎の肋骨突起を後側方から押さえるため，凹状に削り込む．カーブ凹側では押さえに対して開放されるように，盛り修正をして十分な空間を確保する（図Ⅲ-56）．胸椎カーブに対しては胸椎の側弯と肋骨隆起に対して後側方より削り，その反対側を盛り修正して左右対称になるよう修正する．

④プラスチック材料として，軟質ポリエチレン，ポリプロピレン，サブオルソレンなどがよく使用される．

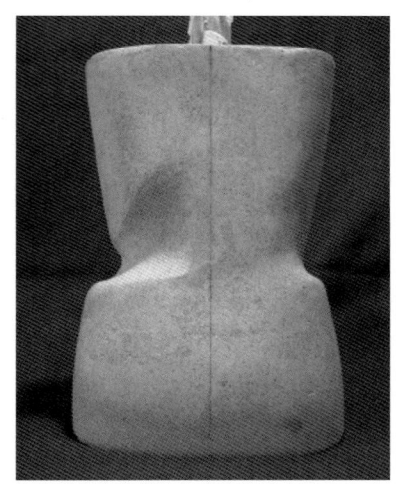

図Ⅲ-56　陽性モデルの削り修正と盛り修正

(2) OMC 型

ボストン型などでは立ち直り反応が不十分なため対応できず，ミルウォーキー型に頼らざるを得なかった胸椎主カーブへ適応を広げるため，大阪医科大学にて OMC 型（Osaka Medical College type brace）が開発された．

OMC 型の特徴は，装具本体で主カーブまでの矯正を 3 点支持により行い，加えて骨盤ガードルから立ち上げた金属支柱と high thoracic pad によって胸椎カーブの矯正および脊柱バランスの改善を行うことである．high thoracic pad からの圧迫に対抗して頭頸部が正中線上に戻る反応により，上位脊柱の弯曲に対する矯正効果も期待している[40,41]．

[製作方法]

採型は圧迫と開放の適切な組み合わせにより，弯曲の矯正および良い脊柱バランスを誘発するように行う．例として胸椎右凸弯曲（腰椎左凸代償性弯曲）について説明する．

①X 線写真を参考に，腰椎および胸椎カーブに対する圧迫の部位と範囲，恥骨上縁，上前腸骨棘，腸骨稜，殿部下縁にマーキングを行う．

②採型台に腰かけ，腰椎の前弯および骨盤の前傾を減少させて脊柱の自然な伸展位を保持させる．

③骨盤より採型し，腸骨稜を正確にモールディングする．腰椎カーブの矯正のため，右側腰部の

余分なギプスは硬化後にカットする．
④腰椎カーブを矯正するため，右側屈または水平移動を行い，頂椎肋骨突起を左後側方から圧迫して硬化を待つ．硬化後，主カーブ矯正の障害となる腰椎圧迫点直上の余分なギプスをカットして開放する．
⑤続いて主カーブの矯正を行う．側弯および回旋矯正のため，体幹を左側屈および右前方へ回旋させて採型を行う．主カーブの圧迫点は骨盤より十分内側でかつ前方に位置することが重要である．硬化後，主弯曲の圧迫点の直上で余分なギプスをカットし，立ち直りを妨げないよう開放する．
⑥患者を直立させ，high thoracic pad の代わりに徒手にて立位バランスを確認し，pad の位置を決定する．
⑦陽性モデルの修正は，X線写真を参考に行う．腰椎カーブの頂椎肋骨突起に相当する圧迫点を注意深く削り込み，頂椎より頭側は盛り修正をして開放する．
⑧3～4mm のサブオルソレンなどを使用し，装具本体を真空成形する．

4）チェックポイント

チェックすべきポイントは，原則として前述のミルウォーキー型装具の場合と同様である．その他，個別のチェックポイントを記載する．

ボストン型装具では，側弯の凸側と反対側の部位を開窓する．開窓の部位と大きさが適切でないと矯正効果は不十分となり，患児も疼痛などを訴える．

OMC型（大阪医大式）では，high thoracic pad と骨盤ガードルを連結する前後のベルトがきつくならないように注意する．患児が圧迫感を訴える．

ACブレースでとくに thoracic hoop を有するタイプでは，hoop 側面で腋窩部位での高さに注意する．これが高すぎると，腋窩部痛の原因となったり，排泄動作時に障害をきたす．

（中村喜彦，白土　修）

文　献

1) Fisher SV et al : Cervical orthosis effect on cervical spine motion, Roentgenographic and goniometric method of study. *Arch Phy Med Rehabil*, **58** : 109-115, 1977.
2) Jhonson RM et al : Cervical orthosis, A study comparing their effectiveness in restricting cervical motion in normal subjects. *J Bone Joint Surg*, **59-A** : 332-339, 1977.
3) 山室健一：脊椎装具に強くなる！Basics & Tips（6）頸椎，頸胸椎支柱装具―いわゆる Four poster orthosis と SOMI orthosis そして現在使用される UD brace(R)．脊椎脊髄ジャーナル，**21**(12)，2008.
4) 細野　昇・他：痛みをとらえる脊椎とその周辺からの痛みの診断　頸椎症性脊髄症における軸性疼痛．臨床整形外科，**28**：405-411，1993.
5) 税田和夫・他：棘突起縦割法頸椎椎弓形成術後項部愁訴の原因．日本整形外科学会誌，**73**：s728，1999.
6) 時岡孝光・他：片開き式頸椎椎弓形成術後の装具非使用，早期離床例の検討．中部整形災害外科学会誌，**45**：457-458，2002.
7) 山本直哉・他：En-bloc laminoplasty の術後軸性疼痛の検討．骨・関節・靱帯，**18**（4）：295-303，2005.
8) 星地亜都司・他：棘突起縦割法頸椎椎弓形成術後の軸性疼痛と可動域．骨・関節・靱帯，**18**（4）：305-307，2005.
9) 吉田勇治・他：頸椎前方固定術の検討―内固定群と非内固定群との比較．整形外科，**51**（7）：828-829，2000.
10) Lisa A Taitsman et al : Complications of cervical halo-vest orthoses in elderly patients. *Orthopedics*, **31**（5）：446, 2008.
11) Garfin SR et a : Complications in the use of the halo fixation device. *J Bone Joint Surg Am*, **68**（3）：320-325, 1986.
12) Vertullo CJ et al : Pin-site complications of the halo thoracic brace with routine pin re-tightening. *Spine*, **22**（21）：2514-2516, 1997.
13) AAOS : Appliances for the Spine and Trunk, Orthopaedic Appliance Atlas Vol. 1, J. W. Edwards, 1952, p 179-250.
14) AAOS : Spinal Orthoses, Atlas of Orthoses and Assistive Device, 3rd, Mosby, 1997, p 241-278.
15) New York University Post-Graduate Medical School, Spinal Orthotics, 1987.

16) ISO 8549 : Prosthetics and orthtics–vocabulary–Part 3 : terminal relating to external orthoses, 1989.
17) 社団法人日本義肢協会編：体幹装具．
18) 南　昌平：脊椎疾患．新編 装具治療マニュアル，加倉井周一，初山泰弘，渡辺英夫編，医歯薬出版，2000，p 217-232．
19) 日本義肢協会編：胸腰椎疾患とその装具療法．日本義肢協会誌，**46**：25-43, 2001．
20) 小田裕胤・他：椎疾患に対する装具療法．日本義肢装具学会誌，**19**（3）：191-196, 2003．
21) 高田正三：脊柱の機能障害．日本義肢装具学会誌，**13**（4）：380-386, 1997．
22) 大井淑雄，須賀哲夫：脊柱の装具．整形外科MOOK No. 40 義肢装具療法，伊丹康人，西尾篤人編，金原出版，1985，p 160-173．
23) 東山義龍：頸椎用装具．別冊整形外科 No. 4 義肢・装具，南江堂，1983，p 160-184．
24) 土肥信之：胸腰椎装具．別冊整形外科 No. 4 義肢・装具，南江堂，1983，p 185-192．
25) 浅見豊子：体幹装具．リハビリテーションMOOK No. 7 義肢装具とリハビリテーション，千野直一，安藤徳彦編，金原出版，2003，p 132-140．
26) 山室健一：頸椎装具．*MB Orthop*, **16**（8）：35-40, 2003．
27) 白土　修：体幹装具．義肢装具チェックポイント，伊藤利之，赤居正美編，第7版，医学書院，2008，p 209-229．
28) 瀬本喜啓：体幹装具．義肢装具学，川村次郎，陳隆明・他編，第4版，医学書院，2009, 272-278．
29) 佐々木和憲：体幹装具．最新 義肢装具ハンドブック，三上真弘，飛松好子・他編，全日本病院出版会，2007，p 210-214．
30) 丸山　徹，栗山明彦：体幹装具．装具学，加倉井周一編，第3版，医歯薬出版，2003，p 109-133．
31) Blount WP et al : Milwaukee brace. The Williams & Wilkins Company／山内裕雄：ミルウォーキーブレース．医学書院，1976．
32) Bunnell WP : The use of plastic jackets in the non-operative treatment of idiopathic scoliosis. *J Bone and Joint Surg*, **62-A**：31-38, 1980.
33) Bunnell WP : Treatment of idiopathic scoliosis with the Wilmington brace. Results in patients with a twenty-nine-degree curve. *J Bone and Joint Surg*, **68-A**：602-605, 1986.
34) John Hall et al : A refined concept in the orthotic management of scoliosis. *Orthotics and Prosthetics*, **29**（4）：7-13, 1975.
35) Jean Claude de Mauroy et al : The Lyon brace. *Disability and Rehabilitation*, **3**（3）：139-145, 2008.
36) Blount WP : Making the Milwaukee brace. *J Bone and Joint Surg*, **40-A**：526-624, 1958.
37) NYU Post-Graduate Medical School : Spinal Orthotics. 1987.
38) Carlson JM : Clinical biomechanics of orthotic treatment of idiopathic scoliosis. *JPO*, **15**（4），2003.
39) Hooper CR Jr : The Charleston Bending Brace. The Charleston Bending Brace Foundation, 1990.
40) 増成基之：OMC Braceの臨床経験．POアカデミージャーナル，**6**（2）：117-124, 1998．
41) 遠藤紀・他：大阪医大式装具（OMC-brace）による側弯症治療．整形外科MOOK No. 18，金原出版，1981，p 134-149．
42) 山本博司：Milwaukee brace外の装具療法．整形外科MOOK No. 18，金原出版，1981，p 123-132．
43) 三国徹也：TLSO（Hiroshima）の実際．POアカデミージャーナル，**6**（2）：135-138, 1998．
44) 社団法人日本義肢協会：義肢・装具カタログ．

IV 上肢装具

1 総論

A. 上肢・上肢帯の構造と機能

人間が二足歩行となったとき上肢は移動のための器官（locomotive organ）としての役割をほぼ免除された．すなわち上肢はその先端にある手のために奉仕する，奉仕できる器官となった．

1）上肢帯の大きな可動域

骨盤が脊椎と靱帯性に強固に結合しているのに対し，肩甲骨は脊椎と直接関節をもたず，おもに筋により支えられている．これに肩甲骨と上腕骨との間の肩関節の大きな可動域が加わって，手は体幹に対して上肢の長さを半径とする球全体のほぼ3分の2の範囲に位置することが可能となっている（図IV-1）．

2）肘関節，前腕，手関節

手より近位の上肢を構成する骨と関節を示す（図IV-2）．

肘関節においては橈骨，尺骨とも上腕骨との関節面を有するのに対し，手関節において手根骨との間に広い関節面をもつのは橈骨である．すなわち手に加わった力の82％が橈骨に，残り18％が尺骨に伝わるが[1]，前腕部でその一部が橈骨から尺骨に伝えられ，肘関節では橈骨を介して上腕骨へ伝わっていくのは全体の60％，残り40％が尺骨から上腕骨に伝わる[2]．さらに前腕部でこの2本の骨は互いに捻れることができ，それによって回内，回外運動が可能となる．これは遠位・近位橈尺関節と2本の骨の間にある骨間膜の働きによる．

遠位橈尺関節にある三角線維軟骨複合体 triangular fibrocartilage complex（TFCC）は手（手根骨）からの力を尺骨に伝えるとともに，回内外を許しながら橈骨と尺骨の間の安定性を維持する働きを担っている（図IV-3）．TFCCに関しては近年新知見が集積されており，とくに橈骨から尺骨茎状突起根元のくぼみへ向かう三角靱帯の働きが重要である．

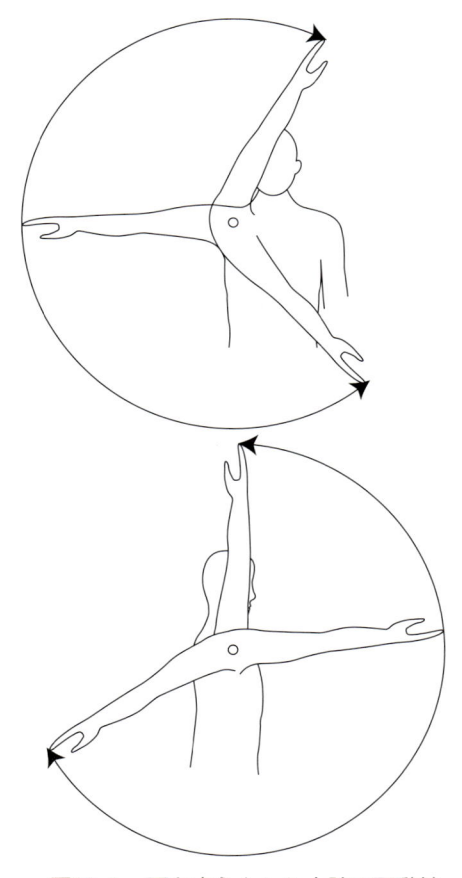

図IV-1　肩を中心とした上肢の可動性

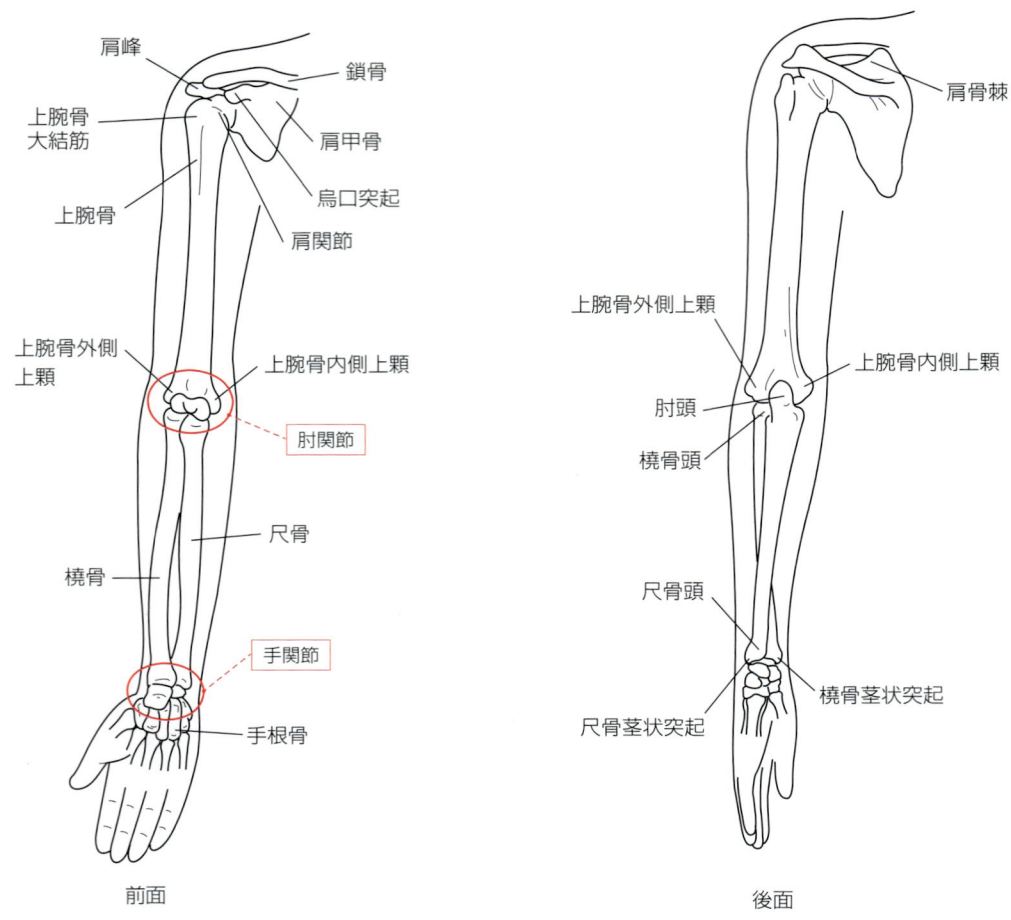

図Ⅳ-2 上肢の骨と関節

B. 手の構造と機能

　手を構成する骨と関節を示す（**図Ⅳ-4**）．手掌皮線は手の関節の位置を知る助けになる（**図Ⅳ-5**）．

①手は運動器である．力強い運動から精緻な運動までこなす．これを可能にしているのが2種類の筋群の協同作業である．1群は前腕にその筋腹があり，長い腱をもって指を動かす外来筋（extrinsic muscle）であり（**図Ⅳ-6**），もう1群は手の中にその筋腹があり，指の精緻な運動を行う内在筋（または手内筋，intrinsic muscle）である（**図Ⅳ-7**）．外来筋とは総指伸筋，長母指伸筋，浅指屈筋，深指屈筋，長母指屈筋などで，収縮の幅が大きく，筋力も強いが反復運動には適していない．内在筋とは母指球の筋

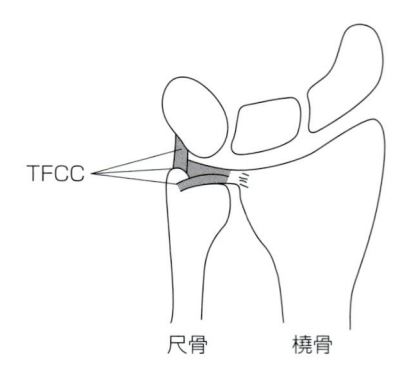

図Ⅳ-3 三角線維軟骨複合体（TFCC）の構造

群，小指球の筋群，骨間筋，虫様筋で，収縮の幅が小さいが細かく制御でき反復運動に耐えうる．この2種類の筋を使い分けたり，ともに使うことで人類の手は他に類をみない働きをする

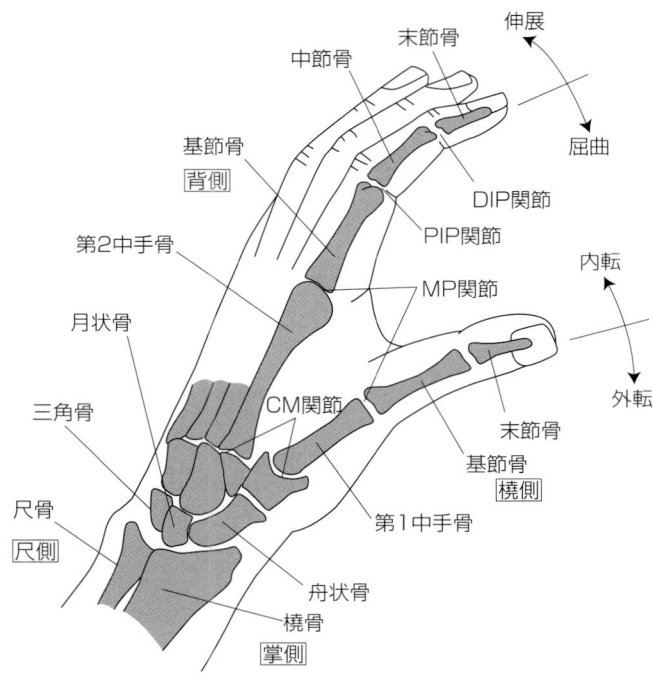

図Ⅳ-4 手を構成する骨と関節

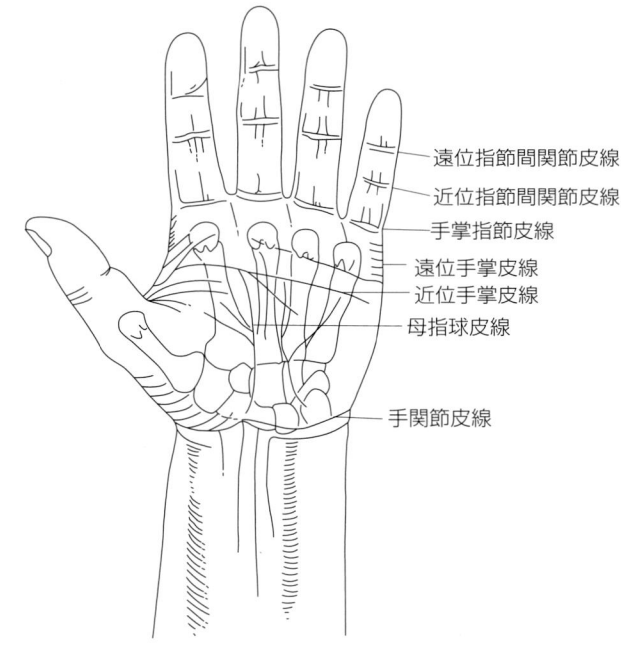

図Ⅳ-5 手掌および指の皮線

ことが可能になった.
②手は感覚器である.触れた物の形,大きさ,硬さ,温度,質感までわかる.指先の感覚はとくに鋭敏で,わずかに離れた2点を識別できる.正常ではこの2点識別覚は2 mmから3 mmである.これを測定する専用の検査器もある.各国の点字における2つの点の中心間の距離は概ね2 mmを少し超えたくらいから,2.5 mmまでに設定されている.触覚以外にも指の各関節の位置から把持した物の大きさを認識している(図Ⅳ-8).

C. 手がその機能を十分に発揮できるために必要なこと

手を自由な位置に移動,保持できることと指や手自体が十分に可動することの両方が達成されていなければならない.

1) 指が十分に可動するのに必要なこと

指の自動的関節可動域(active range of motion：ROM)が保たれるのに必要なことを理解するためには,手におけるROM制限の特徴を知らなければならない.すなわち,手においては他動的ROMと自動的ROMの両方が制限される場合と他動的ROMは制限されていないが自動的

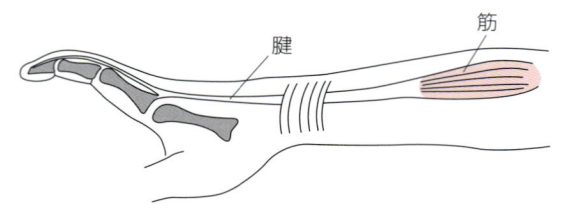

図Ⅳ-6　外来筋である総指伸筋とその腱

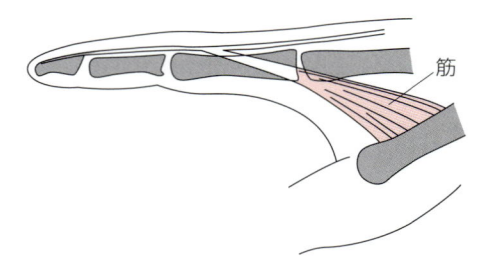

図Ⅳ-7　内在筋である第1背側骨間筋

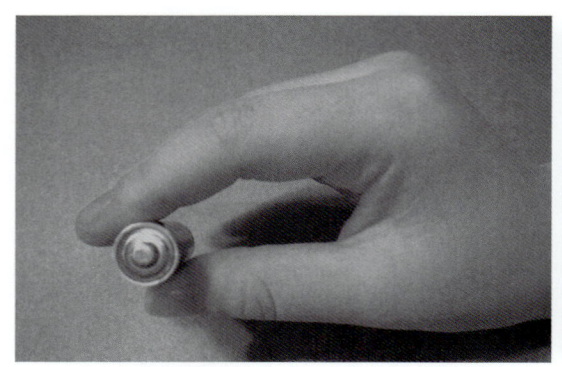

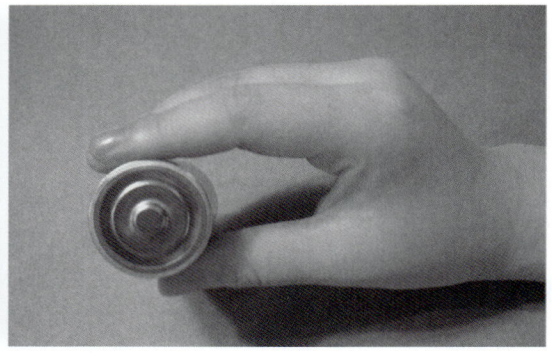

図Ⅳ-8
異なる大きさの乾電池を持てばその大きさがわかる．

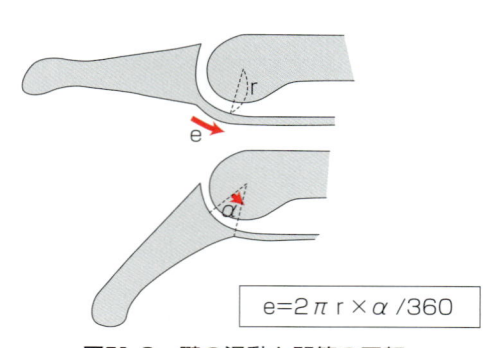

$e=2\pi r\times\alpha/360$

図Ⅳ-9　腱の滑動と関節の回転

ROM のみが制限されている場合がある．後者は身体の他の部位に比べ手でより特徴的な現象である．

　他動的 ROM が保たれるためには，関節が十分に動くこと，腱が十分に滑動すること，皮膚の伸展性が保たれていることが必要である．さらに自動的 ROM も保たれるには腱がその全走行において自由に滑動できること，腱を動かす筋の収縮幅が十分である必要がある．前腕に筋腹を有し長い腱で指骨を牽引する外来筋（図Ⅳ-6）の存在が腱の問題を引き起こす．

2）手における腱の特徴

　手における腱，とくに屈筋腱の特徴を知らなければならない．

(1) 腱の滑動と関節の回転

　腱が周囲に対して滑動することによって関節で骨は回転できる（図Ⅳ-9）．関節の回転角度と滑動距離は比例することが知られており，たとえば PIP 関節を 10°屈曲するのに必要な浅指屈筋腱の滑動距離は約 1 mm である．

(2) 屈筋腱の走行

　指にはおのおの 2 本の屈筋腱があり，手掌側からみてより深い位置（より背側）にある深指屈筋腱が浅指屈筋腱の中をくぐり抜けて末節骨に付着するので（図Ⅳ-10），両者はこの部位で癒着しやすい．この部位での腱の修復は誰がやってもうまくいかない部分（no man's land）とよばれていた．

(3) 屈筋腱と腱鞘

　屈筋腱の周囲には腱の浮き上がりを防止する

152　Ⅳ　上肢装具

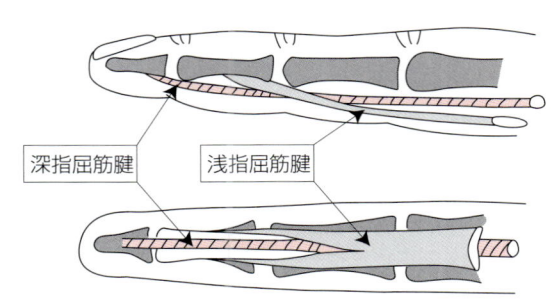

図Ⅳ-10　2本の屈筋腱の関係
浅指屈筋腱の中をくぐり抜ける深指屈筋腱．

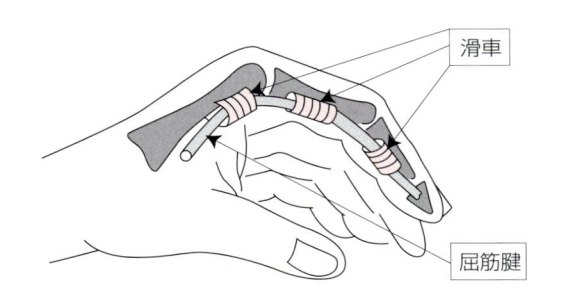

図Ⅳ-11　屈筋腱と滑車（靱帯性腱鞘）

靱帯性腱鞘（滑車）（図Ⅳ-11），滑膜性腱鞘があり2本の屈筋腱はその中に密着して存在し，腱が周囲に対して可動するとともに，腱同士がお互いに対して可動することで複数の関節を動かしている．靱帯性腱鞘（滑車）は関節の屈曲に対する屈筋の効率を上げており，これが消失すると弓弦（bow string）現象を生じ，屈筋の効率が低下する．

D. 母指の特色

母指球筋の働きで母指を他の指に対向できるのが人類の特徴である．この動きを対立運動（opposition）とよぶ．この対立運動には母指が手掌から垂直方向に外転（掌側外転）しつつ末節部（爪の向き）が回内するという複合運動からなっている．正中神経麻痺により，この母指球筋の機能が障害されて対立運動ができなくなった手を「猿手（ape hand）」という．

1）CM関節の構造

母指のCM関節は鞍関節である．関節が鞍状であることにより内外転，屈曲伸展，回旋（回内外）が可能となり，母指の自由な動きを可能にしている．

2）母指を作動させる筋

正中神経に支配される短母指外転筋，母指対立筋，短母指屈筋と尺骨神経に支配される短母指内転筋，骨間筋からなる5つの手内筋と長・短母指伸筋，長母指外転筋，長母指屈筋からなる4つの外来筋で構成される．

3）母指の可動域

手掌に平行な面上の内・外転を水平内・外転といい，手掌に垂直な面上の内・外転を掌側内・外転という．母指の全体としての可動域を表現する方法として，母指指尖が他の指のどこまで届くか，たとえば中指のPIP関節までなどと表す方法もある．

E. 手の内在筋

内在筋のうち骨間筋，虫様筋とその共同腱であるlateral bandの構造と機能を知ることが指のさまざまな病態や変形を理解するために重要である．

1）骨間筋

中手骨の間の背側，掌側にあり，前者は指の外転を，後者は指の内転を行うとともに，その一部の線維が腱様組織に移行し，後述の虫様筋からの線維と合流してlateral bandとなる（図Ⅳ-12）．すべてが尺骨神経に支配される．

2）虫様筋（lumbrical muscle）

深指屈筋腱に起始し，lateral bandとなり指伸展機構に合流する（図Ⅳ-13）．そのため指の屈曲と伸展を調節する機能を有する．指を屈曲しようとすると屈筋腱は緊張するが，虫様筋は弛緩して指伸展機構の遠位への移動が可能となり，指が屈曲できる．橈側指（示指・中指）の虫様筋は正中神経に，尺側指（環指・小指）の虫様筋は尺骨神経に支配されている場合が多い．

1 総論　153

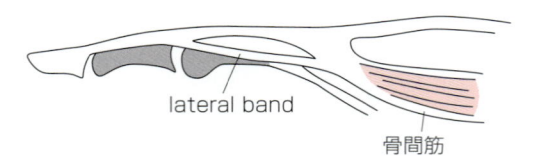

図Ⅳ-12　骨間筋と lateral band

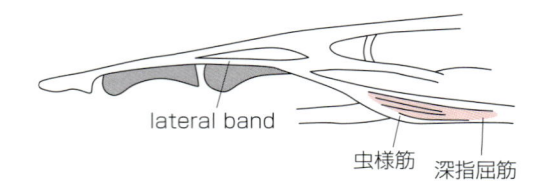

図Ⅳ-13　虫様筋と lateral band

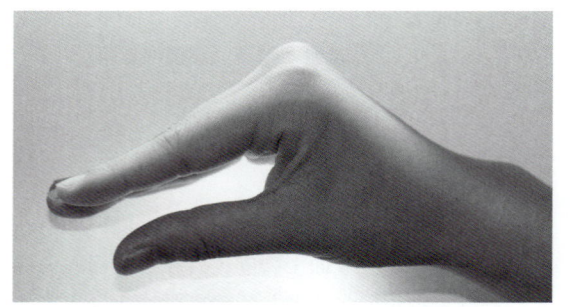

図Ⅳ-14　intrinsic plus の指位

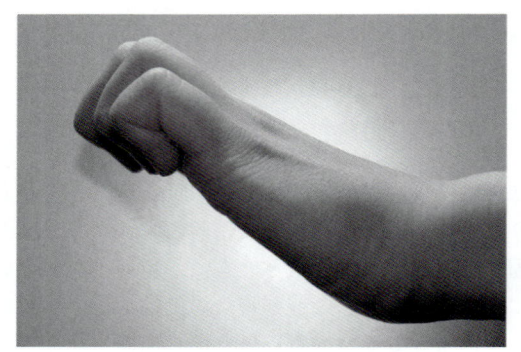

図Ⅳ-15　intrinsic minus の指位

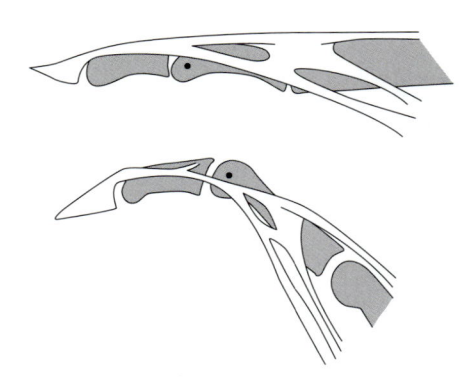

図Ⅳ-16　ボタン穴変形のメカニズム

3）lateral band と鷲手変形

　骨間筋と虫様筋の共同腱である lateral band が緊張すると基節骨より遠位の指伸展機構が牽引され，MP 関節は屈曲し，PIP・DIP 関節が伸展する．これが intrinsic plus の指位である（図Ⅳ-14）．尺骨神経が麻痺すると，正中神経支配の示指・中指の虫様筋以外に lateral band を牽引する筋がなくなるので，尺側指（環指・小指）の PIP・DIP 関節の伸展ができなくなる．指を伸展しようとすると MP 関節は過伸展し，PIP・DIP 関節は屈曲する．これが鷲手変形とよばれる．鷲手変形の指が intrinsic minus の指位である（図Ⅳ-15）．

4）lateral band とボタン穴変形

　正常の指では lateral band は PIP 関節の回転中心の背側を通るので，その緊張は PIP 関節を伸展させる．PIP 関節部の病変により lateral band が掌側へ変位してしまうと，lateral band の緊張は PIP 関節を屈曲させる．これがボタン穴変形である（図Ⅳ-16）．

F. 手の知覚と神経支配

　人により多少変異があるが，手の知覚は 3 つの神経（橈骨・正中・尺骨神経）によって図Ⅳ-17 のように支配されている．その支配領域には重なりがあることもあるので，神経ごとの固有知覚領域を覚えておくことは有用である．橈骨神経であれば第 1 指間部背側，正中神経であれば示指指尖掌側，尺骨神経であれば小指指尖掌側である．

G. その他の機能解剖

1）手根骨の概説

　8 つの骨からなる手根骨は，手根骨近位列と遠

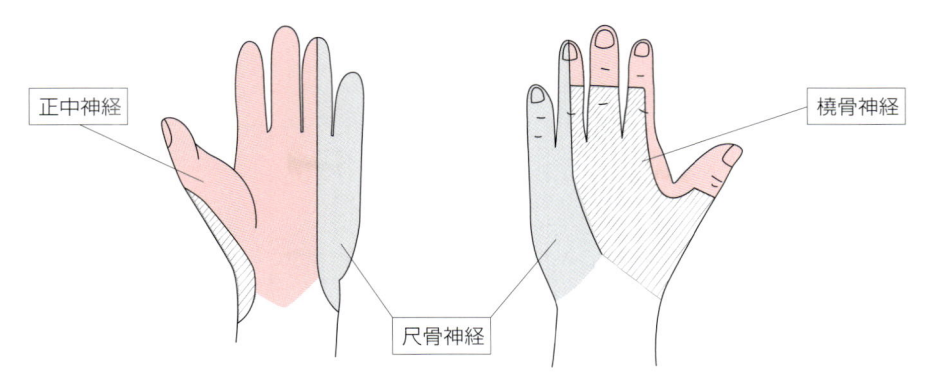

図Ⅳ-17　手の知覚の神経支配

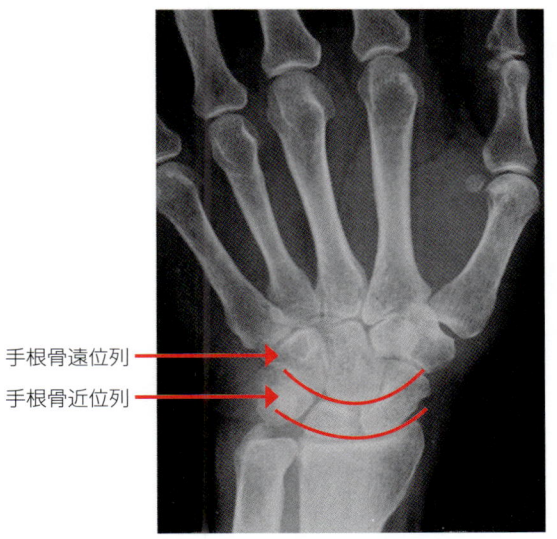

図Ⅳ-18　手根骨の正面X線像

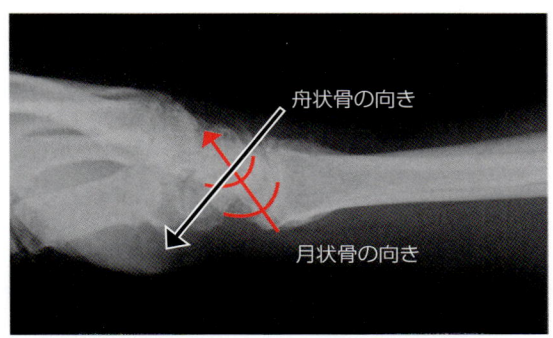

図Ⅳ-19　DISI変形をきたした手根骨側面X線像
月状骨が背側を向き，舟状骨が掌側を向く．

位列からなり，舟状骨が両者にまたがる（**図Ⅳ-18**）．そのため舟状骨に外力が集中しやすく，手根骨のなかで最も骨折の頻度が高い．舟状骨骨折や舟状骨・月状骨間の靱帯損傷を生じると近位列と遠位列の協調した動きが破綻する．これがdorsal intercalated segment instability（DISI 変形）（**図Ⅳ-19**）である．これらの原因を含むさまざまな靱帯損傷によって，手根骨間に不安定性を生じる．これらは手根不安定症とよばれる．

2）CM 関節の可動性

母指以外の CM 関節では橈側指（示指・中指）の可動性が小さく，尺側指（環指・小指）の可動性が大きい．

3）指の長さの意味

指を最大屈曲すると指尖はちょうど手掌に届く．これは指の骨の長さが**図Ⅳ-20**のように関節の回転中心から測って，Fibonacci 数列からなる Fibonacci の渦巻きとなっているからである．

4）PIP 関節角度と DIP 関節の動きの調和

通常の指の屈曲では PIP 関節が屈曲するにしたがって DIP 関節も屈曲する．この機序については諸説あるが，筆者らは自動屈曲時における PIP 関節角度と DIP 関節角度を測定し，両者がきわめて直線的な比例関係にあることを示した（**図Ⅳ-21**）[6]．したがって，この生理的な関係に反して，PIP 関節を伸展させたまま DIP 関節を強制的に屈曲するような訓練は避けるべきである．

1 総論　155

Fibonacci 数列
$a_{n+2} = a_{n+1} + a_n$

Fibonacci の渦巻き

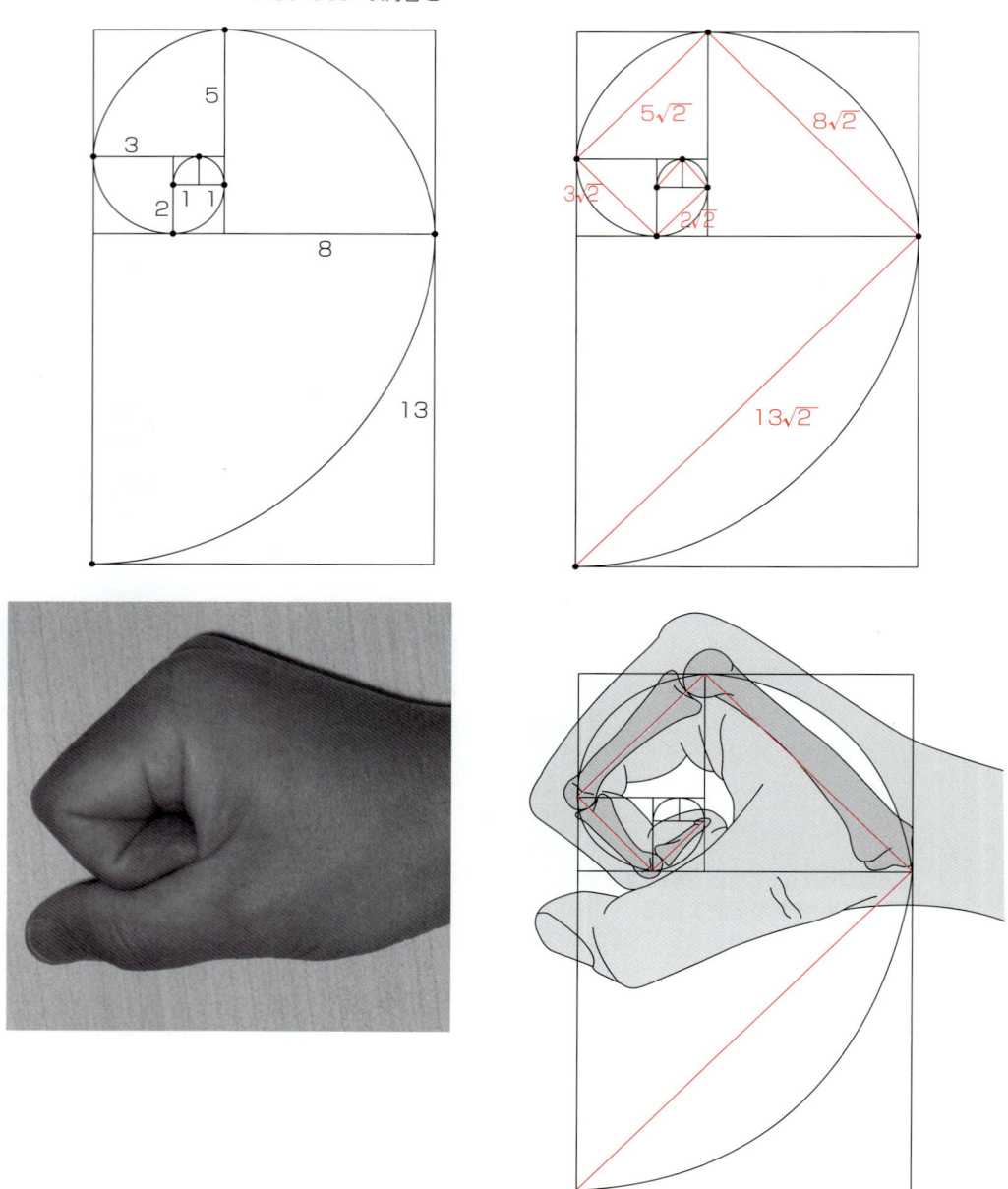

図Ⅳ-20　Fibonacci 数列，Fibonacci の渦巻きと指の骨の長さ

5）指 PIP 関節の構造と病理

　PIP 関節は他動的な過伸展を防止するためにその掌側に線維組織と軟骨からなる構造を有する．これらは掌側板，手綱靱帯とよばれる．そのため PIP 関節を長期に屈曲位に固定するとこれらが短縮し，難治性の屈曲拘縮を生じる．

6）指 MP 関節の構造と病理

　指の MP 関節は中手骨骨頭の形状と側副靱帯

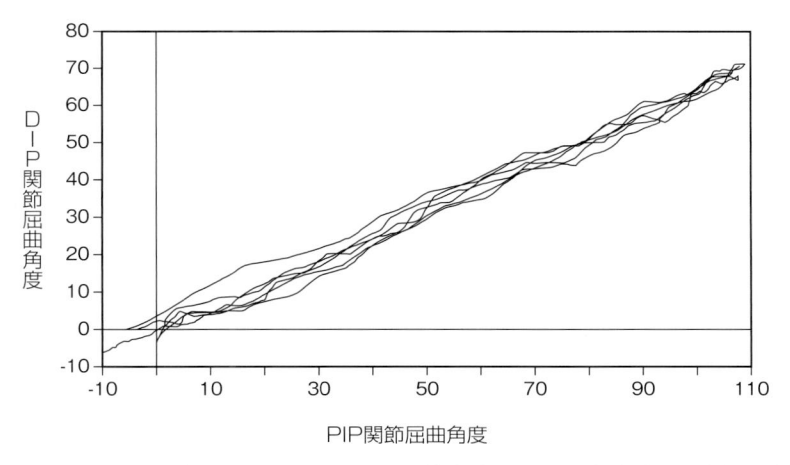

図IV-21　指の自動屈曲時におけるPIP関節角度とDIP関節角度の関係の一例

の関係から伸展拘縮を生じやすい．すなわち側副靱帯の中手骨付着部から関節面までの距離が伸展位と屈曲位で変化し，前者のほうが短い．したがって側副靱帯は伸展位で弛緩し，屈曲位で緊張する．そのためMP関節を長期に伸展位に固定すると，側副靱帯が短縮し伸展拘縮を生じる．

H. 手における軟部組織損傷治療の困難さ

手では屈筋腱損傷に代表される軟部組織損傷はその治療が困難で，それを扱えることが『手外科』の専門性の大きな根拠となっている．

1）損傷された腱の治癒

創傷治癒過程における腱の治癒では損傷部が癒合しなければならないが，周囲の軟部組織と癒着しては困る．1950年代まで腱の1次修復は行われることがまれだった．腱が癒合する際には周囲の軟部組織と一緒になって癒合すると考えられていたからである．その後，腱自体に治癒能力があること（intrinsic healing）が証明された[7]．

2）腱損傷治療の進歩と課題

intrinsic healingの証明以来，損傷部の周囲に新たな外傷を生じにくい（atraumaticな）手技，腱を強固に把持しその治癒能力を妨げない縫合法，早期に運動を開始する術後療法の開発により腱の1次修復の技術が向上した．しかし癒着の原因となる瘢痕を制御する要因についてはいまだほとんど解明されていない．今後とも修復法，薬剤，材料の開発が課題である．

I. 上肢装具の処方

上肢装具の処方にあたっては他の治療との組み合わせとその時期を考慮することが最も重要である．それには骨・軟部組織の修復法とその過程に関する十分な知識と経験を必要とする．誤った処方はそれを行わない場合より悲惨な結果を招く．たとえば屈筋腱損傷修復術後の場合，術後早期から行って良いのは他動的屈曲であり，指の他動的伸展は腱の再断裂を招く．腱の癒着が生じた場合には術後8週以上経過していれば持続的他動伸展のための装具を処方すべきで，瘢痕組織の性質が決定してしまった術後3カ月を過ぎてから処方してもその効果は低い．

上肢装具の処方の目的と具体例を列挙する．

①安静により組織修復を妨げるほどの不安定性を回避する．
　例）骨折の保存療法におけるギプス固定後，剥離骨折における保存療法，靱帯損傷後の保存治療におけるギプス固定後や陳旧例に対する固定法

②安静により痛みや炎症を生じるほどの動きを制限する．
　例）骨壊死の保存療法における関節炎の防止，

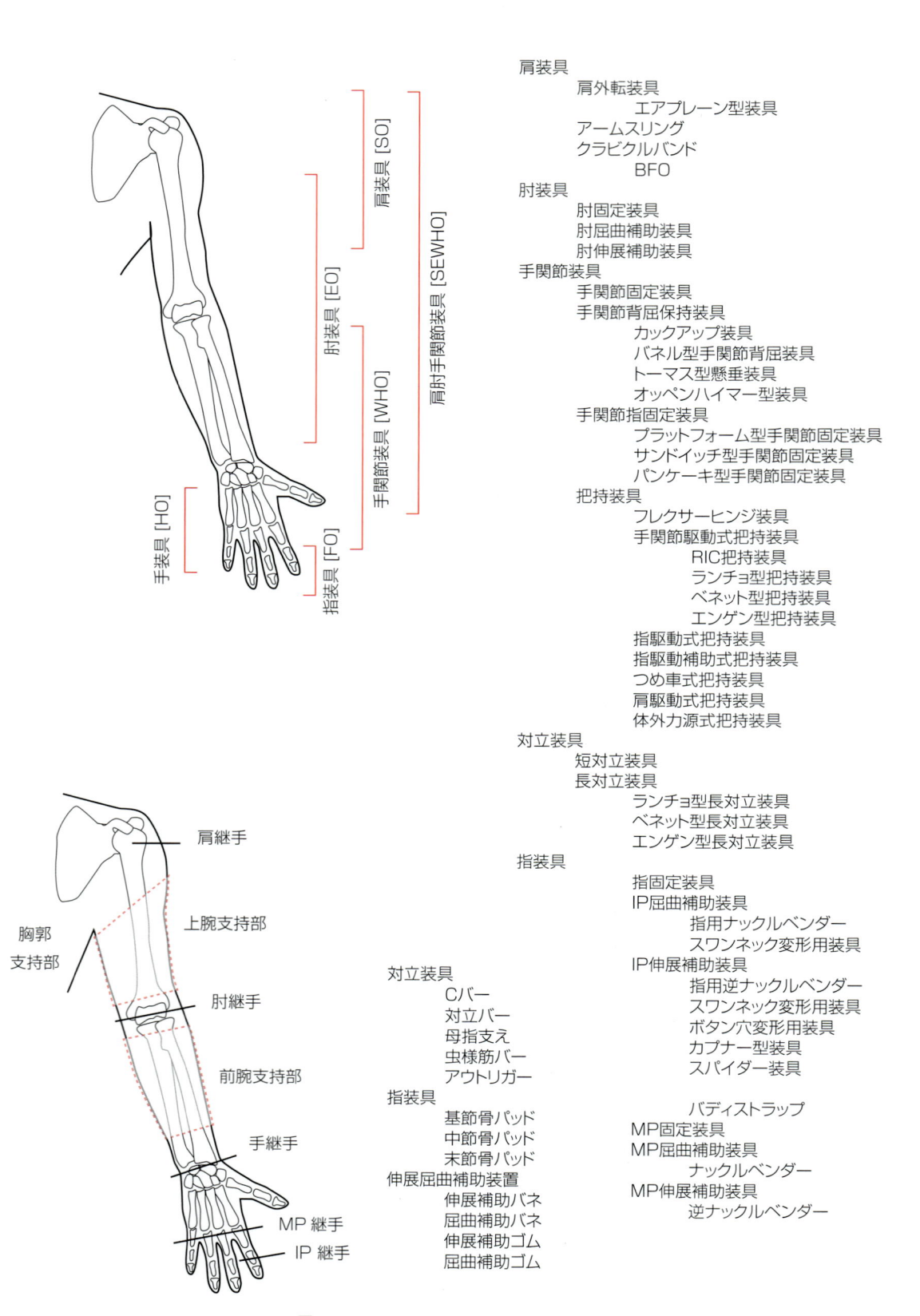

肩装具
　　肩外転装具
　　　　エアプレーン型装具
　　アームスリング
　　クラビクルバンド
　　BFO
肘装具
　　肘固定装具
　　肘屈曲補助装具
　　肘伸展補助装具
手関節装具
　　手関節固定装具
　　手関節背屈保持装具
　　　　カックアップ装具
　　　　バネル型手関節背屈装具
　　　　トーマス型懸垂装具
　　　　オッペンハイマー型装具
　　手関節指固定装具
　　　　プラットフォーム型手関節固定装具
　　　　サンドイッチ型手関節固定装具
　　　　パンケーキ型手関節固定装具
　　把持装具
　　　　フレクサーヒンジ装具
　　　　手関節駆動式把持装具
　　　　　　RIC把持装具
　　　　　　ランチョ型把持装具
　　　　　　ベネット型把持装具
　　　　　　エンゲン型把持装具
　　　　指駆動式把持装具
　　　　指駆動補助式把持装具
　　　　つめ車式把持装具
　　　　肩駆動式把持装具
　　　　体外力源式把持装具
対立装具
　　短対立装具
　　長対立装具
　　　　ランチョ型長対立装具
　　　　ベネット型長対立装具
　　　　エンゲン型長対立装具
指装具
　　指固定装具
　　IP屈曲補助装具
　　　　指用ナックルベンダー
　　　　スワンネック変形用装具
　　IP伸展補助装具
　　　　指用逆ナックルベンダー
　　　　スワンネック変形用装具
　　　　ボタン穴変形用装具
　　　　カプナー型装具
　　　　スパイダー装具
　　バディストラップ
　　MP固定装具
　　MP屈曲補助装具
　　　　ナックルベンダー
　　MP伸展補助装具
　　　　逆ナックルベンダー

対立装具
　　Cバー
　　対立バー
　　母指支え
　　虫様筋バー
　　アウトリガー
指装具
　　基節骨パッド
　　中節骨パッド
　　末節骨パッド
　　伸展屈曲補助装置
　　　　伸展補助バネ
　　　　屈曲補助バネ
　　　　伸展補助ゴム
　　　　屈曲補助ゴム

肩継手
上腕支持部
胸郭支持部
肘継手
前腕支持部
手継手
MP継手
IP継手

図IV-22　上肢装具の名称と構成要素

変形性関節症の保存療法における不安定性の制限や関節炎の防止，鎮痛
③拘縮を除去する．
例）屈曲拘縮に対する持続的他動伸展，腱損傷修復術後の癒着に対する持続的他動運動
④機能的肢位を保持する．
例）関節形成術や固定術後の肢位保持，関節授動術後
⑤他動的な運動を行う．
例）屈筋腱損傷修復術後の早期他動屈曲運動，伸筋腱損傷修復術後の早期他動伸展運動
⑥訓練を有効にする肢位を保持する．
例）橈骨神経麻痺による下垂手に対する手関節の背屈保持，屈筋腱損傷修復術後の癒着に対する持続的他動伸展時のMP関節の過伸展防止
⑦変形の防止
例）リウマチ手や痙性麻痺手，関節形成術後の変形再発防止

J. 上肢装具の分類と構成要素

上肢装具の名称と構成要素を図Ⅳ-22に示す．実際の臨床で用いられる装具名称は，同義語が存在することが多い．たとえば，屈曲補助装具と同じ形状の装具を伸展制限装具と称することもあり，他にも多くの名称が用いられている．

上肢装具における分類方法として，静的装具（static splint）と動的装具（dynamic splint）といった分類がある．

静的装具は装具が覆っている部分の関節の可動性を許さない場合に用いられ，安静および固定，良肢位の保持，拘縮や変形の予防または矯正，不安定な関節の支持や保護などの目的に用いられる．

動的装具はピアノ線，コイルスプリング，アウトリガーからゴム材などで牽引するなど継手などの可動部分をもち特定の運動が許される場合に用いられ，瘢痕や癒着の予防，拘縮の矯正，術後の筋や腱機能の再教育，麻痺筋の代償などの目的に用いられる．

K. 上肢装具のメカニクス

身体を力学的に考える場合には，身体を関節によっていくつかの体節に分割してそれらの体節が関節点で接続されていると考える．このような考え方をモデル化という．モデル化によってできた身体のモデルをリンクモデルという．リンクモデルではいくつかの体節が関節点で結合され，身体運動は関節点での回転運動であると考える．

カックアップスプリント（図Ⅳ-23 a）の力のつりあいをフリーボディダイアグラムで考え，手関節部で装具が身体を押す力を求める．フリーボディダイアグラムでは図Ⅳ-23 bのように前腕部，手部，装具をそれぞれ1つの節とする．
(1) 手部に加わる重力と手関節部に手が掌屈するモーメントが手関節に作用する．このモーメントを生じている力を①とする．
(2) 装具から手部に対して①を支える力②が作用する．①と②は大きさが等しく方向が逆であ

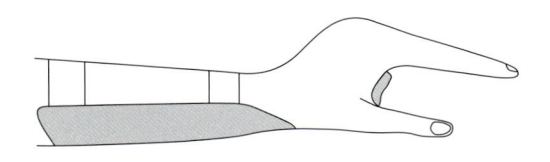

a. カックアップスプリント

b. フリーボディダイアグラム

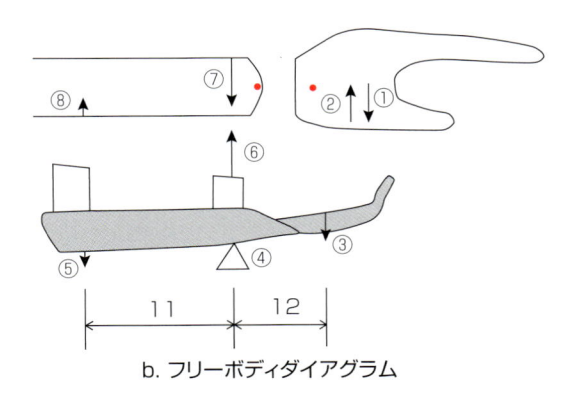

図Ⅳ-23 カックアップスプリントのフリーボディダイアグラム表示
(山本澄子：上肢装具のバイオメカニクス．日本義肢装具学会誌，15（2）：151-155, 1999)

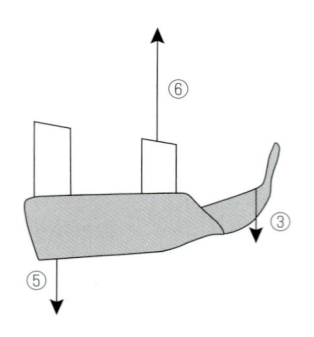

a. 前腕部が短い場合

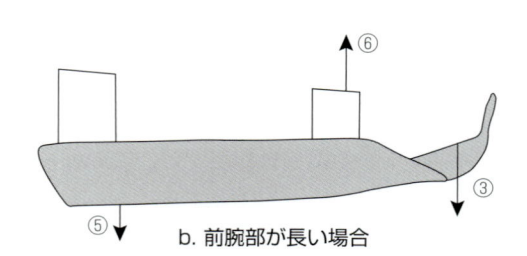

b. 前腕部が長い場合

図Ⅳ-24　カックアップスプリントの前腕部の長さによる力のつりあい

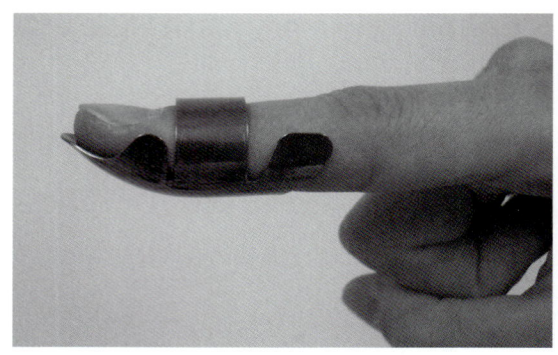

図Ⅳ-25　メタルスプリント

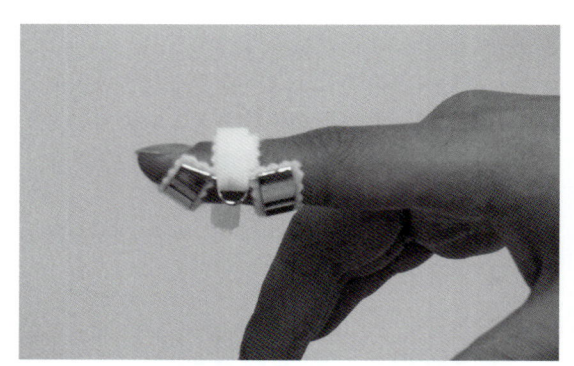

図Ⅳ-26　コイルバネ式マレットスプリント

る．
(3) 装具には②の反作用として，手部が装具を押す力③が作用する．③の大きさは②に等しい．
(4) 装具の手関節部分④を回転中心とする．
(5) 装具の近位のカフに加わる力⑤は，以下の回転中心まわりのモーメントのつりあい式から求めることができる．
　　　⑤×l1＝③×l2
(6) 装具に加わる上下方向の力のつりあいより，装具の遠位のカフに加わる力⑥を求めることができる．
　　　③＋⑤＋⑥＝0
(7) ⑥の反作用として，遠位のカフから前腕に加わる力⑦が得られる．
(8) ⑤の反作用として，近位のカフから前腕に加わる力⑧が得られる．

　もし装具の前腕部が短い場合には，手部の掌屈のモーメントとつりあいを保つために近位のカフに加わる力⑤が大きくなり，結果として遠位のカフに加わる力⑥が大きくなる．したがって，この場合には手関節部で装具が前腕を押す力も大きい．逆に装具の前腕部が長い場合には，手関節部で装具が前腕を押す力が小さくなる（図Ⅳ-24）．

〔大江隆史，野坂利也〕

2　指装具

A. DIP 関節

1) 概念と構造

- 静的：Stack's splint，メタルスプリント（図Ⅳ-25）
- 動的：コイルバネ式マレットスプリント（図Ⅳ-26）

　多くの場合，DIP 関節の過伸展位固定を目的とする．耐水性など日常生活のなかで装着するには静的なもののほうが使用しやすいが，動的なものは3点支持とコイルバネにより確実な過伸展位を

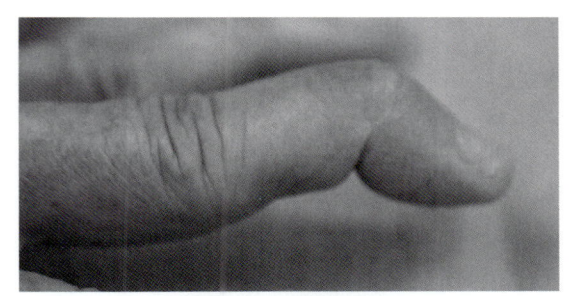

図Ⅳ-27　槌指変形

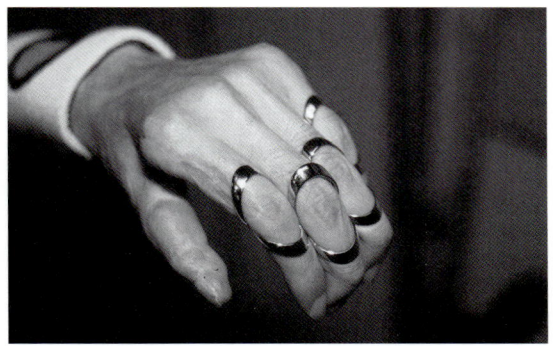

図Ⅳ-28　リングスプリント

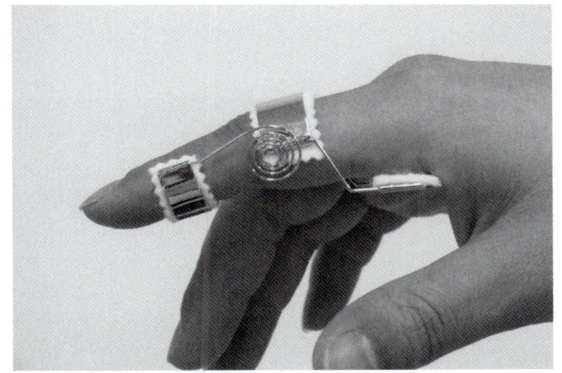

図Ⅳ-29　カプナースプリント

保持することが可能である．中節骨パッドはPIP関節の屈曲を妨げない位置とする．

2）適応（疾患と装具）

　槌指変形（図Ⅳ-27）はDIP関節の自動伸展が行えない状態であり，原因は伸筋腱終末腱の皮下断裂による腱性槌指とDIP関節の末節骨側背側に骨片を伴う骨性槌指とがある．槌指（マレット指）の急性期の治療としてStack装具や三点支持のマレット装具を用いる．急性期の腱性槌指は保存治療の対象であり，上記の装具またはアルフェンスシーネなどを用いて完全な伸展位固定を行う．

　装具は常時着用が原則であり，途中で一度でも装具を外してDIP関節屈曲位をとった場合には固定期間は最初からのやり直しとなる．腱性槌指では6週間の伸展位での固定の後，自動運動を開始するが，2〜6週間は装具を併用し，徐々に外す時間を長くするように指導することで変形の再燃を防ぐ．

　骨性槌指では骨片の転位が大きい場合やDIP関節掌側亜脱臼を伴う場合に手術が適応になるが，転位の小さい骨性槌指は腱性槌指と同様に固定療法を行う．

3）チェックポイント

①装具装着下にDIP関節を側方から見て完全伸展位に保たれているか．
②緩みのために装具が抜けやすくなっていないか．
③三点支持による圧迫が強すぎて装具に接する皮膚にトラブルがないか．
④PIP関節の動きまで制限していないか．

B. PIP関節

1）概念と構造

- 静的：リングスプリント（図Ⅳ-28）
- 動的（IP伸展補助装具）：指用逆ナックルベンダー，セフティーピンスプリント，カプナー（capener）スプリント（図Ⅳ-29），ジョイントジャック（図Ⅳ-30）
- 動的（IP屈曲補助装具）：指用ナックルベンダー（図Ⅳ-31），フィンガーフレクションバンド（図Ⅳ-32）

　リングスプリントはPIP関節の伸展，あるいは屈曲防止の目的で用いられる．金属製とプラスチック製があり双方とも角度調整が可能である．カプナースプリントに用いるコイルバネは通常0.6 mmから1.0 mm径の鋼線を使用し，長時間装着が可能な強さに調整する．複数指に用いる場

2　指装具　161

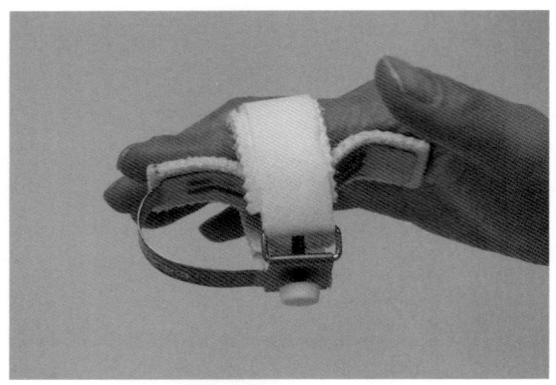

図Ⅳ-30　ジョイントジャック

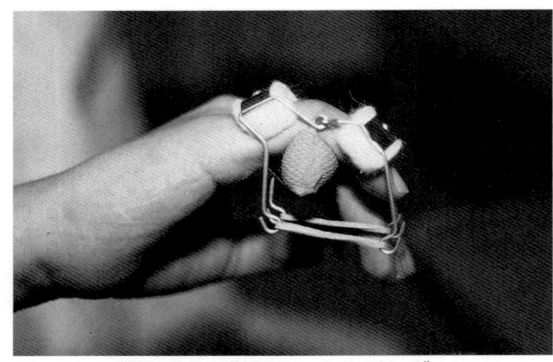

図Ⅳ-31　指用ナックルベンダー

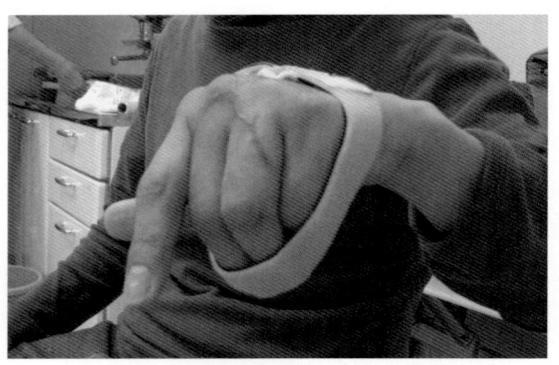

図Ⅳ-32　フィンガーフレクションバンド

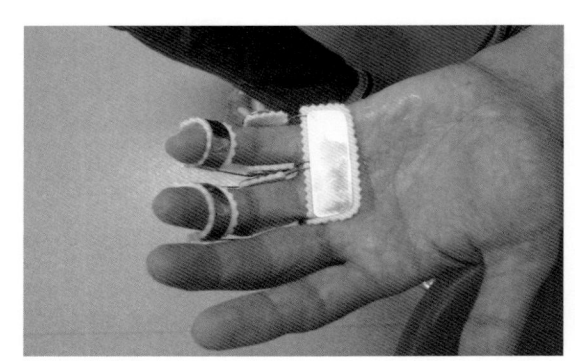

図Ⅳ-33　2指用カプナースプリント

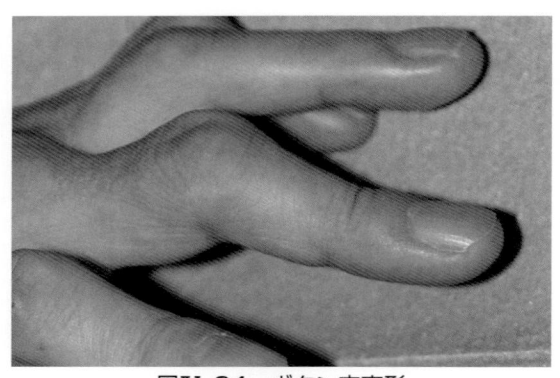

図Ⅳ-34　ボタン穴変形

合は手掌部で連結する（図Ⅳ-33）．屈曲拘縮が強い場合にはジョイントジャックが効果的である．屈曲補助にはフィンガーフレクションバンドのような軟性素材も有益である．

2）適応（疾患と装具）

ボタン穴変形（図Ⅳ-34）はPIP関節が完全伸展しない状態で，変形が進むとDIP関節が過伸展してくる．ボタン穴変形はPIP関節を伸展させる伸筋腱の中央索が断裂した場合や，中央索が緩み中央索とDIP関節を伸展させるlateral bandとの間に長さのアンバランスが生じた場合に，中央索が相対的に長くなる場合に起こる．適応となる装具にはスタティックスプリント（静的装具）とダイナミックスプリント（動的装具）とがある．急性の変形であれば早期はスタティックスプリントでPIP関節伸展位固定とした後にダイナミックスプリントに変更して可動域訓練を行う．

スワンネック変形（図Ⅳ-35）はボタン穴変形と逆にPIP関節が過伸展，DIP関節が屈曲位をとる変形である．この原因はボタン穴変形と異なり多様である．たとえば関節リウマチでのMP関節掌側亜脱臼，PIP関節掌側板の弛緩，DIP関節の槌指変形に続発して生じる．この変形もPIP関節を伸展させる伸筋腱中央索とDIP関節を伸展させるlateral bandとの間にアンバランス

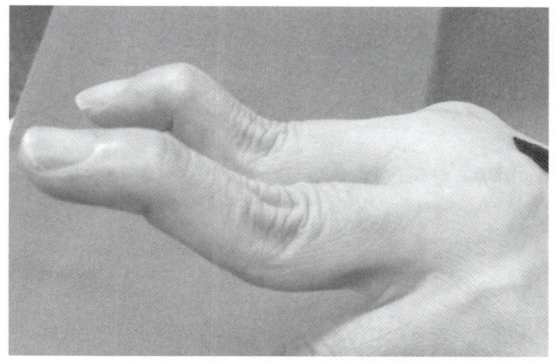

図Ⅳ-35　スワンネック変形

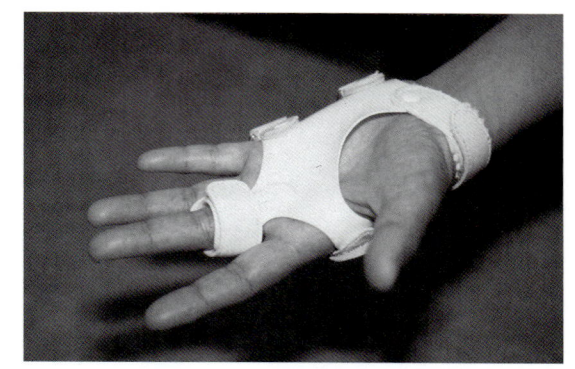

図Ⅳ-36　MP屈曲防止装具

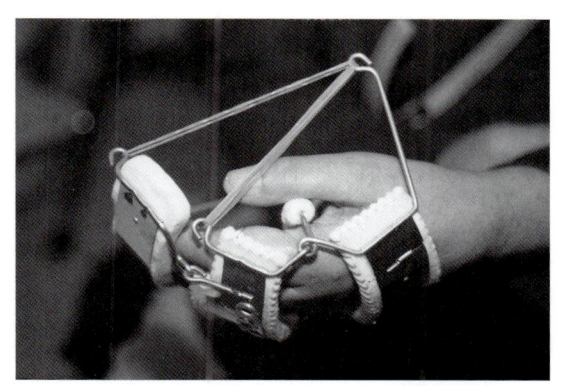

図Ⅳ-37　ナックルベンダー（IP屈曲補助付き）

背側亜脱臼が残存する場合にはPIP関節を伸展・過伸展すると背側亜脱臼が生じやすい．その場合にはPIP関節軽度屈曲位での伸展をブロックする装具をPIP背側にあて，自動屈曲は許可する．伸展ブロック下でも背側亜脱臼が残る場合には保存治療ではなく手術を検討する．

3）チェックポイント

①装具による圧迫で皮膚にトラブルがないか．
②カプナー装具のバネが強すぎて短時間（5～10分程度）の装着で疼痛が生じていないか．
③カプナー装具を長時間（1時間以上）装着していても平気であればバネが弱すぎる．

C. MP関節

1）概念と構造

- 静的：MP屈曲位保持装具，MP屈曲防止装具（図Ⅳ-36）
- 動的（MP屈曲補助装具）：ナックルベンダー（図Ⅳ-37），コイルバネ式MP屈曲装具（図Ⅳ-38）
- 動的（MP伸展補助装具）：逆ナックルベンダー

ナックルベンダーおよび逆ナックルベンダーはアメリカのBunnellが考案した装具で，ゴムバンドの弾性を利用してMP関節の伸展，屈曲拘縮を矯正する．第2～5指に一度に矯正をかけるため個々の指の拘縮の状態に合わせにくい欠点がある．コイルバネ式MP屈曲装具はおもに小指，

(lateral bandが相対的に長くなる）が生じるために起こる．基節部と中節部を背側から，PIP関節部を掌側から圧迫する三点支持装具（Murphy ring）によりPIP関節が過伸展しないように保護することでDIP関節の伸展も可能となる場合がある．

①関節拘縮に対する装具
　PIP関節は屈曲拘縮となりやすい．可動域を増大させるためにダイナミックスプリントが非常に有用であり，カプナー装具などが用いられる．
②側副靱帯損傷に対する装具
　示指から小指PIP側副靱帯損傷では隣接する指を利用したbuddy tapingやバディストラップが用いられる．これにより靱帯にかかる側方向ストレスを保護しながら早期からの屈曲伸展運動が可能となる．
③PIP関節背側脱臼骨折
　PIP関節中節側掌側の骨片を伴ってPIP関節の

2 指装具　163

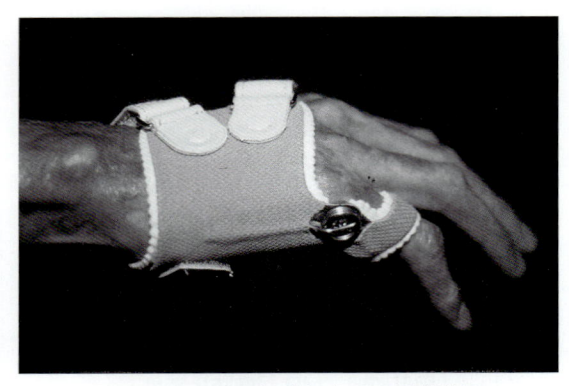

図Ⅳ-38 コイルバネ式 MP 屈曲装具

あるいは環小指を対象に製作する．

2）適応（疾患と装具）

関節リウマチに伴う MP 人工関節置換術後や伸筋腱断裂に対する腱移行・腱移植術後には指へアウトリガーのついたダイナミックスプリントを用い術後早期から MP 関節の他動伸展，自動屈曲を行う（詳細は「3．手関節装具 B．伸展ダイナミックスプリント」（p 169）参照）．

MP 関節は伸展拘縮をきたしやすい関節である．中手骨頸部骨折や基節骨骨折で MP 関節を含めて固定する必要がある場合には安全肢位での固定を行うことで拘縮を予防する．MP 関節の安全肢位は屈曲位である．MP 関節屈曲位でのギプスや装具を用いることで伸展拘縮を予防する．軽度の伸展拘縮ではフレクションバンドを使用したモビライゼーションの手技を行う．保存的なモビライゼーションの手技で十分な改善が得られない場合には手術が必要となる．

伸筋腱脱臼では MP 関節屈曲時に伸筋腱が通常尺側に脱臼する．伸筋腱脱臼急性期には保存治療が可能で MP 関節の屈曲を制限するようなストラップ式スプリントを 1 カ月程度装着する．

鷲手変形は尺骨神経麻痺などにより手内在筋が麻痺することにより生じ，MP 関節は過伸展位をとるため伸展拘縮をきたしやすい．関節拘縮を予防するために MP 関節を屈曲位に保持する三点支持装具を用いる．尺骨神経損傷治療後の場合には麻痺が回復するまで装具を装着することで拘縮を予防しておくことが目的であり，装具のみの治療で鷲手変形そのものが根治するわけではない．

外傷に伴う MP 関節伸展拘縮は初期固定の肢位を安全肢位にすることで多くの場合には予防できる．また，自然治癒が期待できない回旋変形は MP 関節屈曲位で観察しないと適切な評価が行えない．外傷では急性期に正しい評価と適切な固定を行うことが重要である．

3）チェックポイント

① 伸筋腱脱臼では，装具装着下に指を屈曲させ伸筋腱が脱臼していないか．
② MP 関節屈曲装具では目的の屈曲角度が保持できているか．

D. 屈曲ダイナミックスプリント（屈曲補助装具）

1）概念と構造

MP 関節の最大屈曲角度が 30°に満たない場合は，掌側にアウトリガーを取り付けゴムなどで屈曲を補助する．それ以上に MP 関節が屈曲可能な場合はハンター（Hunter）型装具（図Ⅳ-39）が有効である．伸展の場合と同じように，角度調整式手継手を用いることもある．

ハンター型装具では，前腕支持部の適合が不良な場合，手指屈曲のゴムの弾性により支持部が末梢方向にずれる傾向があり，結果として手指の MP 関節の屈曲を阻害することがあるので注意が必要である．

2）適応

（1）近位指節関節（PIP 関節）の伸展拘縮

指用小型ナックルベンダー（finger bender splint）を処方する．遠位指節関節（DIP 関節）の屈曲拘縮を伴うスワンネック変形の際は，さらに DIP の伸展補助装置を連結させて使用する．

[中手指節関節（MP 関節）の伸展拘縮]

ある特定の疾患というわけではなく，手外傷後，術後などで手部の腫脹が強い時期に，誤った固定肢位をとり続けた場合に発生する．基本的に予防が一番だが，生じてしまった際は Hunter 型スプ

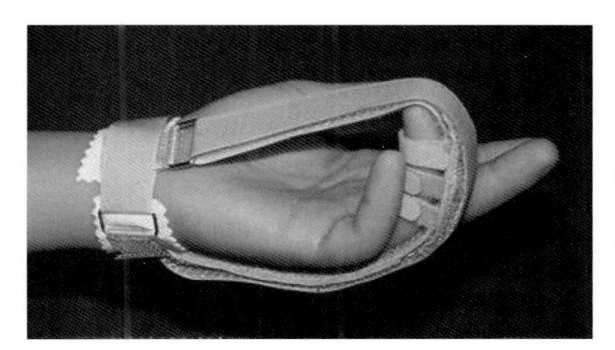

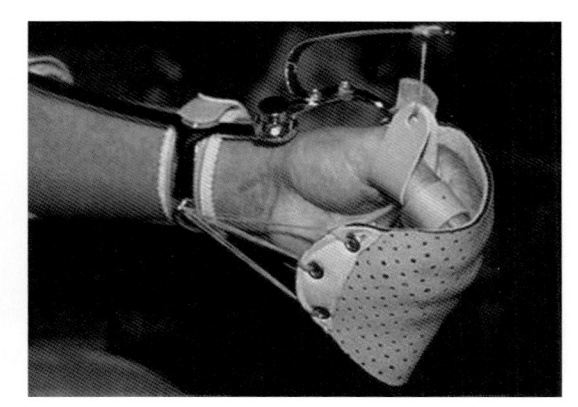

図IV-39　ハンター型装具
右は母指伸展補助付き.

リント，アウトリガー式屈曲ダイナミックスプリントなどを用いる.

(2) 指の intrinsic minus position

　ナックルベンダー（Knuckle bender）を用いて中手指節関節（MP関節）の過伸展を制限することで，PIP関節，DIP関節が伸展し機能的になる．PIP関節の伸展が不足する場合にはアウトリガーでPIP関節の伸展を補助することもある．

　屈筋腱損傷に対するKleinert法も広義では屈曲ダイナミックスプリントに含まれるが，その詳細は次項に譲る．

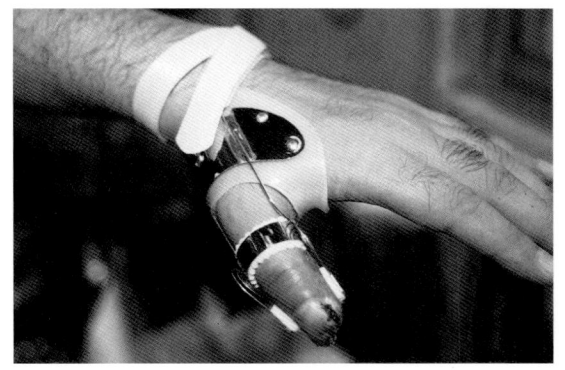

図IV-40　コイルバネ式IP伸展装具

3）チェックポイント

①適度な矯正力か（過度の疼痛を生じないか，ある程度の時間装着できる程度が良い）．
②牽引方向が適正か（元来構造上ずれやすいが，拘縮が改善してくると，さらに方向が変化してくるので，アウトリガーの向きの調整が必要である）．

E. 母指IP関節

1）概念と構造

●コイルバネ式IP伸展装具（図IV-40）
　前述のカプナースプリントと同様の構造であるが，手掌にかわり母指球を覆う支持部が必要となる．

2）適応（疾患と装具）

　関節リウマチで生じやすい母指変形に母指IP関節橈屈変形や過伸展変形がある．つまみ動作に支障がでる場合にはIP関節を伸展位で保持する装具を用いる．

　関節リウマチではIP関節のみでなくCM関節，MP関節を含めた指列全体の評価を行うことが必要である．

　母指IP関節の変形は外観上目立つ変形であるが経過の長い関節リウマチ患者では基節骨頭を利用してうまくつまみ動作を行っていることも多く，装具装着により本当に機能が改善するかを装具処方前に十分検討する必要がある．また，手指の尺側偏位を合併している場合つまみ動作が行いにくい主因が母指の変形なのか手指の尺側偏位なのかを適切に評価する．

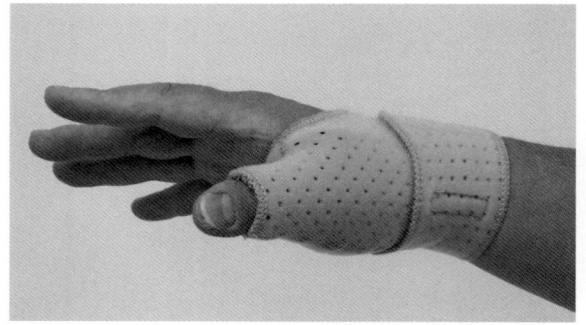

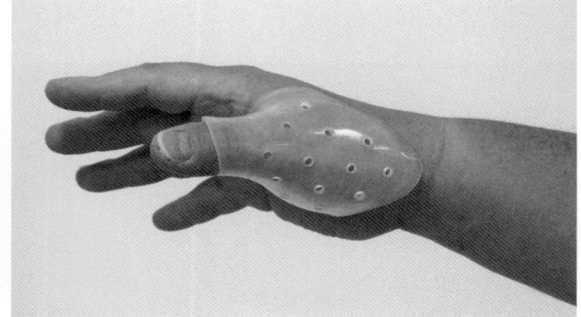

図Ⅳ-41　MP関節固定装具
右はサポーターをはずしたところ.

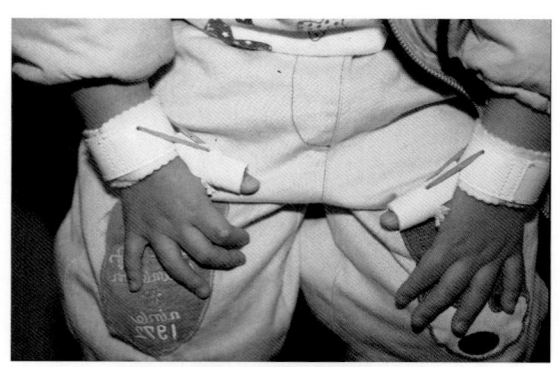

図Ⅳ-42　MP伸展補助装具

母指槌指の場合は手指の槌指と同様に装具などを用いた固定療法を行う.

3) チェックポイント
①装具を装着しても十分指腹尺側の皮膚がでているか.
③装具による圧迫で皮膚にトラブルがないか.

F. 母指 MP 関節

1) 概念と構造
- 静的：MP 関節固定装具（**図Ⅳ-41**）
- 動的：MP 伸展補助装具（**図Ⅳ-42**）

固定装具は，筒状の支持部をネオプレンなどのサポーターで固定する構造である．図Ⅳ-42の伸展補助装具は乳児の握り拇指などに処方されるもので，皮革とゴムバンドで製作する.

2) 適応（疾患と装具）

母指 MP 関節尺側側副靱帯はつまみ動作の際に関節を安定させ力を伝えるために非常に重要な靱帯である．skier's thumb と別名があるようにスキーでのストックやバイクのハンドルなどに母指を引っかけて損傷しやすい．解剖学的特徴から靱帯が基節側から完全に断裂し，母指内転筋が断裂部に介在する場合（Stener lesion）には手術が必要である．不全断裂では早期の段階で MP 関節を固定する装具を使用する.

関節リウマチや母指 CM 関節症で母指 CM 関節が背側亜脱臼してくると CM 関節は屈曲（内転）し代償的に母指 MP 関節が過伸展する．母指 MP 関節が過伸展すると軸圧は CM 関節の掌側寄りに集中し症状が悪化する．母指 CM 関節の治療を考慮するとともに MP 関節に対しては過伸展を抑えるように硬性装具を用いる場合もある.

関節リウマチや母指 CM 関節症合併例では CM 関節や IP 関節の状態を同時に評価する必要がある.

3) チェックポイント
①つまみ動作をしたときにも十分な側方安定性があるか.
②装具の辺縁が皮膚に食い込んでいないか.
③簡単に抜けないか.

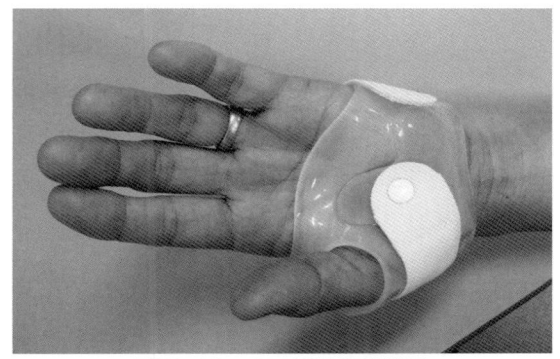

図Ⅳ-43　CM関節固定装具

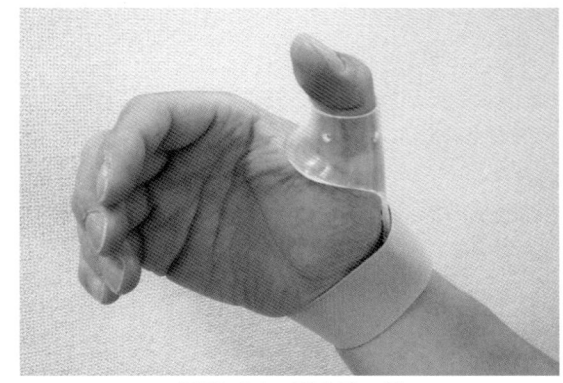

図Ⅳ-44　CMバンド

G　母指CM関節

1）概念と構造

• CM関節固定装具

　手掌全体をプラスチック製の支持部により覆い，第1中手骨を保持しCM関節の動きを制限するタイプ（図Ⅳ-43）や，基節骨・中手骨のシリコン製の支持部を軟性素材で固定するタイプ（CMバンド）（図Ⅳ-44）がある．
　ネオプレンなどの軟性サポーター（図Ⅳ-45）も保温を含め有効である．筆者はCM関節の亜脱臼が認められる症例にはパッドによりCM関節部に圧迫を加えている．

2）適応（疾患と装具）

　母指CM関節症には対立装具が用いられる．対立装具には手関節からMP関節まで含めて固定する長い装具と，MP関節は固定に含めない短い装具がある．また，素材は硬性からシリコン製やネオプレン製など各種ある．
　CM関節症発症後早期には装具による安静は有用である．装具は数カ月間できるだけ長く着用するように指導し効果を確認する．装具が無効の場合には手術も選択肢となる．
　MP関節を含めた装具の場合，MP関節は30°程度の屈曲位とするが，これによりCM関節にかかる負荷の中心は背側に移動する．CM関節症早期ではCM関節面掌側の軟骨がまず損傷されるので負荷が背側へ移動することで除痛効果が期

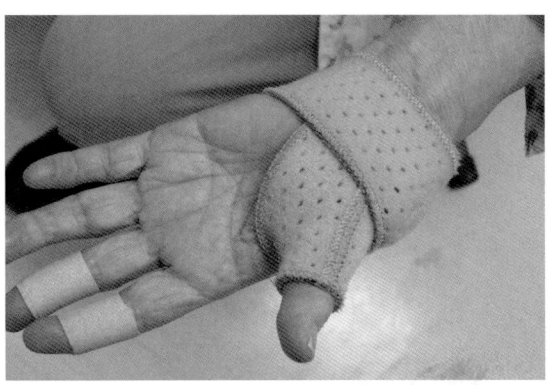

図Ⅳ-45　CM関節サポーター

待される．
　母指CM関節症は女性に多く水仕事が多い場合には装具装着のコンプライアンスが悪くなる．装具の素材を考慮することでなるべく装具を長時間装着できるようにする．

3）チェックポイント

①長さが意図したとおりMP関節にかかる（あるいは，かからない）ようになっているか．
②緩すぎて装具が回転しないか．
③背側亜脱臼した中手骨基部が装具にあたって痛みを生じていないか．

（松本芳樹，三浦俊樹，森崎　裕）

3 手関節装具

前腕支持部，手部により，手関節部に作用する装具である．ここではアウトリガー等により屈曲/伸展補助装置を付加して手指等に作用する装具を含める．

A. 手背屈保持装具

1）概念と適応

総論の目的に沿って追加する．
①安静により組織修復を妨げるほどの不安定性を回避する．

以下の病態に対する，保存療法におけるギプス固定後，陳旧例に対する固定法，修復術後に処方する．手根骨，遠位橈尺関節，TFCC に関する研究の進歩とともにこれらに対する治療の機会が増えている．

橈骨遠位端骨折や舟状骨骨折，三角骨やその他の手根骨の剝離骨折，母指 MP 関節側副靱帯損傷，部分手根骨間固定術，近位手根列切除術，母指 CM 関節症に対する大菱形骨切除靱帯再建術，舟状月状骨間解離に対する修復術・靱帯再建術など．

②安静により痛みや炎症を生じるほどの動きを制限する．

手根管症候群に対する鎮痛，ドケルバン病の腱鞘炎の防止や鎮痛，月状骨壊死の保存療法における関節炎の防止，母指 CM 関節症の保存療法における不安定性の制限や関節炎の防止，ヘバーデン結節に対する鎮痛など．

③訓練を有効にする肢位を保持する．

橈骨神経麻痺による下垂手に対して手関節を背屈位に保持することは ADL の改善とともに，屈筋の短縮などによる手関節・指の屈曲拘縮を予防する．

④変形の防止

リウマチ手の尺側偏位，人工手関節置換術など関節形成術後の変形再発防止，痙性麻痺手の屈曲拘縮など．

2）種類と構造

いわゆるカックアップ装具であり，手関節の良肢位保持（固定）を目的とする．通常，掌側に支持部を設定するが，ADL を重視し背側支持で製作する場合もある（図Ⅳ-46）．支持性は掌側支持のデザインが勝る．橈骨遠位端骨折などのギプス

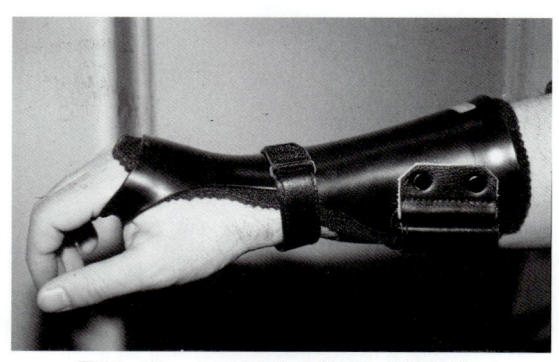

図Ⅳ-46 カックアップ装具（背側型）

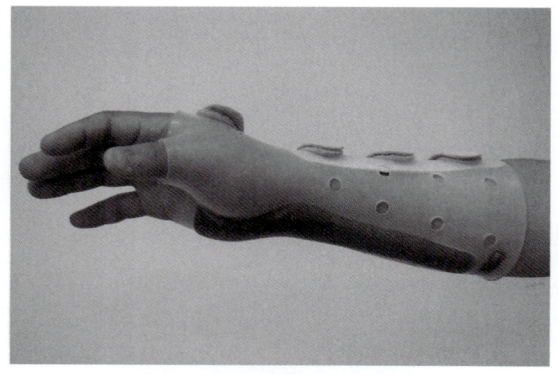

図Ⅳ-47 手背屈保持装具

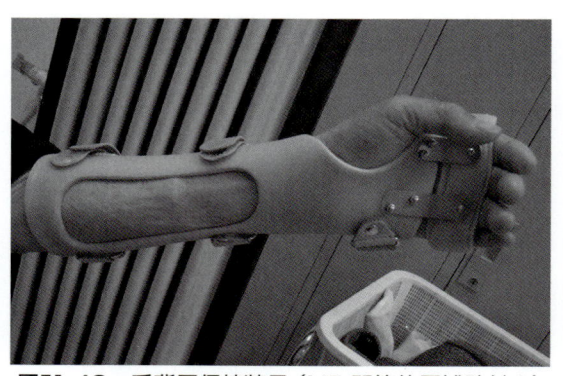

図Ⅳ-48 手背屈保持装具（MP 関節伸展補助付き）

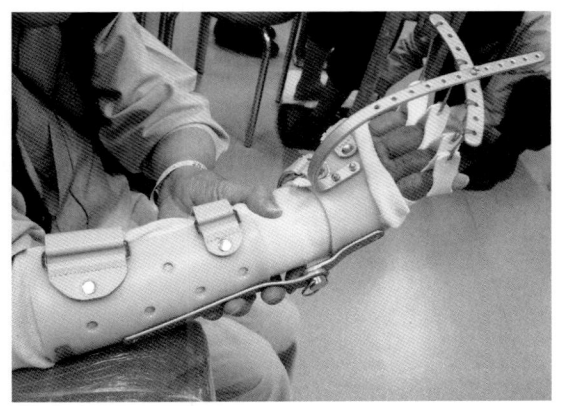

図Ⅳ-49 伸展ダイナミックスプリント

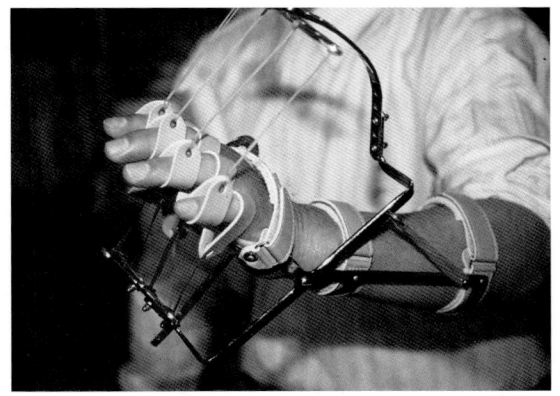

図Ⅳ-50 伸展ダイナミックスプリント（MP伸展ストップ付き）

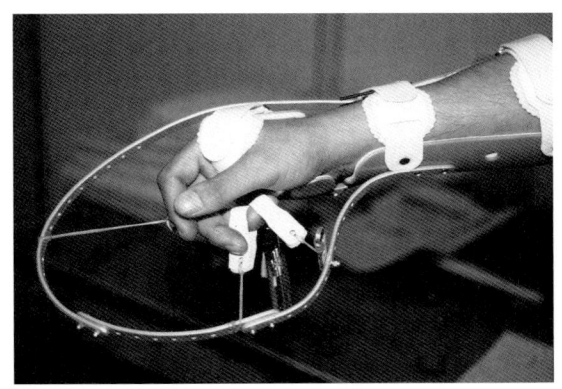

図Ⅳ-51 伸展ダイナミックスプリント（多方向牽引）

除去後に装着する装具は手関節を深く覆い，補強部材を加えるなど固定性を高める工夫が必要である．必要に応じて，手指先端まで支持部を延長したり（図Ⅳ-47），MP関節の伸展補助を取り付ける場合もある（図Ⅳ-48）．

3）チェックポイント

① MP関節の固定は必要か．
② 固定の必要のないMP関節は十分に可動できるか．
③ 常時固定から装具に変更してよい時期か．
④ 患者の理解力は十分か．
⑤ 回内外の制限は必要か．

B. 伸展ダイナミックスプリント（伸展補助装具）

1）概念と構造

手部，あるいは前腕支持部にアウトリガーを取り付け，ゴムあるいはスプリングによって手指の伸展を補助する．手関節の掌背屈角度により手指の伸展角度が影響される場合は，角度調節式手継手（セレーション継手）を用いる（図Ⅳ-49）．どの手指関節に伸展補助を加えるかを明確にし，必要に応じて虫様筋バーや，掌側からの伸展ストップを取り付ける（図Ⅳ-50）．手指に対し正確な方向に，適切な伸展力が加わるように細かい調整が不可欠である（図Ⅳ-51）．

2）適応（疾患と装具）

(1) 伸筋腱手術後（断裂に対する腱縫合・腱移行）

アウトリガー型の装具を処方する．最近，伸筋腱縫合術後も，屈筋腱縫合術後に倣って早期自動運動を行う施設もでてきたが，Chesterらによれば伸筋腱縫合後に早期自動運動療法とダイナミックスプリント療法群の成績に有意差はなく，従来の方法でも成績に遜色がないことが示された[11]．

(2) MP関節置換術後

アウトリガー付きの装具を処方する．多くは関節リウマチ患者に対するMP関節置換術後に用いられる．Thomsonらはretrospectiveにリウマチ患者のMP関節置換後の成績をダイナミックスプリント使用の有無で検討したが，その結果，装具使用群で有意に伸展角度が良好であったと報

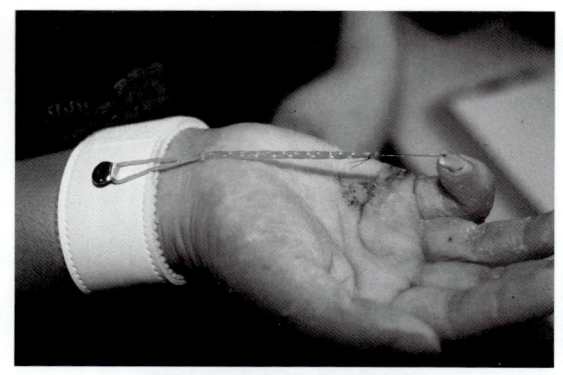

図Ⅳ-52　指屈曲補助装具

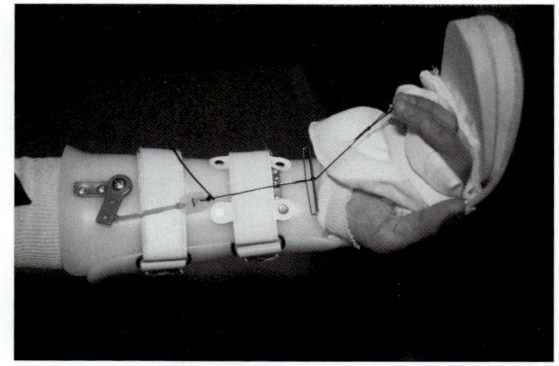

図Ⅳ-53　Kleinert変法

告している[12].
(3) 橈骨神経麻痺
　高位型の麻痺に対しては，手関節背屈保持装具に指への伸展補助装置を追加して母指・外転，手指伸展を補助する．欠点は装具全体として大きくなってしまうことであるが，高位型でも手関節掌屈によるtrick motionとintrinsic muscleによる指節関節の伸展によって手関節装具のみでADLが保てる場合があるので，患者の生活状況を鑑みて決定する．手関節背屈がある程度残存している低位型の麻痺の際には，KU finger splintやspider splintのみで十分目的が達せられることも多い．

(4) 屈筋腱損傷後の指節関節屈曲拘縮
　屈筋腱損傷術後には，腱周囲の癒着，さらには指節関節，とくにPIP関節の屈曲拘縮傾向などが相まって，指節関節の屈曲拘縮を生じやすい．屈曲運動を行いつつも他動的に伸展方向へ矯正力を加えられる伸展ダイナミックスプリントの適応である．ただし，他動伸展であり，再断裂を起こさないためにも装着開始時期に注意する．

3) チェックポイント
①自動運動で手掌まで指尖が届くか．
②軟部組織再建（靱帯再建など）をしている場合，軸偏位が適正に矯正されているか（例：リウマチの場合，尺側偏位が矯正される方向に牽引力がかかっているか）．
③前腕のパッドが適度な圧迫力を有しているか

（過度の圧迫でなく，なおかつ前腕部での回旋を生じない程度の強さか）．

C. 屈筋腱縫合後に対するスプリント

1) 概念と構造
　手指の屈筋腱断裂の縫合術後に，屈曲位を保持する目的で装着する装具である．爪にフックを接着しゴムバンドで張力を加える（**図Ⅳ-52**）．Kleinert法では縫合部に過度な張力が加わらない範囲での早期運動療法を目的としており，通常，スプリントはギプスシーネなどで製作されるが筆者はあらかじめ各サイズで製作したプラスチックの装具を調整し適合させている．
　固定肢位は，手関節30〜40°掌屈位，MP関節45〜60°屈曲位，PIP，DIP関節は0°で設定する．
　図Ⅳ-53の装具では手掌部に小型のプーリーを取り付け，効果的かつ滑らかな屈曲運動を可能にしている（Kleinert変法）．

2) 適　応
　屈筋腱縫合術後に用いる．術直後から術後5週まで装着する．Kleinert法では患指のみ他動屈曲・自動伸展を行っているが，現在は手掌部にプーリーを設置し，さらには4指すべてに牽引を加えるKleinert変法が中心となっている．

3）チェックポイント

① 手掌に設置したプーリーによって，DIP関節までしっかり他動屈曲できているか確認する．
② PIP関節の屈曲拘縮が長期的に問題となることが多く，夜間の固定肢位はPIP関節，DIP関節いずれも完全伸展位をとるようにする．
③ 屈曲拘縮予防のために，自動伸展運動の際にはPIP関節が完全伸展できるように，基節部背側にクッションを挿入するなど伸展が容易になるように工夫する．

D. 関節リウマチのスプリント

1）適　応

　関節リウマチ（RA）における装具治療には2つの異なる概念がある．1つは，安静にすることで炎症を抑え，疼痛を軽減させるための装具，そしてもう1つは関節変形の予防のための装具である（MP関節ストラップ，母指Z変形用装具，スワンネック変形用装具，ボタン穴変形用装具など）．
　2002年，RAに対する装具治療の効果に対するsystematic reviewとして，Cochrane studyはその段階では装具治療の明らかな有用性はないと結論づけた[13]．その結論がでた原因の1つに，過去に根拠となりうるような良質な研究がほとんどなかったということが書かれている．しかし，その報告を受けてか，それ以降いくつかのrandomized controlled studyも行われてきた．その1つとしてSilvaらの研究があるが，彼らは手関節以遠をsafety positionとするようなnight splintの効果を検討し，night splintに疼痛の軽減，機能性の向上といった効果があったと報告している[14]．こういった良質な研究を元に，今後のRAの治療における装具療法が見直されることが期待される．
　しかし一方で，変形の予防に関しては残念ながらいまだに確固たるエビデンスはない．装具に頼らず日常生活で変形を悪化させるような使用パターンを控えるようなアプローチも重要とされているが，果たして装具が実際に有用なのかどうか，さらなる検討が必要である．

2）チェックポイント

　RAによって生じる各変形に対して使用する装具の細かいチェックポイントは各項を参照のこと．RAにおける装具全般でのチェックポイントは以下のとおりである．
① RAの障害の多くは両側性であり，左右で実際の使用目的が異なることを意識し，その目的を果たせるような装具のデザインを検討する．
② 筋力の弱さ，さらに両側性であることから，「小型で諸動作を妨害しない」，「軽い」，「自分で着脱できる」，「汚れにくい」装具を作成する．
③ 局所にあたる圧を軽減するようパッドの形状・厚み，設置位置の微調整をするのは最低限だが，RA患者では特に皮膚が脆弱であることを意識する．

〈大江隆史，松本芳樹，森崎　裕〉

4　対立装具

　母指を他の4指，とりわけ示指・中指と対立位に保持するために用いる装具．手関節のコントロールが可能な場合には短対立装具，手関節のコントロールが不能な場合には長対立装具が必要となる（図Ⅳ-54）．

A. 短対立装具

1）概念と種類

（1）静的装具
　表Ⅳ-1に示す種類がある．
（2）動的装具
① 皮製短対立装具（Moberg）[18]（図Ⅳ-55）：母指基部をとりまく皮製ストラップが前腕カフに連結したもの．簡易で装着感も良好である．ストラップに伸縮性ウレタンを裏打ちする．対立位がとれるようにアライメントに注意する．
② バネ製短対立装具：コイルバネの弾性を利用し

短対立装具（ランチョ型で例示）　　　　　　　長対立装具（ランチョ型で例示）

手掌アーチ支え　　前腕支柱

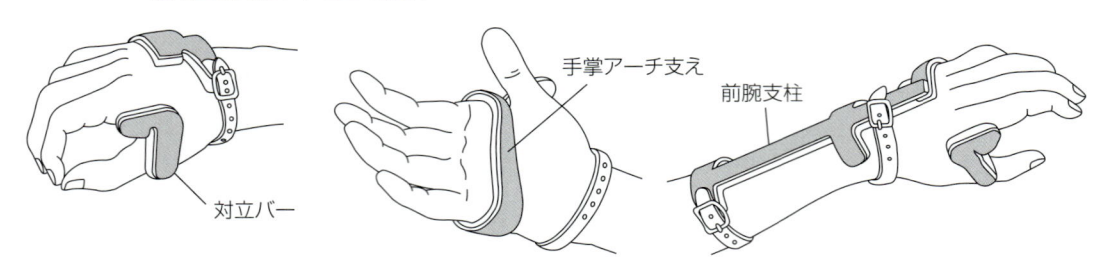

対立バー

図Ⅳ-54　Cバー等の付属品を除いた対立装具の基本構造
（加倉井周一・初山泰弘編：装具治療マニュアル－疾患別・症状別適応－．医歯薬出版，1981）

表Ⅳ-1　対立装具の種類

	短対立装具		長対立装具
ランチョ型	手背から小指側を経て手掌を下から支えるアーチと，対立バーで構成	ランチョ型	前腕および手の背側面を走り手の尺側をまわり第2中手骨頭まで伸びるバーと，対立バーで構成
エンゲン型	プラスチック製手掌部が小指球外側まで延長したもの．母指対立位の保持・手掌の安定がより確実	エンゲン型	プラスチック製手掌部と前腕腹側面に沿って手関節を背屈位に保持する金属性の前腕部から構成
ベネット型（ウォームスプリング型）	手掌部はCバーおよび手背部より小指球へ突出したバーのみで支えられたもの．ランチョ型と異なり掌側支持バーがない	ベネット型	前腕部が中手骨まで伸びる背側バーと，手背を横切り尺側で第5中手骨頭を支持するバー，対立バーなどで構成．ランチョ型と異なり掌側支持バーがない

（加倉井周一・初山泰弘編：装具治療マニュアル－疾患別・症状別適応－．医歯薬出版，1981）

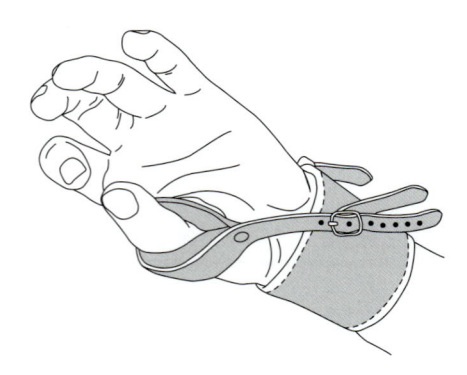

図Ⅳ-55　皮製短対立装具（Moberg）
（Moberg E：Splinting in Hand Therapy. Thieme, 1978）

て母指と示指を対立させる場合（図Ⅳ-56 a）と，母指と他の4指に用いる場合（図Ⅳ-56 b，spider splint）がある．

2）適応（疾患と装具）

　正中神経麻痺低位型，腕神経叢損傷下位型，C6神経節残存の頸髄損傷など，手関節のコントロールは可能で，母指球筋の短母指外転筋，短母指屈筋，母指対立筋の麻痺により，母指対立が困難な場合に使用される．高度の浮腫がある場合は禁忌となる．良肢位保持，変形・拘縮の予防と矯正などを目的とした静的装具と，筋バランスの動的支持，麻痺筋の代用を目的とした動的装具がある．長期の使用はコンプライアンスが悪く，麻痺の回復まで一時的に使用されることが多い．麻痺が永続する場合は，腱移行による機能再建手術の適応となる場合があり，術後に良肢位保持を目的として使用される．

3）チェックポイント

①母指と示指の空間が十分に確保されている．

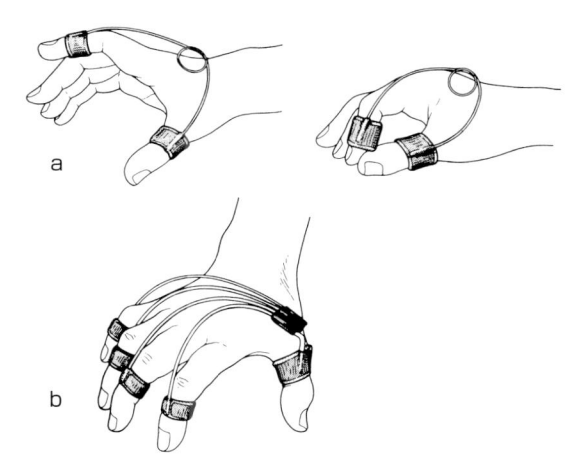

図Ⅳ-56　バネ製短対立装具
a. 正中神経麻痺用装具，b. spider splint

② 正常な手掌アーチ（とくに末端横アーチ）が形成されている．
③ 示指〜小指のMP関節の可動域を制限していない．
④ 手背部で中手骨頭部を圧迫していない．
⑤ 手関節背屈を妨げていない．

B. 長対立装具

1) 概　念

短対立装具の背側支柱が前腕まで延長され，手関節を一定肢位に固定する．表Ⅳ-1に示す種類がある．

2) 適応（疾患と装具）

正中神経麻痺高位型，正中・尺骨神経麻痺，腕神経叢麻痺全型，C6神経節以下が障害されている頸髄損傷など，母指対立が困難で，手関節のコントロールが不十分な場合に使用される．高度な浮腫がある場合は禁忌となる．良肢位保持，変形・拘縮の予防と矯正などを目的とした静的装具である．動的装具としては，把持装具が使用される．麻痺が永続する場合は，腱移行による機能再建手術の適応となる場合があり，術後に良肢位保持を目的として使用される．

3) 構造と製作（ランチョ型）

採寸，投影図をもとに製作を行うが，製作過程で手の形状に合わせながら曲げ加工を行ったり，長さをチェックする個所がある．実際に患者の手に合わせてチェックできればよいが，外部で製作する場合は患手の大きさと同等の健常者の手を選び，合わせながら組み立てを行う．

長対立装具は，手掌部と前腕部より構成される（図Ⅳ-57 a）．手掌部品は短対立装具で用いられるものと同じである．前腕部品はこのパターンを使用せずに半月材を組み合わせて製作してもよい．

① 通常は厚さ1.5mmの高力アルミ合金（2024S）を使用して部品を切り出す．手掌部品の各部の名称を図Ⅳ-58に示す．
② 手掌部品の橈側部（図Ⅳ-58 a）より手掌アーチ（図Ⅳ-58 c）に移行する部品の曲げ加工を行う．このとき右手用と左手用で曲げる方向が逆になるので注意する．橈側部からみて手掌アーチ部は90°の角度になるように曲げる．コーナー部は鋭角にせずに手の形状に合わせ曲線状に曲げる（図Ⅳ-59）．
③ 手掌アーチを橈側部よりみて約15〜20°近位よりに傾斜をつけて曲げる（図Ⅳ-60）．これは装具装着時にMP関節の可動域制限が起きないようにするためである．
④ 手掌アーチ部を形づくる．麻痺した手のMP関節は横アーチの低下がみられるので正常な形状のアーチを形づくる．橈側部は示指のMP関節の形状に合うようにやや丸みをつける．また対立バーは母指のMP関節近位部分に適合するように加工する（図Ⅳ-61 a）．
⑤ 曲げ加工した尺側部の形状は，U字形となる．次に背側部（図Ⅳ-58 e）を掌側部と平行になるように曲げる．
⑥ 曲げ終った背側部を手掌アーチ部からみて約15°の角度で近位に曲げる（図Ⅳ-61 b）．これは手背部で中手骨骨頭部の当たりを避けるためである．
⑦ 手背部の形状に合うように手関節部品を曲げ，尺骨茎状突起に接触しないように突起より遠位に位置させる．手関節背屈を妨げないこと．

4　対立装具　173

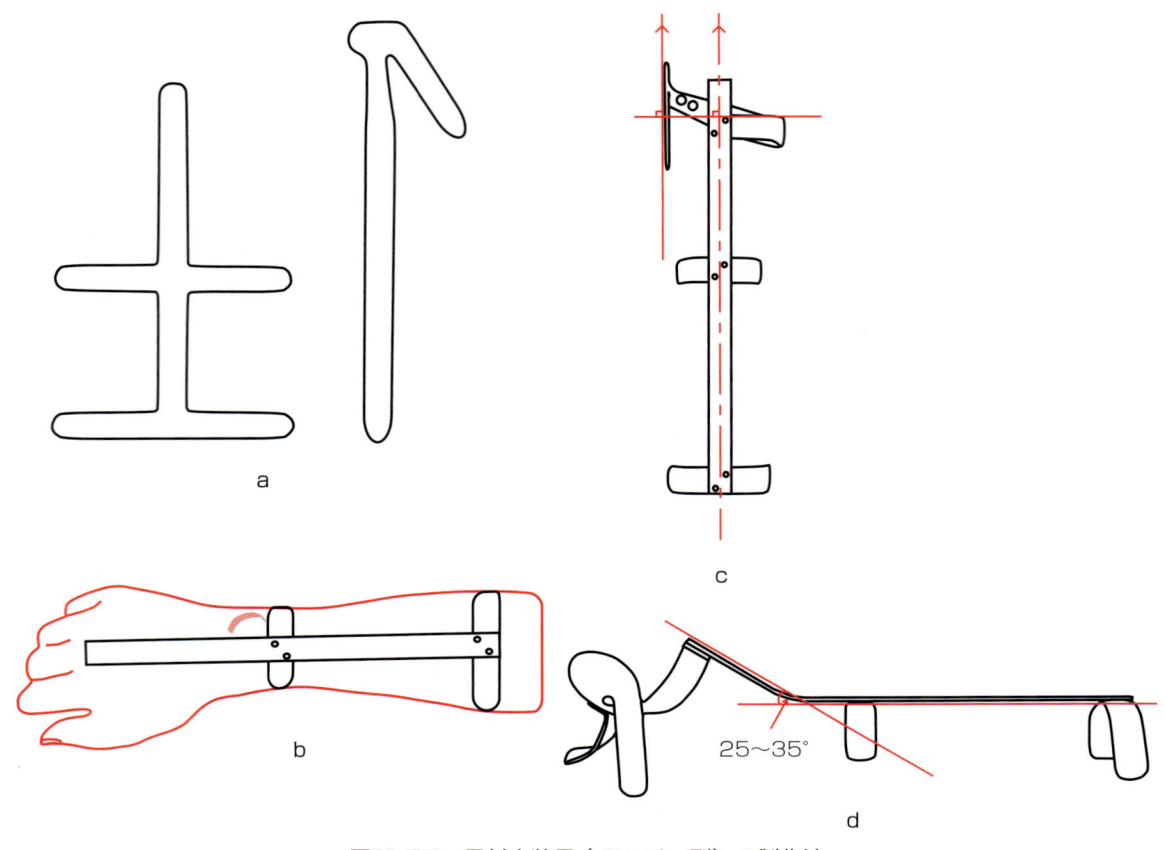

図Ⅳ-57　長対立装具（ランチョ型）の製作法

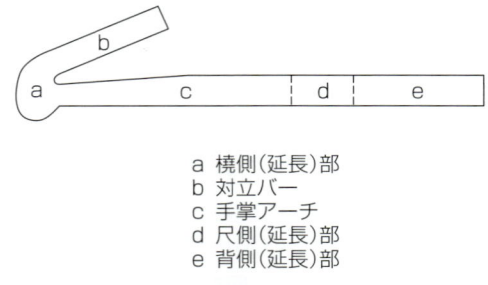

a 橈側（延長）部
b 対立バー
c 手掌アーチ
d 尺側（延長）部
e 背側（延長）部

図Ⅳ-58　手掌部品各部の名称

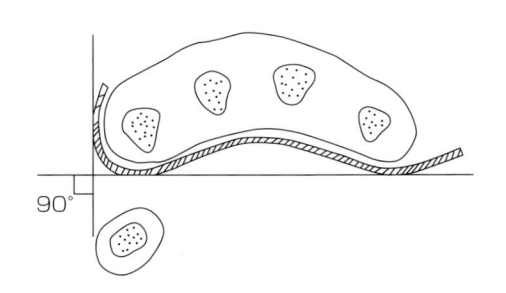

図Ⅳ-59　手掌部品の曲げ加工

⑧手関節部品を手掌部品背側部に取り付ける．手関節部品の中心線は手の中心に位置し，橈側部および対立バーと平行になるように取り付ける．

⑨前腕半月を形状に合わせて曲げ，前腕部品を手掌部品背側上に置き，中心線が手掌部品橈側部と平行になるようにする．前腕遠位半月は尺骨茎状突起を避ける（図Ⅳ-57 b, c）．

⑩前腕手関節部を機能的姿位保持のために25〜35°背屈位に曲げる（図Ⅳ-57 d）．

⑪必要に応じて内張り，ストラップ等を追加する．

4）対立装具の付属品

対立装具には症状に応じてさまざまな付属品を用いることが多い．なかには付属品ではなく，独

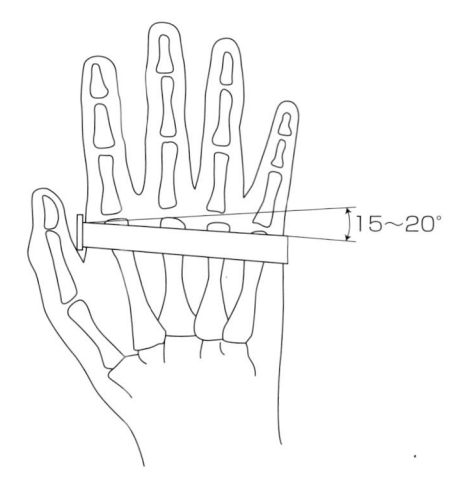

図Ⅳ-60　手掌アーチの傾斜

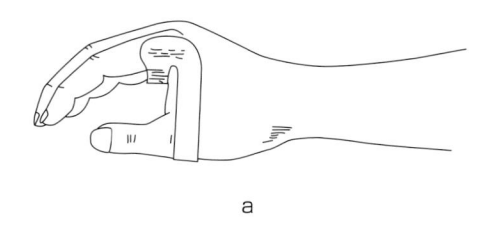

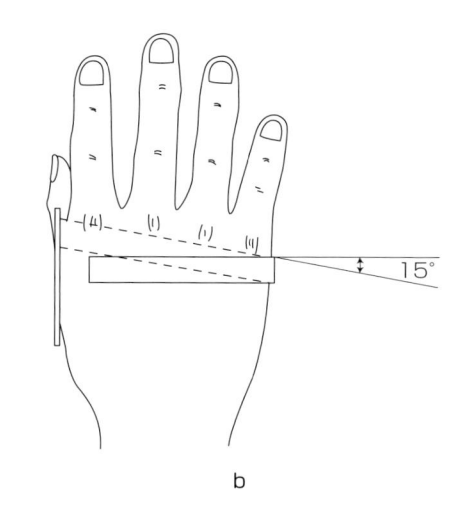

図Ⅳ-61　短対立装具（ランチョ型）の製作法

立した装具として処方されるものもある（例：関節リウマチにおける尺側偏位防止装置）．以下，代表的なものについて説明する．

(1) Cバー（basic hand component, C bar）

[目的] 手掌アーチならびに母指・示指間の指間空間の保持．対立装具および把持装具の基本構造の１つで，これに母指支え，その他の構造が付く．

[適応] 可塑性に富み，変形拘縮のない麻痺手．高度の浮腫がある場合は禁忌となる．

[デザイン]
① 金属板：これまで多く使われていたため，Cバーの名がついている．型紙に沿って裁断する（ランチョ型）．
② プラスチック板（エンゲン型）：熱硬化性プラスチックを使用する場合は，適切な陽性モデルを必要とする．

[注意点]
① 手掌アーチ（とくに末端横アーチ）が十分確保されていないと，母指が対立位をとれず，母指と示指中節部での指腹つまみしかとれないので注意する．
② 第２〜５指のMP関節の屈曲を妨げないこと．

[製作方法]
① 厚さ１mmのステンレス板を2.5×6cmの大きさに裁断し，手掌アーチの形状に合わせるために約5°の角度で切断線を描く．Cバー取り付け面の幅を8mmとし平行線を描く（図Ⅳ-62 a）．
② 不用部分を切り取り，手掌アーチに添わせ取り付け位置，角度をみるが，Cバー橈側の縁が対立バー内側面より6mm離れた位置で，かつ平行になるようにする．①のけがき線より直角に曲げ，手掌アーチのカーブに合うように取り付け面をくせ取りし，正確な位置決め後，リベット止めする（図Ⅳ-62 b）．
③ 取り付けたCバーをweb-space（母指と示指でつくられるアーチ）の形状に合わせて曲げる．Cバーの長さは母指IP関節の屈曲を妨げない長さとし，先端は丸くトリミングをする（図Ⅳ-62 b, d）．
④ Cバーはweb-spaceが伸ばされた状態で母指と第２〜５指が対立位になり，十分なつかみ動作ができるようにつくられることが必要である（図Ⅳ-62 d）．web-spaceが開きにくい場合，痛みを伴うまで伸展させずに，調節しなが

4　対立装具

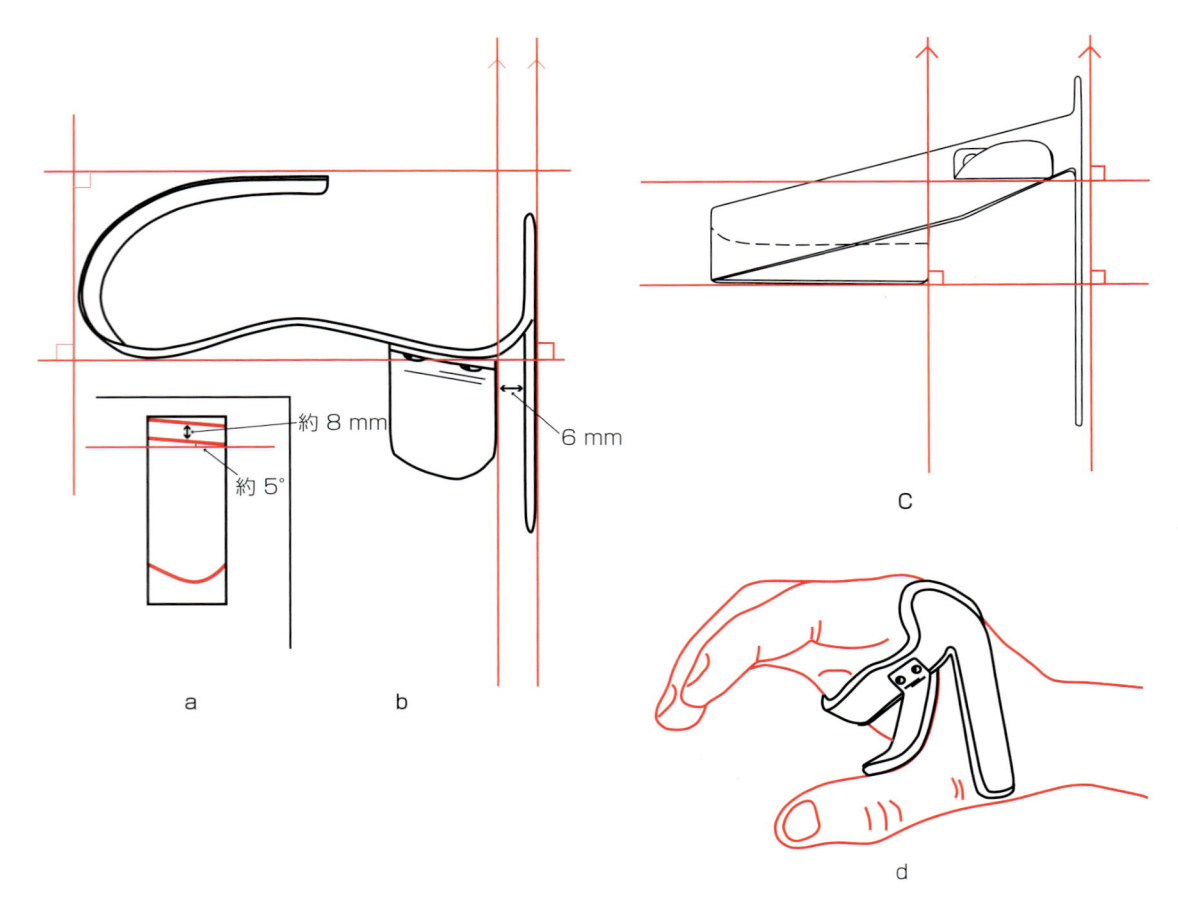

図Ⅳ-62　Cバー（金属板）の製作法

ら徐々に伸ばすほうが良い．
(2) 対立バー (opponens bar)
［目的］母指を対立位に保持する．
［デザイン］金属板もしくはプラスチック板で製作される．
［注意点］
①母指背側に沿って十分接触性を保つこと．
②装具全体の構成として，ストラップが弱すぎると，対立バーが指先の方向にずれやすい．反対に強すぎると局所の循環障害を起こす可能性がある．
(3) 母指支え (thumb post)
［目的］対立バーに取り付けて母指を把持位置に固定する．
［デザイン］ステンレススチールもしくはプラスチック製で母指背側爪床までかける（図Ⅳ-63）．

［チェックポイント］母指・示指間空間に乏しい場合は，良好な機能は期待できない．
(4) 虫様筋バー，MP伸展止め (lumbrical bar, MP extension stop)
［目的］第2～5指のMP関節を軽度屈曲位（約15°）に保持したまま，PIPとDIPの伸展を許す．MP関節の過伸展防止機構．
［適応］手指の伸展補助装置と併用する．
［デザイン］金属製もしくはプラスチック製．パッドを当てる．虫様筋バーの取り付け位置はPIP関節の近位とする（図Ⅳ-64 a, b）．
(5) MP屈曲補助装置 (MP flexion assist)
［目的］ゴムバンドの牽引によりMP関節屈曲補助を行う．
［適応］MP関節伸展拘縮．
［デザイン］カックアップ・スプリントの手掌側

よりゴムバンドで第2〜5指MP関節を牽引しながら屈曲させるもの（図Ⅳ-65）もあるが，もっとロープロファイル型のものが望ましい．
[チェックポイント] MP関節伸展拘縮は装具療法単独では矯正しにくく長時間を要する．このため関節嚢切開術の後にスプリントを併用したほうが効果的なこともある．

(6) MP伸展補助装置（MP extension assist）

[目的] ゴムバンド等の張力によりMP関節伸展補助を行う．
[適応] 橈骨神経麻痺による総指伸筋の屈曲拘縮．
[デザイン] 第2〜5基節骨に取り付けたカフの付いたゴムバンドにより手指を伸展位に保持する．（捻じり）コイルバネや滑車を用いたものもある（図Ⅳ-66）．
[製作方法]
　（捻じり）コイルバネ式伸展補助（図Ⅳ-67 b）はゴムバンドで伸展補助する方法（図Ⅳ-66）と機能的に同じであるが，手に沿ってバネが付けられるため，外観がコンパクトであることが特徴である．（捻じり）コイルバネの張力は，主にバネの直径により左右する．一般的な場合1.2 mmを使用するが，張力をあまり必要としない場合小さな径で十分であり，より大きな力を必要とするときは，大きな径のバネを使用する．

① 装具を装着し，アウトリガーを取り付ける．指アタッチメントバーは，厚さ1.5 mm，幅10 mm，MP関節幅計測値の長さで製作し，アウトリガーに取り付けるが，指伸展バネの機能を十分発揮できるようにできるだけ近位に，またMP関節と平行に取り付ける（図Ⅳ-67 a）．
② 第2〜5指MP関節位置を指アタッチメント

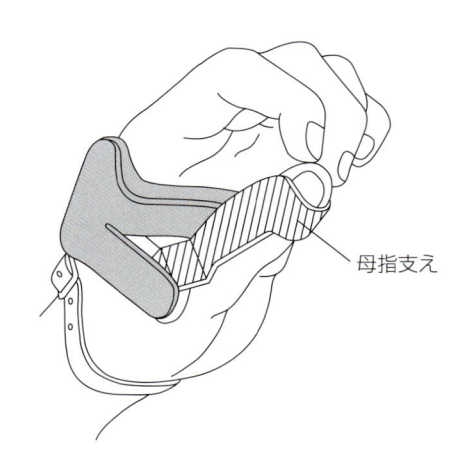

図Ⅳ-63　母指支え（Anderson）

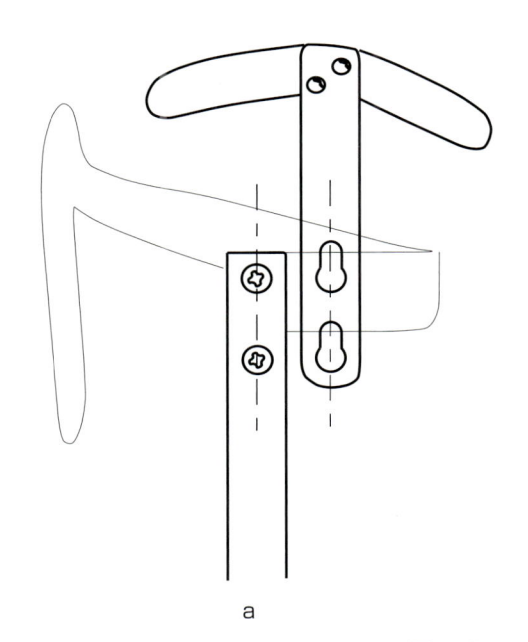

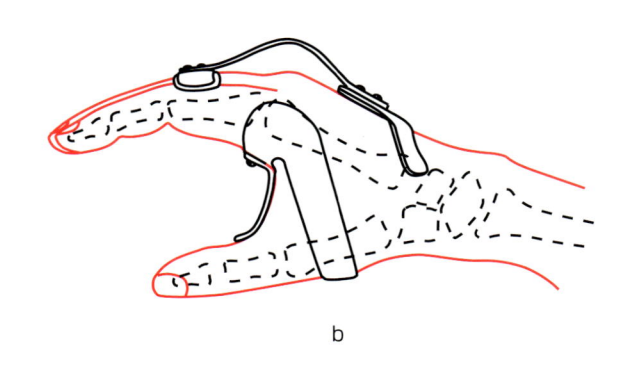

b

図Ⅳ-64　虫様筋バーの製作法

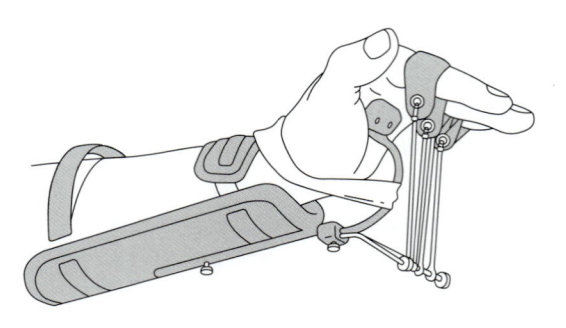

図Ⅳ-65　MP屈曲補助装置

バーにマークし，伸展バネ取り付け用の穴をあける（**図Ⅳ-68 a**）．
③コイル径1.2 mmのピアノ線で長さ15 cmの指伸展バネを4本製作し，取り付け部は3回ねずみ巻きに巻き，先端はリベットで固定できるようにする．
④指アタッチメントバーに4本のコイルバネをリベットで固定する．

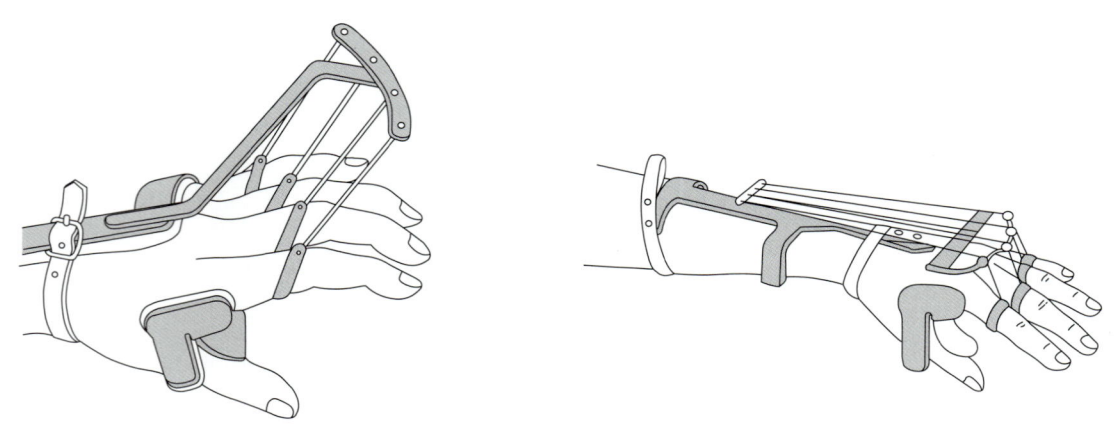

図Ⅳ-66　MP伸展補助装置（Anderson, Licht）

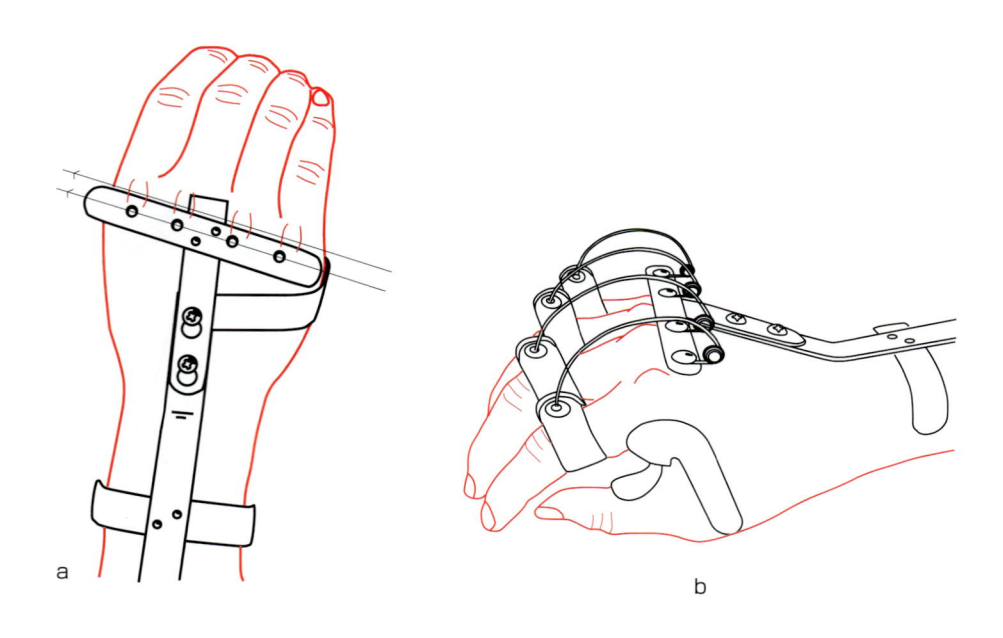

a　　　　　　　　　　　　　b

図Ⅳ-67　MP伸展補助装置（コイルバネ式）の製作法

178　Ⅳ　上肢装具

⑤指ループは第2～5指PIP関節近位部の周径に合う大きさで幅10 mmとし，皮革やスポンジなど軟らかい素材で製作する．
⑥コイルバネに指部品をPIP関節の近位に位置するよう取り付けバネの強さを調整する．バネはMP関節が伸展位に保持できるようにし，患者が手の握りをゆるめリラックスした状態でMP関節が伸展できるよう調整する（図Ⅳ-67 b）．

(7) IP伸展補助装置（IP extension assist）
［目的］ゴムの弾性を利用したIP伸展補助．あわせてMP関節過伸展防止を図る．
［適応］総指伸筋の屈曲拘縮．
［デザイン］MP関節の過伸展防止用の虫様筋バーと，これに直交して取り付けた板，さらにこれと指の末節部とを結ぶカフの付いたゴムバンドからなる．各指の伸展力に応じて個々にゴムバンドの牽引力を調整する．

5）チェックポイント
①手関節が機能的肢位である25～35°背屈位になっている．
②尺骨茎状突起が圧迫されていない．
　その他は，短対立装具と同様である．

（徳田章三，飛松治基）

5　把持装具

A. 概　念

指で把持をするという機能を失った患者に対し，母指，示指，中指の3指による3点つまみを実現可能にするようにデザインされている．

その基本的デザインは，体内もしくは体外力源を利用し，指部品を介して麻痺している指にその力を伝達することによって3点つまみを実現している．

指部品は示指と中指を互いに引き寄せ，母指はそれらの指と対立位をとるために母指部品によって固定される．

B. 適　応

表Ⅳ-2に示したように，各形式それぞれに適応がある．最も基本的で臨床的に重要なものは，動的腱固定効果（dynamic tenodesis effect）を利用した手関節駆動式である．

C. 構造と種類

1）構　造

把持装具の種類はいくつかあるが，その基本構造は以下の5つのパートによって構成される（図Ⅳ-68）．
①指部品
②母指部品
③手掌部品
④前腕部品
⑤機械的駆動装置

(1) 指部品
3点つまみを可能にするため，示指と中指の安定とアライメントを保持する目的で用いる．

(2) 母指部品
母指を安定させ，かつ機能的肢位に保持する目的で用いる．

(3) 手掌部品
中手骨アーチを保持する目的で用いる．

(4) 前腕部品
前腕保持と安定のため，また手関節部に取り付けられるヒンジ継手のベースとなる．

(5) 機械的駆動装置
指の機能的な屈曲伸展を補助する．これらは類

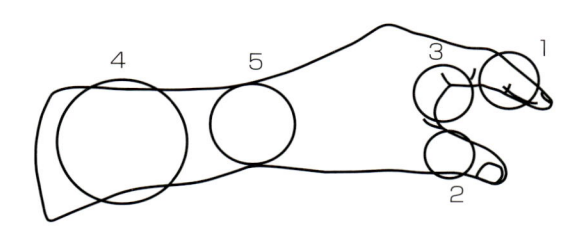

図Ⅳ-68　把持装具の基本構造

表IV-2　把持装具の形式と適応

形式	特徴	適応	駆動力源	残存神経節レベル	参考
指駆動屈曲補助式	力源に指の運動を用い，さらに屈曲または伸展補助用のバネを取り付けたもの．	手関節屈伸筋，手指伸筋がいずれも[3$^+$]以上，母指対立筋[3]以上．	屈曲用のバネ	$C_{7,8}$	図IV-69 b
指駆動伸展補助式			伸展用のバネ		図IV-69 c
手関節駆動式	手関節背屈により示指，中指のMP関節を他動的に屈曲させ，対立位にある母指との間で把持を行う．	手関節伸筋が[3$^+$]以上，前腕回内・手関節およびMP関節の可動域が正常で，母指・示指間に拘縮ないもの．	屈筋腱固定術の原理	C_6	図IV-74
つめ車駆動式	つめ車（ラチェット）をつけ，指を任意位置に他動的に固定する．	肘屈筋・前腕回内筋が[3$^+$]以上．手関節およびMP関節の可動域が正常で，母指・示指間に拘縮ないもの．	つめ車（ラチェット）	C_5 腕神経叢麻痺（全型）	図IV-72 e
体外力源駆動式	空圧または電気など外部力源により駆動させる．		空圧（マッキベン人工筋）または電動	C_5	図IV-73
肩駆動式	能動義手の操作と同様に，肩甲帯の運動を用いてハーネスとコントロールケーブルにより駆動させる．	健側肩甲帯ならびに患側手関節・MP関節の可動域が正常で，母指・示指間に拘縮ないもの．	肩甲帯の運動	C_5 片麻痺（痙性中等度）	

別すると3つに分けられる．

a. 指駆動装置（finger actuator）

この目的はMP関節の屈曲伸展を補助することである．

①コンラディスタイル（指屈曲型・指伸展型）
②ランチョスタイル（図IV-69）
③体外力源駆動式把持装具に用いられるフィンガーアクチュエーター

b. 手関節駆動装置（wrist actuator）

把持動作を行うために手関節を背屈させ，手指を母指と接触させることが目的である．この装置により，把持する対象物の大きさに応じて指先の開き量が調整可能で，把持動作が起こるポジションも患者が自分で選択することができる．

ピンチの強さは手関節背屈の範囲に直接関係する．たとえば指先の開き量が大きい場合と小さい場合で同じ大きさの対象物を把持しようとすると，指先の開き量が小さい場合は少ない背屈角度で把持することができ，また手関節が最大に背屈するまでの範囲が多く残されているため強い力

のピンチが可能である（図IV-70）．

また指先の開き量が大きい場合，背屈角度を大きくしなければ把持することができず，手関節が最大に背屈するまでの範囲も少ししか残されていないため，あまり強い力ではピンチができない（図IV-71）．

手関節駆動装置にはさまざまな形式のものが存在し，それぞれに特徴があるため以下に代表的なものを記す．

①エンゲン・システム（Engen system）

このシステムはテレスコピック・ロッドとよばれる金属製の棒が指部品と前腕部品を連結する形で取り付けられている．この棒に刻まれた溝の位置をずらすことで棒の長さを変えることが可能となり，把持をしようとする対象物の大きさによって患者自身が調節することができる（図IV-72 a）．

橈側偏位がある場合，指部品側に接続されるテレスコピック・ロッドの先端はユニバーサルジョイントとなっている．これは指部品と前腕部品を連結する板バネの作用とともに摩擦なしに可動す

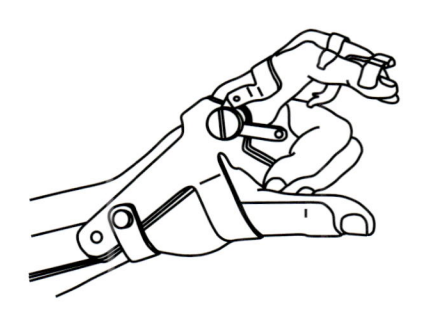

a. 指駆動式

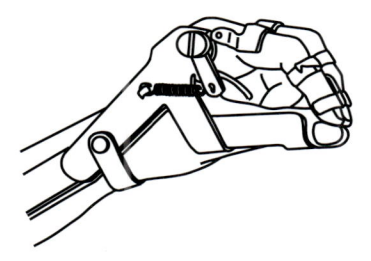

b. 屈曲補助式

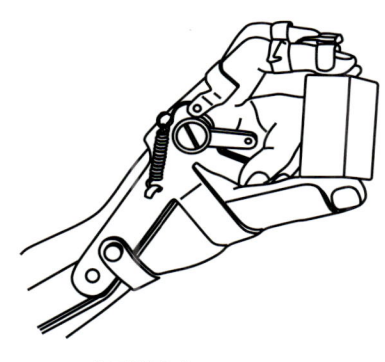

c. 伸展補助式

図Ⅳ-69　指駆動装置（ランチョスタイル）

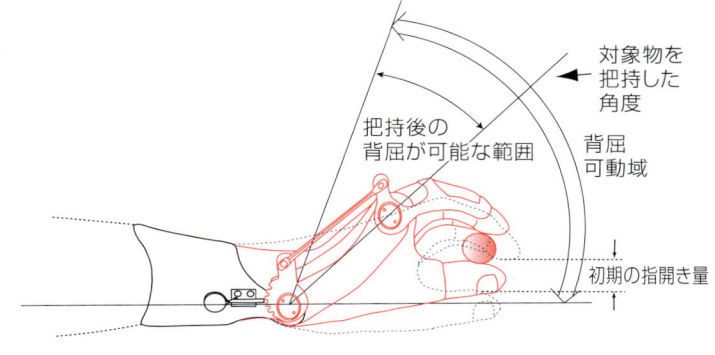

図Ⅳ-70　指先の開きとピンチ力（小さい場合）

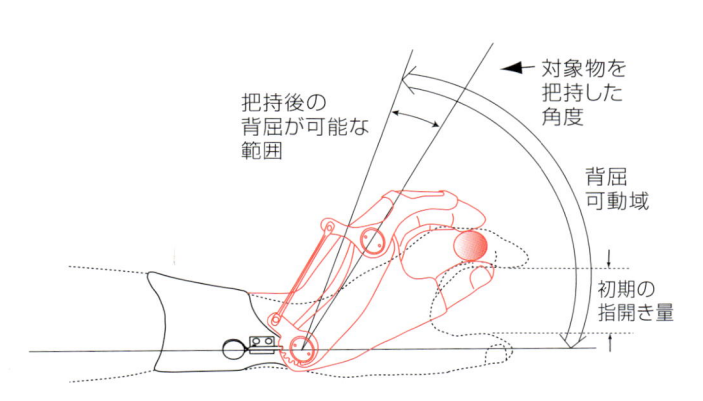

図Ⅳ-71　指先の開きとピンチ力（大きい場合）

ることを許している（図Ⅳ-72 b）．

②コンラディ・システム（Conradie system）

棒の近位端がレバーアームに取付けられ，等間隔で半円状に空いた穴をもつ金属製のプレートが前腕部品に取り付けられている．レバーアームの端にあるピンをその穴に入れることによって手関節角度を決定する．コイルスプリングがそのレバーアームの軸周りに取り付けられているため，適当な位置に手関節角度を固定することができる（図Ⅳ-72 c）．

③ジェイコ・システム（Jaeco system）

アクチュエーター・ロッドが遠位端ではMP関節部の指部品に，近位端ではアクチュエーティング・プレート（adjustable actuating mounting plate）に接続され，アクチュエート操作レバー（adjustable actuating operating lever）は手関節近位部に取り付けられる．操作レバーを押し，プレートの溝の位置を変更することによって手関節角度が変化する（図Ⅳ-72 d）．

④ラチェットシステム（ratchet system）

このシステムはＶ字型に切った溝をもつラチェットバーと，そのラチェットバーをロックして指を屈曲位に固定しておくためのスプリングロックよりなる．ピンチ動作を行う場合，ラチェットバーの近位端に取り付けられたボタンを押し込むことにより任意の位置で固定することができる．また解除する場合は，スプリングロックに取り付けられたボタンを押すと伸展バネの張力によ

5　把持装具　　181

a. Engen system

b. Engen system (universal joint)

c. Conradie system

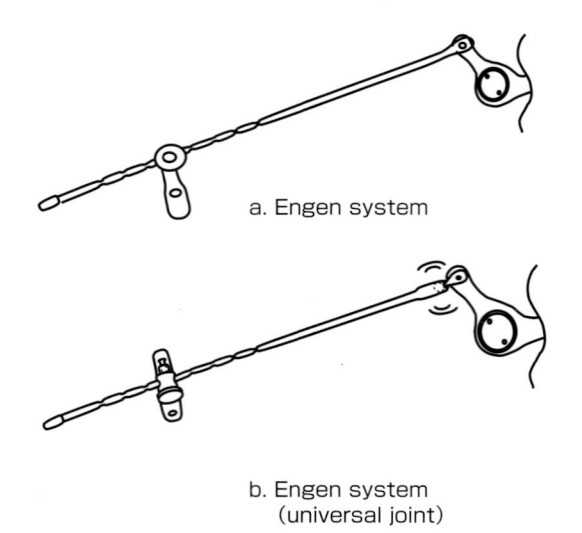

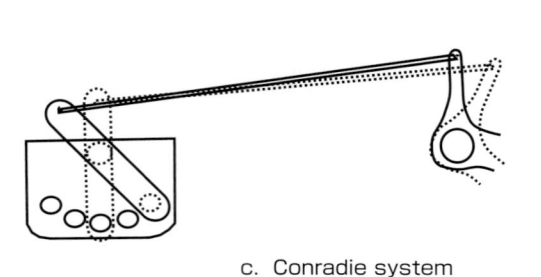

d. Jaeco system

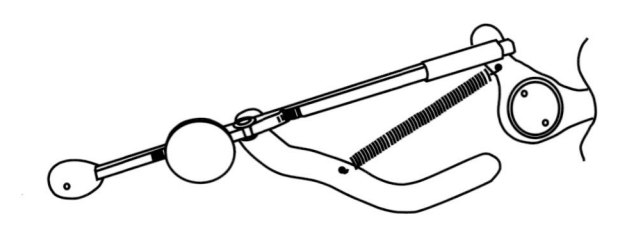

e. ratchet system

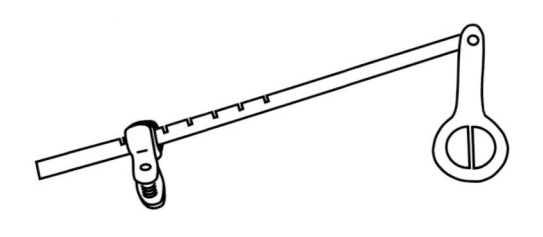

f. University of Wisconsin Engel system

図Ⅳ-72　手関節駆動装置の種類

り指が伸展する（図Ⅳ-72 e）．
⑤ウィスコンシン大学式エンゲル・システム（University of Wisconsin Engel system）
　平板の金属製アクチュエーティング・ロッドが遠位ではMP関節部分に，近位では手関節部分に取り付けられた金属製ポストの中をスライドする．手関節の角度を設定するために，ロッドの近位側はコの字型の切り込みがあり，スプリング式クリップでロックする構造である．
⑥RICシステム
　このシステムはアクチュエーティング・ロッドのようなものはなく，ひもやチェーン，もしくはひもとベルクロの組み合わせによって構成される．遠位部分は指部品の示指と中指の手掌側にひもが取り付けられ，手掌と前腕の中心を通る．そしてそれが前腕部品の掌側にあるループに取り付けられる．手関節角度はそのループに取り付け

られたベルクロストラップの長さを調節することによって変更される．
c. 体外力源駆動式
　自発的な手関節背屈が不可能なときに体外力源によって指部品に力を伝えることが目的で，その力源は電磁モーターや炭酸ガスを用いたマッキベン人工筋といったものがある（図Ⅳ-73）．

2）種　類
　以下の5つのデザインのものがよく用いられる．
（1）ランチョ型把持装具（図Ⅳ-74 a）
　金属製の指部品と，手掌から橈側を通って背側へU字型に伸びた金属製の手掌部品，そして橈側の支柱から背側に伸びた2本の金属製バンドがその外形を形成する．

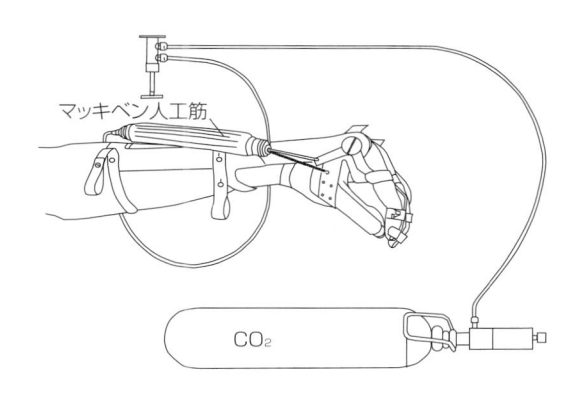

図Ⅳ-73 体外力源式把持装置（空圧式）

（2）エンゲン型把持装具（図Ⅳ-74 b-1, b-2）

アメリカ Texas Institute of Rehabilitation and Rsearch（TIRR）の Engen の考案によるもので，金属製の指部品とラミネーションされたプラスチック製の手掌部品，そして柔らかいバネ鋼でできた板バネが連結した金属製の前腕部品より構成される．この板バネが手関節背屈時に起こる橈側変位を吸収し，なめらかな指屈曲を実現している（図Ⅳ-74 b-1）．また板バネのない金属製の前腕部品もあり，その橈側にはテレスコピック・ロッドが取付けられる（図Ⅳ-74 b-2）．

（3）ウィスコンシン大学型把持装具（エンゲル型）（図Ⅳ-74 c）

アメリカ・ウィスコンシン大学の Engel の考案による．金属製の指部品は3つの骨格より構成され，うち2つはリング状のものがそれぞれ DIP，PIP 関節の遠位に，そして背側のみのものが MP 関節と PIP 関節の間に位置する．この指部品はクリップ機構により脱着が可能で，装具装着が簡便である．手掌部品は金属製のバンド（リング）で手掌全体を覆っており，その橈側は対立バーの役目も果たす．前腕部品はS字をした金属製のバーが近位背側，遠位掌側のバンドを形成する．

（4）IRM型把持装具（図Ⅳ-74 d）

アメリカ・ニューヨーク大学 Institute of Rehabilitation Medicine（IRM）で開発された装具である．nyloplex 製の指部品と手掌部品をもち，手掌部品はU字型で，よく適合されていればべ

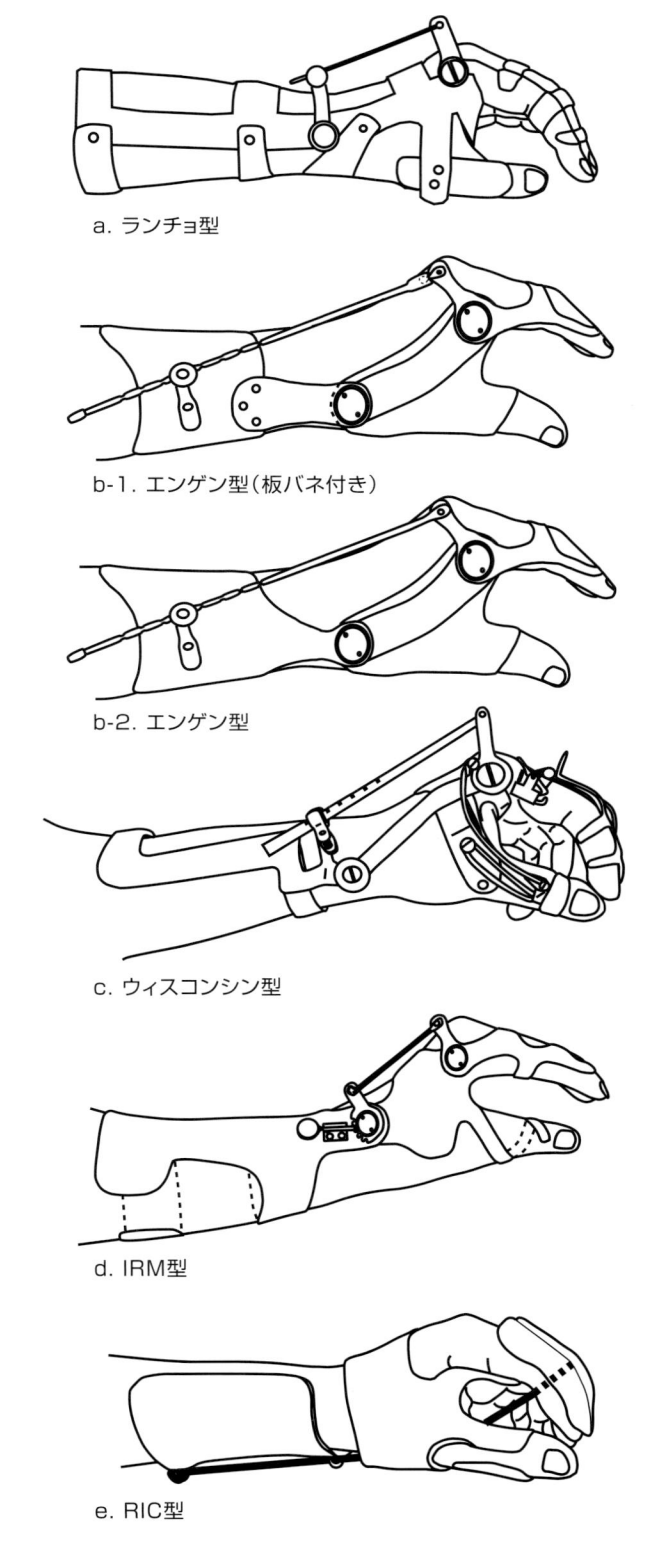

a. ランチョ型

b-1. エンゲン型（板バネ付き）

b-2. エンゲン型

c. ウィスコンシン型

d. IRM型

e. RIC型

図Ⅳ-74 手関節駆動式把持装具の種類

5 把持装具

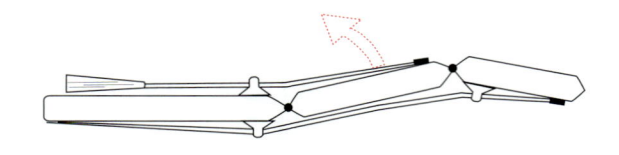

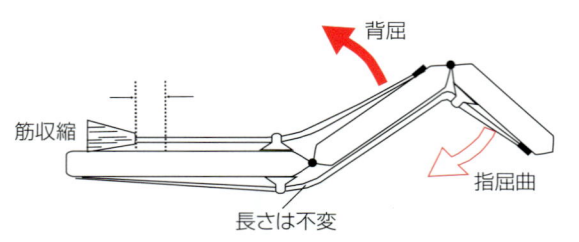

図Ⅳ-75 テノデーシス作用模式図

ルクロなどで固定する必要はない．前腕部品も同様に nyloplex 製で近位背側と遠位掌側にバーが伸びており，固定についてストラップなどは必要ない．

(5) RIC 型把持装具（図Ⅳ-74 e）

アメリカ・Rehabilitation Institute of Chicago で開発された熱可塑性プラスチック材の装具である．指部品に接続されたナイロン製のヒモが前腕部品の掌側近位端に取り付けられている．テノデーシス作用により手関節を背屈すると，手掌部品によって対立位に設定された母指が示指，中指に近づくことにより3点つまみを可能にする（図Ⅳ-75）．

D. チェックポイント

① 手関節継手の位置が解剖学的手関節の位置に一致している．
② MP 関節継手位置が解剖学的 MP 関節の位置に一致している．
③ 母指と示指間の皮膚が圧迫されていない．
④ 尺骨茎状突起が圧迫されていない．
⑤ 母指 IP 関節屈曲時の運動を妨げない．
⑥ 手関節駆動式では手関節の運動を妨げない．
⑦ 前腕バンド中枢側は，前腕の回内，回外の運動を妨げない．
⑧ 前腕バンド末梢側は，ぴったりと適合している．
⑨ 手掌アーチは横中手骨バンドで支持されている．

機能的には，
⑩ 母指と示指，中指で対立位がとれ，3点つまみができる．
⑪ 手関節を約10°背屈させるだけで，十分なピンチが行える．
⑫ 希望している動作を行うために，指を十分に開くことができる．

（根岸和諭，飛松治基）

6 肘装具

A. 概念と適応

1) 概　念

肘関節拘縮の治療の代表的なものにストレッチやマッサージなどの他動的 ROM（関節可動域）訓練があるが，ときには弾力性の低下した軟部組織の断裂や挫滅を招き，その結果，局所の出血・腫脹・炎症・異所性骨化を生じることがある．Hepburn[32] は他動的 ROM 訓練を強さと時間の関係曲線で表し，装具療法は弱い力で長時間治療できる方法として効果的であるとした．また，装具での持続的伸張は徒手的な ROM 訓練に比べて筋の防御的収縮を抑えることができたという報告[33] もある．さらに，1日3回，30分程度の装具療法で ROM の戻り（リバウンド現象）を減少できたという岡西[34] の報告や static progressive stretch 法（関節部分が動く装具で一定の可動域が得られるように5～10分程度の時間経過で軟部組織の緊張緩和を認めたら，疼痛を起こさない範囲でさらに矯正を強めていくことを繰り返す方法）を紹介した Bonutti[35] の報告もある．

2) 適　応

(1) 関節の拘縮の治療

肘の内側側副靱帯損傷，靱帯付着部の骨棘形成，骨片遊離体，尺骨神経損傷，変形性肘関節症などによって肘関節の可動域制限と疼痛・圧痛が出現した症例が適応である．

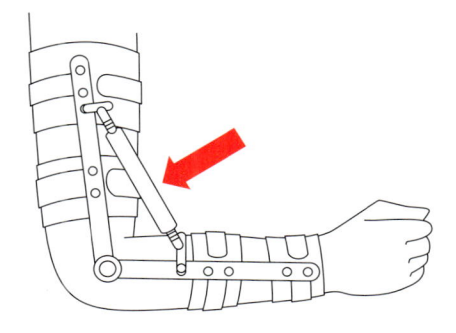

図Ⅳ-76　ターンバックル式肘装具
矢印はターンバックル．

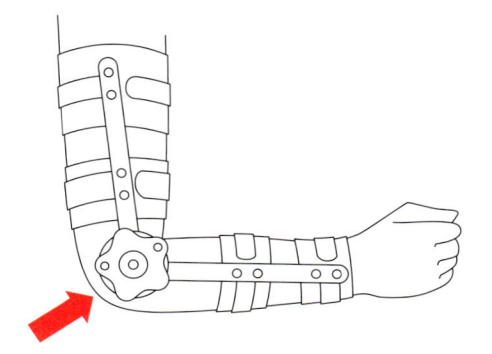

図Ⅳ-77　タウメル継手付き肘装具
矢印はタウメル継手．

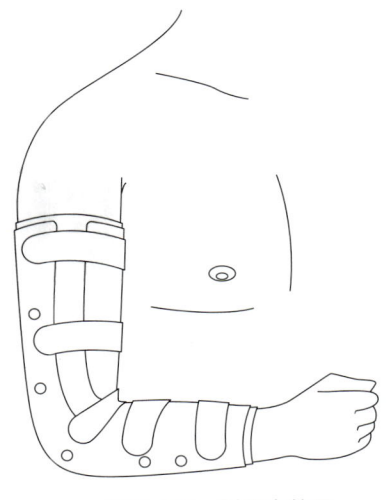

図Ⅳ-78　肘固定装具

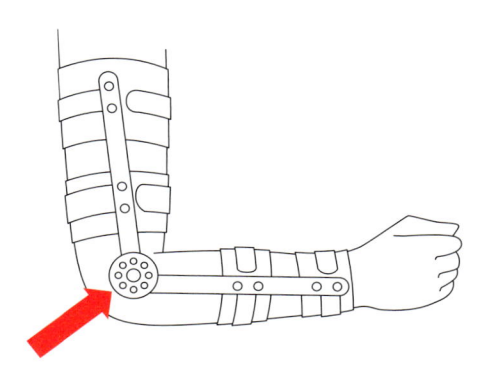

図Ⅳ-79　ダイヤルロック肘継手付き肘装具
矢印はダイヤルロック．

　拘縮による肘関節の可動域改善にはターンバックル式肘装具（図Ⅳ-76）またはタウメル継手付き肘装具（図Ⅳ-77）によるpassive motion（他動運動）による関節可動域の獲得が望ましい．また，ダイナミック肘装具による治療を行う場合には，passive motion（他動運動）による伸展・屈曲方向の可動域拡大とactive motion（自動運動）による伸展・屈曲方向の筋力強化の2つの目的があることを十分理解させる．
(2) 骨折や関節不安定性の治療
　転位のない骨折や側副靱帯損傷などによって関節の不安定性が生じた症例が適応である．支柱付き装具が用いられる．
(3) 関節炎の治療
　関節結核などの炎症性疾患が適応である．肘固定装具（図Ⅳ-78）によって安静を図ることが多い．
(4) その他
　肘関節の可動域を制限するにはダイヤルロック肘継手付き肘装具（図Ⅳ-79）を用いる．

B. 構　造

　肘関節の可動域制限や可動域改善を目的に用いる装具である．両側支柱タイプの装具とし術後に任意の角度での固定や可動域制限が必要な場合には肘継手にダイヤルロックやセレーションギアを用いる（図Ⅳ-79）．拘縮による可動域改善にはアウトリガーとゴムバンドによる持続的に矯正力を加える方法やターンバックル，タウメル継手などで機械的に矯正する方法もある．

（畑　幸彦，松本芳樹）

7 肩装具

A. 肩外転装具

1）概念と構造

　肩関節の外転位保持を目的とし，必要な肢位に合わせて装着できるよう調整装置を取り付ける．
　肩関節は3自由度を有するが，装具の継手を生理軸に一致させるのは2方向が限界であり，肩関節のどの動きに追従させるかを考慮して製作するべきである．たとえば外転角度の調整を重視するのであれば前額面上で継手を一致させるべきであり，外転位のまま肩屈伸可動域をもたせるのであれば，水平面上で一致させるほうが良い．上肢の重量は同側腸骨稜，反体側胸郭部で支える（図Ⅳ-80）．
　必要とされる肩外転角度が約60°未満で，後の肢位調整があまり必要ない場合には，軟性の腋下枕を体幹にベルトで固定し，その上にアームスリング状の上腕・前腕支持部を固定する装具も使用される（図Ⅳ-80 b）．

2）適　応

　三角筋麻痺，腱板断裂，大結節骨折，肩関節手術後，上腕神経叢麻痺，ときに肩関節周囲炎の急性期などで使用される．

3）チェックポイント

　ゼロポジションでの固定（図Ⅳ-81）や外転位固定で腕神経叢麻痺を生じることがある[36]ので，その場合にはすぐに外転角度を90°未満に下げることが重要であり，これによってほとんどの症例に自覚的改善がみられる[37]．また腸骨稜の褥瘡の発生にも注意を要する．

B. 肩甲骨保持装具

1）適　応

　前鋸筋麻痺（長胸神経麻痺）による肩甲骨の内転・下垂（翼状肩甲）に対して使用される．
　スカプラバンド（アドバンフィット社製）（図Ⅳ-82）：肩甲骨の安定化に必要な要素は，内旋を制御する外方からの力と翼状肩甲をもたらす力に対抗する前方からの力であり[38]，この2方向の力が作用していることが重要である．

2）チェックポイント

　バンドを強く締めすぎないように注意する．腋窩で指1本，胸部で指2本入る程度の余裕をもた

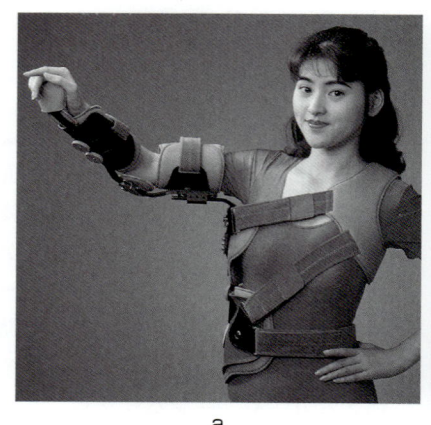

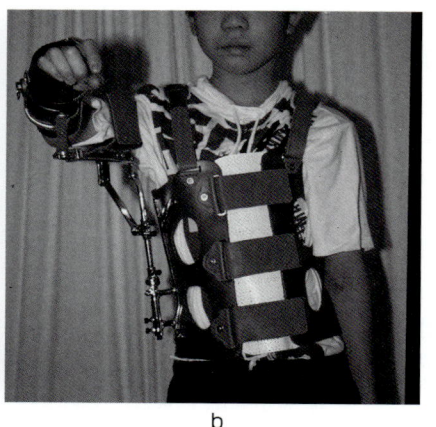

図Ⅳ-80　肩外転装具
左は機能的肩外転装具．機能肢位から120°程度の外転には適している．右はモールドジャケットに取り付けた例．
（a写真提供：アドバンフィット社）

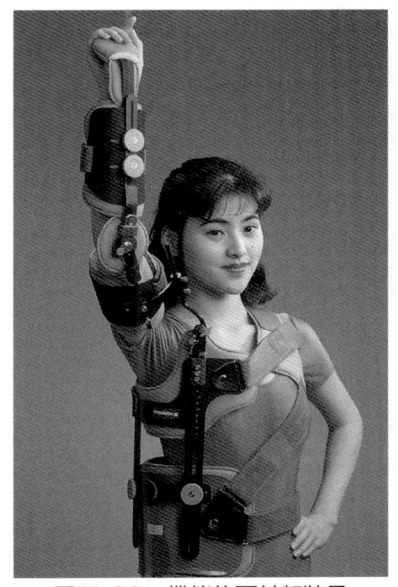

図IV-81　機能的肩外転装具
ゼロポジションでの外転位保持が可能である．
（写真提供：アドバンフィット社）

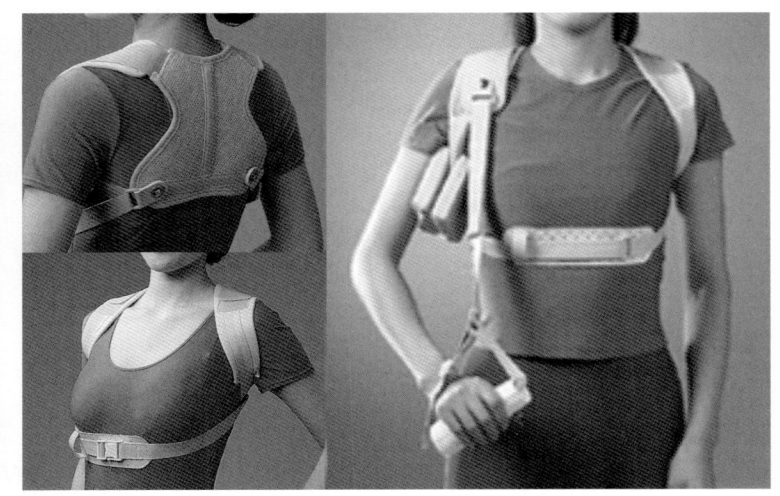

図IV-82　肩甲骨保持装具
後方では肩甲骨が上方回旋できるように下角にあたる部分にパッドが入っている（左上・左下）．動揺肩，胸郭出口症候群，肩こりなどに適応がある．肩甲骨を良肢位に支持し，関節を上方回旋させることで亜脱臼を矯正する（右）．さらに付属のディスタルサポートが上肢を良肢位に保つ．脳卒中などによる肩関節亜脱臼に適応がある．
（写真提供：アドバンフィット社）

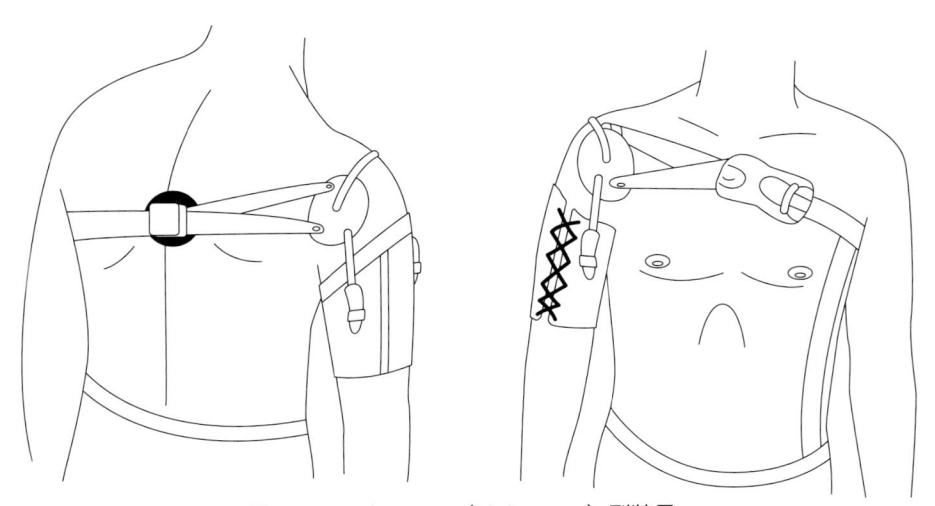

図IV-83　ホーマン（Hohmann）型装具
もっとも有名な装具であり，肩峰前面パッド・後面パッドおよび上腕カフを胸郭バンドで連結する．

せる．就寝時には装着しない．

C. 反復性肩関節前方脱臼用装具

1）適　応

反復性肩関節前方脱臼に対して肩外転・外旋運動を防止する目的で使用される．

ホーマン（Hohmann）型装具（図IV-83）とソーンダイク（Thorndike）型装具（図IV-84）が有名である．しかしほとんどの反復性肩関節前方脱臼は手術以外では治せないので，これらによる装具療法は特別な理由がある場合に限られる．

7　肩装具　187

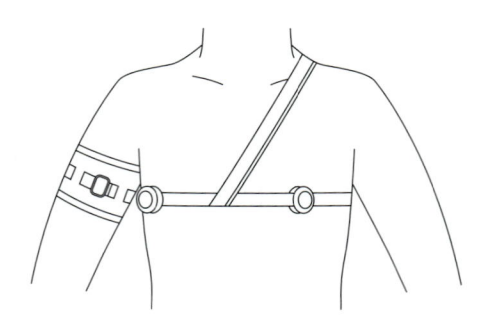

図Ⅳ-84 ソーンダイク（Thorndike）型装具
上腕カフと胸郭バンドの間を伸縮性のあるストラップで連結する．

D. 肩鎖関節脱臼用装具

1）適 応

Rockwoodの分類[39]でtypeⅠとtypeⅡが保存的治療の適応であり，typeⅢ～Ⅵは手術的治療の適応である．

肩鎖関節脱臼用装具（**図Ⅳ-85**）による治療は肩甲骨を挙上（相対的に鎖骨を下降）させることを目的とするが，完全な整復は装具のみでは困難である．

E. アームスリング

1）適 応

脳卒中片麻痺で上肢のBrunnstrom stageⅠとⅡの症例が適応となる．Brunnstrom stageⅢ～Ⅳ以上の症例では通常亜脱臼はみられないため，機能回復訓練時以外は不要である．

脳卒中片麻痺や三角筋麻痺などの肩関節亜脱臼を防止し，機械的に上腕を上方に押し付ける装具が用いられる．肘伸展タイプと肘屈曲タイプに大別される[40]（**図Ⅳ-86**）．

2）チェックポイント

肩甲骨が翼状にならない装具を選択すべきである．必要以上の長期使用は肩内転・回内・内旋を助長し，歩行に悪影響を及ぼすので注意を要する．

（松本芳樹，畑　幸彦）

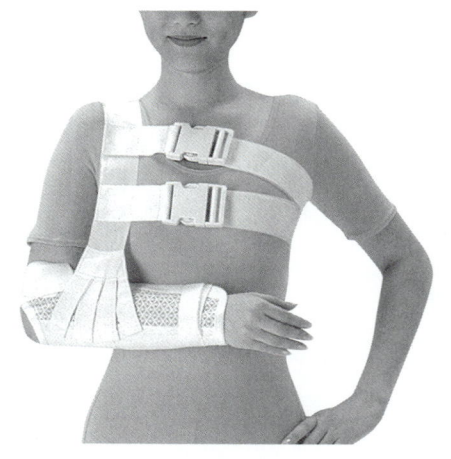

図Ⅳ-85　肩鎖関節脱臼用装具
（写真提供：日本義肢協会）

8　上肢の骨折用装具

A. 上腕骨骨幹部骨折

1）適 応

functional brace[41]は，骨折型に関係なく，ほとんどの閉鎖性上腕骨骨幹部骨折を治療することができる．受傷後はできるだけ早期にhanging cast法を行い，整復位が得られたらfunctional brace（**図Ⅳ-87**）を採型し，装着する．粉砕骨折や斜骨折では良好な整復位が得られやすいが，転位のない横骨折では角状変形を起こしやすいので注意を要する．なお，患肢に重力が加わらなければ角状変形を矯正できないので，患者が立位か座位保持ができることが必須条件である．高齢で理解力がない，指示に従わない，合併症があるなどのために早期から肩・肘関節の運動ができない症例は治療の適応とはならない．

2）チェックポイント

① braceの長さは腋窩より2.5 cm遠位部より上腕骨顆部の2.5 cm近位部までとする．
② 腫脹が消退し上腕の周囲径が減少すると，braceは円筒形をしているので遠位にずれて肘

[肘屈曲タイプの腕吊り]

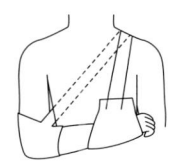

Dumbbell式スリング (Wilson 1978)

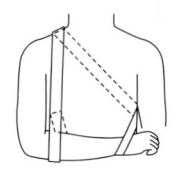

ループ式スリング (古沢 1980)

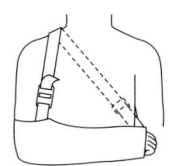

兵庫リハビリ式スリング (松田 1980)

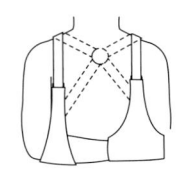

Upper Extremity Sling for Hemiplegics (Applebaum 1966)

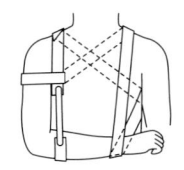

Sling to prevent a subluxed shoulder (De Vore 1970)

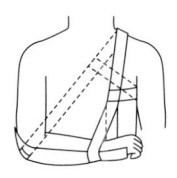

Shoulder-Elbow-Wrist Sling (SEW) (Cohen 1979)

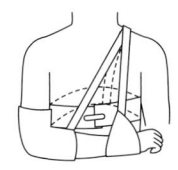

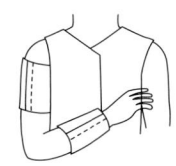

Sreverson Sling (Steverson 1973)

Vest-Sling (Antonio et al 1977)

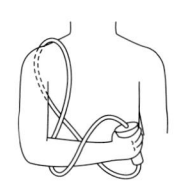

ルード式スリング (Rood)

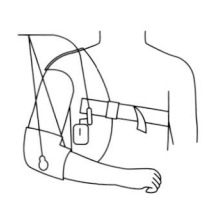

Abduction Outrigger from Rancho Los Amigos (Leverson 1958)

[肘伸展タイプの腕吊り]

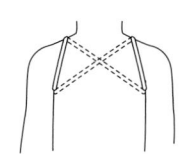

ロール式スリング (Bobath 1970)

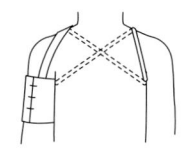

カフ式スリング (Bobath 1970)

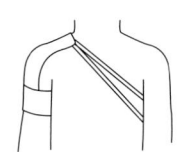

カリエ式スリング (Cailliet 1980)

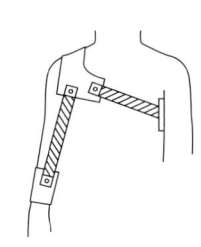

機能的上肢装具 (金森 1975)

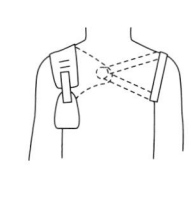

肩サドル付肘伸展アームスリング (田村式アームスリング) (田村 1982)

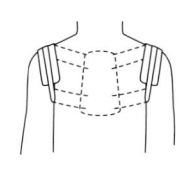

クラビクルバンド (松村 1983)

図Ⅳ-86　各種の腕吊り
(田村　茂・他：脳血管障害のアームスリングとスプリント．理・作・療法，18 (6)：379-386, 1984)

8　上肢の骨折用装具

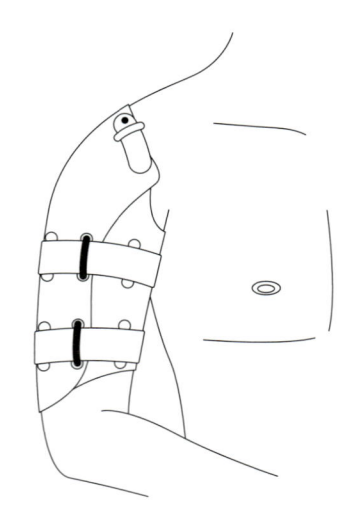

図Ⅳ-87　functional brace

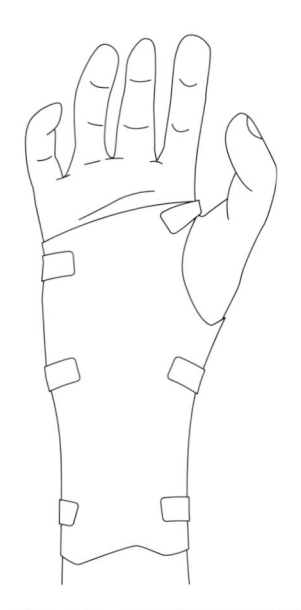

図Ⅳ-88　手関節固定用装具

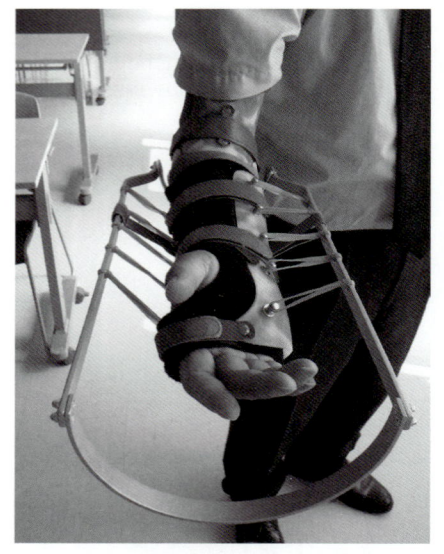

図Ⅳ-89　Colello-Abrahamによる回内外スプリント

窩に不快感を生じることがある．腫脹の消退や萎縮が生じても軟部組織を圧迫できるように適合していることが大切である．

B. 橈骨遠位端骨折

1）適　応

AAOS（アメリカ整形外科学会）の橈骨遠位端骨折に対するガイドライン[42]によると，装具療法はまったく転位のない橈骨遠位端骨折にのみ適応があり，転位のある橈骨遠位端骨折の保存的治療には取り外しのできる装具よりもギプス固定のほうが望ましい（図Ⅳ-88）．

2）チェックポイント

①患肢の手指の自動運動ができるように遠位部の長さを調節する．

C. 前腕回内外拘縮に対する装具

1）概念と構造

前腕回内あるいは回外拘縮の可動域改善のために用いる装具である．Colello-Abrahamにより開発された動的回内回外スプリントは，長い回旋軸に対しゴムバンドにより矯正力を加える構造であり（図Ⅳ-89），矯正力は調整しやすいが装具が大きくなってしまうのが欠点である．

図Ⅳ-90はラチェットギアとエラストマーテンションバーの組み合せで矯正を行うもので比較的コンパクトな外観である．

（畑　幸彦，松本芳樹）

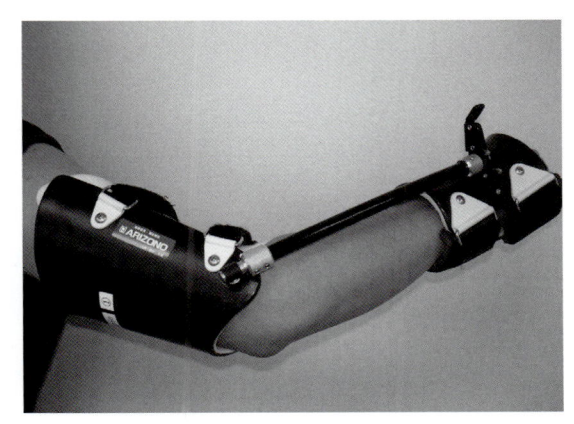

図Ⅳ-90 エラストマートーションバーを用いた回内外装具

9 自助具とスプリント

A. スプリント

1) 概念

　装具は，変形の防止，変形の支持，矯正，身体部位のアライメントを整えるためなどに使用される治療および更生のための補助器具である．装具は，医師の処方に応じて義肢装具士が製作する．装具はリハビリテーションの流れのなかでは，法制度的に治療用装具と更生用装具に分かれている．治療用装具のなかには，それぞれの疾患・損傷の治癒・回復過程で簡易的に製作され，かつ一時的に使用（装着）されるものもある．これを治療用仮装具という．治療用仮装具は，医師の処方の下で，セラピストが治療訓練の一手段として，日々の治療訓練後の機能の維持，治療訓練の相乗効果，またそれによる直接的な治療効果を期待し製作されるものである．

　実際，治療用仮装具は各疾患の治療訓練の状況に応じて出された処方をもとにセラピストが製作するものである．それは，患者を目の前にして短時間で評価し，低温度の熱可塑性材料などの加工しやすい材料を用いて製作し，装着まで行う．また，その後も治療訓練の一環として，患者の回復に合わせ，継続的にフォローアップし，随時調整し修復していく．そして，その終了・中止は医師の指示を受けるのが現在の制度である．

　治療用仮装具は，日々患者をみているセラピストが製作し，継続的にフォローアップする．さらに，回復状況をみて随時修復し，その効果を最大限引き出すためにセラピーとの関係で密接にフォローアップし，管理していく．その結果，予後の機能的レベルは向上する．現在，とくに手のリハビリテーションを進めていくにあたり欠くことのできない治療手段のひとつとなっている．

　治療用仮装具は，一般にスプリント（splint）といわれている．また，法制度上"副子"という言葉がある．しかし，それらの多くは装具である．実際，治療用仮装具は装具のなかでも十分に認識されず，混同されていることも多い．筆者は，治療用仮装具はスプリントとよび，義肢装具士が製作するものは副子も含め装具としてよぶのが望ましいと考える．

　スプリントは，治療訓練が進むなかで患者の日々の変化に応じ，セラピストが簡単かつ短時間に調整・修正できるものでなければならない．そして，多くのスプリントは，その性質上，長くとも3カ月ほどの使用期間である．したがって，製作材料も70〜80°ほどの低温で軟化し簡単に成型できる熱可塑性材料が使われる．手には第二の皮膚となるように製作することも可能であり，そのように成型すべきである．

　スプリントにはもう1つの役割がある．それは，たとえば頸髄損傷者（第6頸髄節残存）の装具療法でみることができる．彼らは，長・短橈側手根伸筋が残存しており，この筋を利用して手関節駆動式の把持装具を操作することができる．しかし，それよりもセラピストが製作する熱可塑性材料のRIC型把持スプリントでの治療訓練を先行させるべきと筆者は考える．そのほうが更生用装具（ランチョ型やエンゲン型の手関節駆動式把持装具）の装着・使用の導入がスムーズになる．

　上記の方法は，スプリントが装具への橋渡しとなる良い例である．見方を変えると，このRIC型把持スプリントは，セラピストと義肢装具士との橋渡しにもなっている．ただし，RIC型把持スプリントの製作には知識と技術的修練が必要であ

静的スプリント　Resting splint

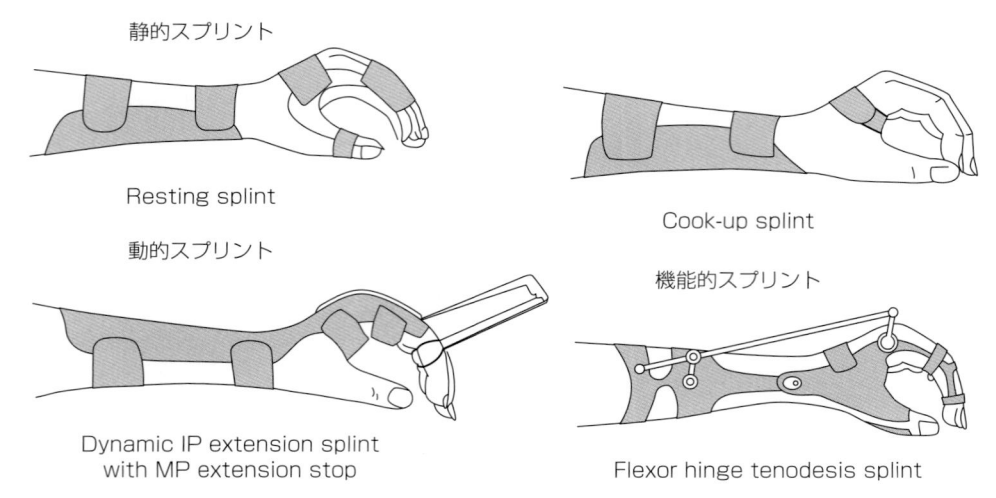

Cook-up splint

動的スプリント　Dynamic IP extension splint with MP extension stop

機能的スプリント　Flexor hinge tenodesis splint

図Ⅳ-91　基本的な分類

る．セラピストの技術の低さは彼らの機能的な予後レベルを狭めることになる．それは，医学的リハビリテーションの到達レベルを制限し，社会的リハビリテーションの幅を狭めていることにもなる．

スプリントは患者にとって更生用装具への橋渡しにもなる．患者自身にとってはリハビリテーションの流れをよりスムーズに導いてくれ，高度で幅広い機能を提供してくれる治療用仮装具でもある．また，スプリントは材料が自由自在に工夫でき，自助具の本体，そしてその材料は部品（付属品）をつくるための材料にも利用が可能である．

2）種類と構造

スプリントの使用は痛みの軽減，関節の動揺性の支持・固定，予測される変形の予防，損傷部の治癒の促進，術前評価，拘縮の予防などをおもな目的とする．スプリントは装着部位の関節運動を抑制した静的スプリントと，運動機能（関節機能・筋機能）の支持・維持・改善，残された機能の変換などを目的とした，装着範囲内の関節運動を許す動的スプリントに分けられる．スプリントのうち，装着することで手の機能が改善され，手の機能が向上し使用範囲が拡大するスプリントを，とくに機能的スプリントという．一方，夜間に装着する安静用スプリントのように前腕から手（指先）まで装着することで手の使用が困難になるスプリントもある．これを非機能的スプリントという（図Ⅳ-91）．

この他，スプリントは装着部位で分類されることが多い．とくに手外科領域の外傷・再建術後に使用されるため，前腕から手指・母指までのものが主体である．

スプリントの構造では，静的にも動的にも肢節の一部あるいは全体の支持が必要となる．スプリントは添え木という考え方から，掌側から支える掌側型が多い．しかし，手関節の固定を重視するときや手の使用という面から掌側の知覚機能を活用する立場をとることもある．そのような場合は，背側からの3点固定の原理を取り入れた全面接触を選択する．また，骨折後の治癒過程で関節運動を著しく制限する必要がある場合などは，固定性を高めるためにガートレット型で全面接触を基本としたスプリントを選択する．その他，サンドイッチ型，フレーム型などがある（図Ⅳ-92）．

すでに述べたように，スプリントには製作材料の対応（加工）性の幅広さから，さまざまな自助具・補助具の本体となるものもある．なかでも，手関節固定（軽度背屈）・支持スプリントである長対立スプリントやカックアップスプリントは，自助具の一部としていろいろと利用されている．これらのスプリントは，母指を把持肢位に保持する．同時に，目的動作によって手関節の支持（固定）角度は決定される．

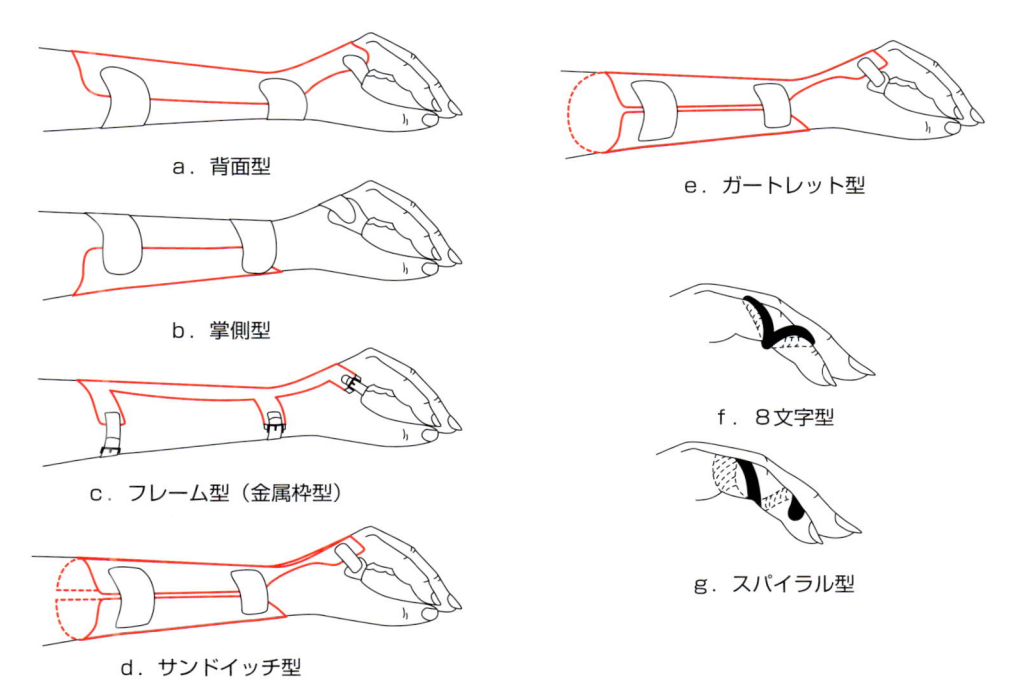

a．背面型
b．掌側型
c．フレーム型（金属枠型）
d．サンドイッチ型
e．ガートレット型
f．8文字型
g．スパイラル型

図Ⅳ-92　スプリントの構造

　回復期の筋の相対的なバランスも考えると，筆者は，セラピストの立場からスプリントを早期から使用することが望ましいと考える．とくに対立スプリントは，第1ウエブスペースの確保と同時に把持肢位の確保も可能である．本来の手の機能を考えるならば，機能的予後の向上には不可欠な治療手段である．把持肢位の確保は，熱可塑性材料を用いた簡易的なウエブスペーサでもその目的は十分に果たせる．

B. BFO

　BFO（balanced forearm orthosis）は ball-bearing feeder orthosis（図Ⅳ-93：スウィベル式BFO）ともいわれ，ときに mobile arm support ともいわれる，食事補助具として開発された装具（補助具）である．ただし，最近のわが国ではポータブルスプリングバランサー（PSB；図Ⅳ-94）が広く使用されているようである．このスプリングバランサーは，BFOのように各症例に合わせて個々に製作されるものではない．既製品をねじやばねで調整し，各症例に対して合わせて使用する補助具である．広い意味での補装具としてとらえ，装具とは別に扱うべきである．

　BFOは，上肢機能のターミナルである肩・肩甲帯の筋が低下・消失した場合に，実用レベルである遠位筋の機能を活かし，患者の日常生活動作（食事，コミュニケーション，書字など）の向上と拡大を図るための補助具である．遠位筋の機能が十分でない場合でも，スプーンやフォークを保持するカフ，万能ホルダー（次項参照）を併用することにより，食事動作の自立の可能性を得ることもできる．実際に，頸髄節4残存の四肢麻痺患者で，肩屈曲・肘伸展筋力が1～2レベル以上残存し，座位の維持に問題がない者であれば，その適応である．BFOによって一部の机上動作の自立度の拡大も可能となる．とくに，最近はパソコンの利用でさまざまな作業・活動が広がり，彼らの社会活動は大幅に広がっている．その結果，障害者にとっては自分でできたという達成感が芽生え，自立心の向上に影響を及ぼす．

[構造]

　BFOは，座位が可能で体幹がある程度支持・固定されている場合に使用される．肩関節の筋機

a. 取り付け金具
b. 中枢ボールベアリング
c. 中枢スウィベルアーム
d. 末端ボールベアリング
e. 末端スウィベルアーム
f. ロッカーアーム取り付け金具
g. トラフ

構成部品

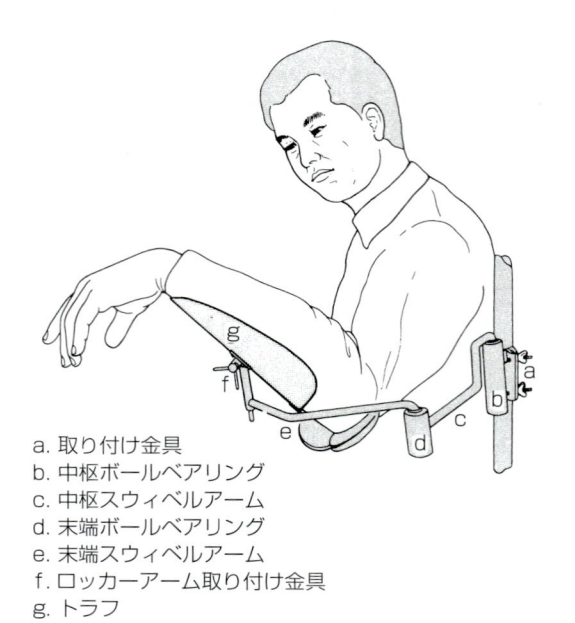

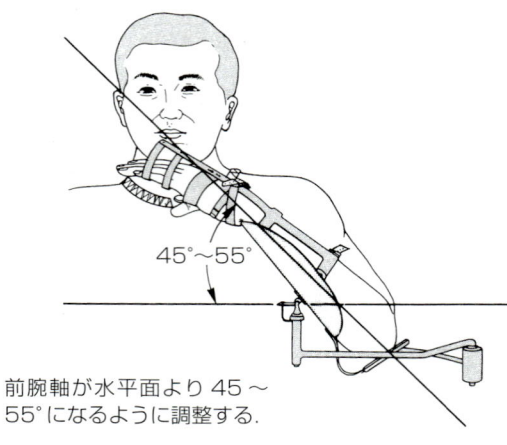

前腕軸が水平面より 45～55°になるように調整する．

BFO の取り付け位置

図Ⅳ-93　スウィベル式 BFO
（Licht のものを改変）

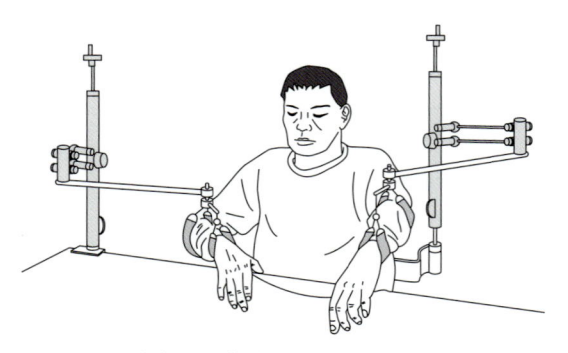

図Ⅳ-94　（ポータブル）スプリングバランサーでの訓練場面

能が低下し，また肘関節の屈曲力が十分でない症例であっても残された筋力や頭部などの動きにより重心の移動を行うことで操作が可能である．BFO は，中枢ボールベアリング，末端ボールベアリングの2つのボールベアリングの働きで，上肢（手）を食事できる位置に移動させ，固定する．そして，肩甲帯の下制・挙上により前腕を乗せたトラフの近位部をシーソーのように上下させ，手を口元に運ぶことができる構造になっている．トラフに取り付けるロッカーアームの位置は，残存筋力に合わせ微妙に調整する必要がある．

C. 自助具

　1993 年に，「福祉用具の研究開発及び普及の促進に関する法律」で，「福祉用具」という言葉が公的に用いられた．この言葉は，"心身の機能が低下し，日常生活を営むのに支障のある老人又は心身障害者の日常生活上の便宜を図るための用具，及びこれらの者の機能訓練のための用具並びに補装具を言う"と定義されている．この日常生活上の便宜を図る用具が，リハビリテーションの医療現場でも広く用いられている「テクニカルエイド」という用語にあたると思われており，混乱を招いている．ここで整理をすると，福祉機器（一部機能訓練用具を含む）の総称は「福祉用具」とすべきである．そして，そのうち補装具（義肢装具を含む）を取り除いた，日常生活において機能の拡大，動作の簡便化などを図るための用具を「テクニカルエイド」とする．さらに，そのなかでも「自助具」は "self help device" という英米語を訳したものである．

表Ⅳ-3　障害者総合支援法による補装具と日常生活用品の定義

補装具の定義	日常生活用品の定義
つぎの3つの要件をすべて満たすもの． ①身体の欠損または損なわれた身体機能を補完，代替するもので，障害個別に対応して設計・加工されたもの ②身体に装着（装用）して日常生活または就学・就労に用いるもので，同一製品を継続して使用するもの ③支給に際して専門的な知見（医師の判定書または意見書）を要するもの	つぎの3つの要件を満たすもの． ①安全かつ容易に使用できるもので，実用性が認められるもの ②日常生活上の困難を改善し，自立を支援し社会参加を促進するもの ③製作や改良にあたって障害に関する専門的な知識や技術を要するもので，日常生活品として一般的に普及しているもの

表Ⅳ-4　自助具の用途

- 食事，更衣，整容，排泄，入浴，移動などの身辺処理に用いられるもの
- 調理，買い物，清掃，裁縫，洗濯などの家事に用いられるもの
- 書字，電話，計算，パーソナルコンピュータなどの作業に用いられるもの
- 手芸，カード，ゲーム，読書，スポーツなどのレクリエーションに用いられるもの
- その他の生活行為に用いられるもの

（飯村ふみ子：障害者の食生活と栄養指導．全国身体障害者総合福祉センター，1994）

1）概　念

　自助具は，英米語の意味からも"自らが使用・操作し，自らを助ける道具"として身の回り動作，室内などのゲーム，手芸などの用具を総称する専門用語である．

　リハビリテーション分野では，自助具は補装具とともに重要な役割を果たしている．そして，障害者総合支援法によれば，補装具と日常生活用具は**表Ⅳ-3**のように定義されている．これらのなかには，身体障害者や高齢者・弱者の一部にとって自立した生活を送るために不可欠のものもある．

　飯村は自助具の用途範囲を**表Ⅳ-4**のようにまとめている．

2）自助具の目的と自助具

　自助具は，障害者や高齢者の身の回り動作の自立に必要な筋・関節機能の負担の軽減化（ペンシルホルダー，スプーンの柄など），操作の簡略化とエネルギー消費の軽減化，把持・固定能力の代償（連結箸，ガード付き皿，台付き爪切り具など），到達能力の代償（リーチャー，長柄付きくしなど），視力の補助（メガネ，サングラスなど），コミュニケーション能力の代償（文字板など）などに幅広く対応できる数々の道具である．また，最近の国際福祉機器展などの動向をみると，その内容は障害者・高齢者のみのためというよりむしろ，すべての人が活用できるようにユニバーサル化が進んでいる．

　このように，自助具はさまざまな目的をもって作られ，使用されている．また，単独の目的のためではなく複数の目的をもっているものも多い．

3）自助具の条件

　自助具は，使用・操作するうえで身体への弊害とならず，衛生管理が簡単で安全かつ機能性が高いものでなければならない．また，壊れにくく，もし壊れても修理しやすいものであるべきである．自助具の使用にあたって，他の人の手を煩わすものであってはならないし，できるだけ安く入手しやすいものが望ましい．しかし，これらすべての条件を整えるのは困難であり，対象者によって条件の優先順位は異なる．

　実際，自助具は障害者やその家族・医療従事者の手により利用者に合ったものが製作されることが多く，製品化されにくい．したがって規格化されにくい．ここでは，代表的なものを説明する．

- ペンシルホルダー・工夫したスプーンの柄（図Ⅳ-95）

　握る力が弱い，手指の可動性が十分でない人が使用する．ペンシルホルダーは穴あき練習用ゴル

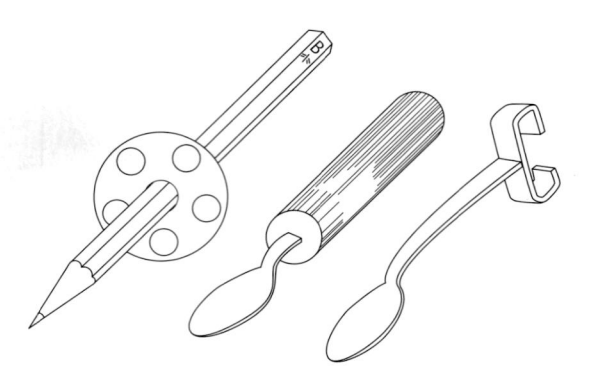

図Ⅳ-95 ペンシルホルダーと柄を工夫したスプーン

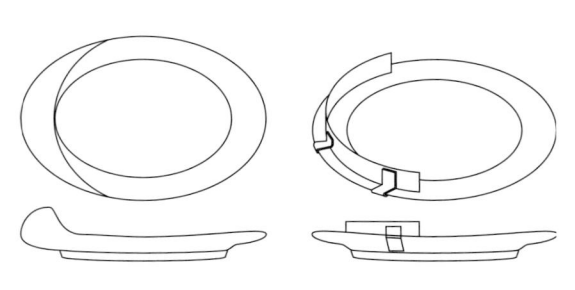

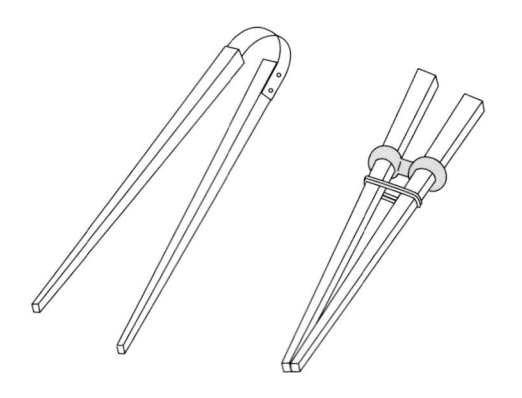

図Ⅳ-96 連結箸
随意的に閉じるタイプ（左）と随意的に開くタイプ（右）．右のタイプでは輪ゴムなどを用いる．

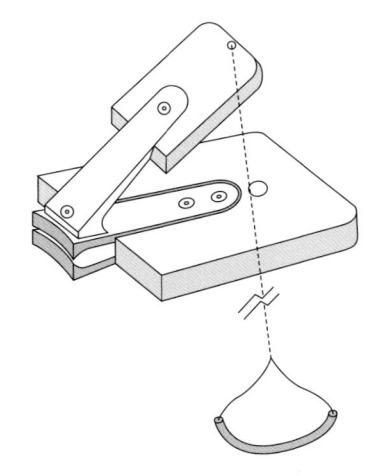

図Ⅳ-97 ガード付き皿

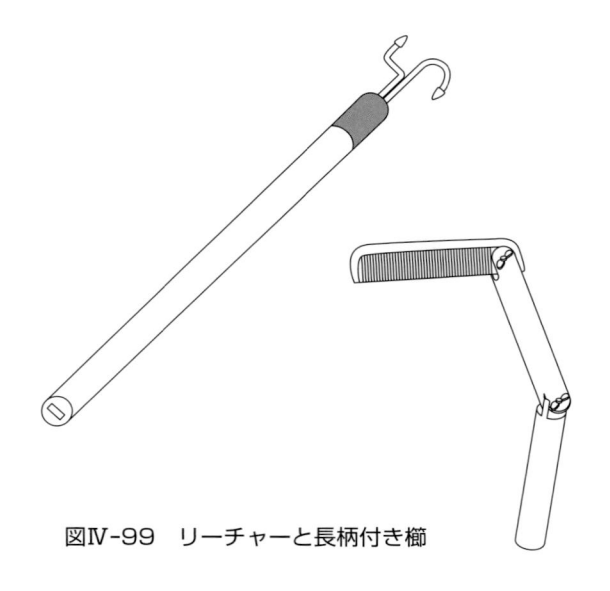

図Ⅳ-98 台付き爪切り

図Ⅳ-99 リーチャーと長柄付き櫛

フボールの穴に差し込むのが最も簡単で安く使いやすい．また，スプーンなどでは軽いハンドルスポンジというものがあり，適当な長さに切って差し込むと簡単に製作できる．図Ⅳ-100の万能ホルダーも幅広く使われている．

- 連結箸（図Ⅳ-96），ガード付き皿（図Ⅳ-97），台付き爪切り（図Ⅳ-98）

 連結箸には，随意的に開くタイプと閉じるタイプがある．筋機能の耐久性が低い患者は，開くタイプを使う．ガード付き皿は，スプーン・フォークですくい・取りあげができない患者が使用する．離乳期の子どものお皿でみられる一部分が反り返るものもある．台付き爪切りは，てこの原理を利用して力を最大限に利用する．足での操作も可能である．

- リーチャー，長柄付き櫛（図Ⅳ-99）

 上肢の可動制限用であり，図のようなリーチャーが最も幅広く普及している．長柄付き櫛は

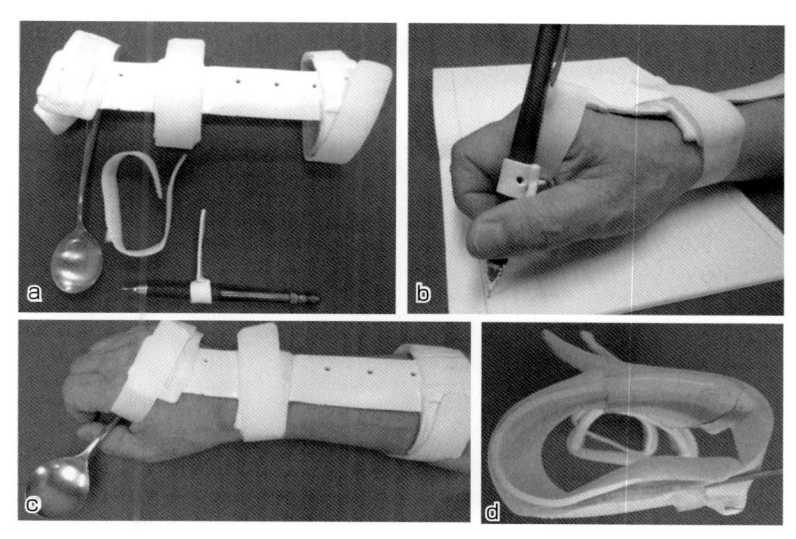

図Ⅳ-100　手関節固定用スプリントとその付属品

スプーンなどにも応用できる．

- 文字板

一般には，"平仮名板"である．なお，日常頻繁に行われる動作の絵であるトイレ，食事（ご飯の絵）などを描いたり，また症状（痛み・めまい）の代表的なものを書いておくこともある．

4) スプリントと自助具

治療用仮装具（スプリント）と関係が深い自助具を，ここで紹介する．スプリントとの関係から自助具を考えると，手の使用時の鍵となる手関節の制御（固定），そして把持機能の補助，代償を目的としたものが中心となる．スプリントを本体とした自助具は，それ自体いろいろなものに発展させることも可能である．そのひとつとして，代表的な手関節固定用スプリント（カックアップスプリント：フレーム式）と把持機能を代償する自助具を紹介する（図Ⅳ-101）．

手関節固定用スプリントは，長対立スプリントの本体部分を利用する．すなわち，遠位横アーチの保持のための手掌部（手掌バー）を利用する．そして，この部分にポケットをつくり，その中にさまざまな部品化した自助具，たとえばスプーン，フォークなどを差し込めるようにする．筆記具や，パソコン操作のためのスティックなどもつくられ，用途を広げることもできる．

以上のように，手関節固定用スプリントは，簡単な付属品を製作し，それを利用することで食事の自立を目的とした自助具ともなる．また，差し込み式のペンシルホルダー（部品）をつくることで書字用の自助具としても併用できる．付属品として万能カフが製作されることも多い．しかし，ここで重要なのは，本体となるスプリントのカフが取り付けられる部分（手掌バー）は，構造的に手掌の遠位横アーチを保持できるように成型する必要があることである．さらに，手関節固定用スプリントそのものは手のさまざまなアーチ・肢位を保持させるように製作されなければならない．このようにして，手そのものの基本的な構造を維持すると同時に部品を多様化することで自助具の用途を広げるのである．

ここで，図Ⅳ-100の説明をする．aは，本体である手関節固定用スプリントで，それに付けるベルクロで製作されたカフ，スプーン，差し込み式ペンホルダーに取り付けたシャープペンである．bとcはそれぞれの使用例を示している．dは遠位から撮った手掌部のアーチ（手掌バー）の部分である．

カフは取り外しを可能にして洗えるようにする．シャープペンのホルダー（固定具）は熱可塑性材料で製作し，ばね状にしてワンタッチで着脱が可能で，かつ滑りにくくする．

9　自助具とスプリント　197

このように，スプリントはさまざまな自助具の本体となりうる．熱可塑性材料を使いこなすことにより，いろいろな障害程度に対応することが可能となり，自助具の幅を広げることができる．

〈矢﨑 潔〉

文献

1) Palmer AK, Werner FW, Glisson RR et al : Partial excision of the triangular fibrocartilage complex. *J Hand Surg (Am)*, **13** : 3 91-395, 1988.
2) Simon S, Alaranta H, Kai-Nan A et al : Kinesiology. In Simon, SR : Orthopaedic Basic Science. American Academy of Orthopaedic Surgeons, 1994, p 538-540.
3) Newmeyer WL III, Manske PR : No man's land revisited : the primary flexor tendon repair controversy. *J Hand Surg (Am)* **29** : 1-5, 2004.
4) Verdan C : Syndrome of the quadriga. *Surg Clin North ; Am*, **40** : 425-426, 1960.
5) Ohe T, Miura T : The impact of holding one finger in full extension or flexion on the movement of the remaining fingers in healthy volunteers. *J Hand Surg (Eur)*, **36** : 165-166, 2011.
6) 大江隆史，黒島永嗣，小林康一・他：屈筋腱修復後の機能評価法として既存の方法は十分か．日整会誌，**73**（2）：576, 1999.
7) Lundborg G, Rank F : Experimental intrinsic healing of flexor tendons based upon synovial fluid nutrition. *J Hand Surg (Am)*, **3** : 21-31, 1978.
8) 栗山明彦：上肢装具．最新義肢装具ハンドブック（三上真弘他編集），全日本病院出版会，2007，p 202-209.
9) 山本澄子：上肢装具のバイオメカニクス．日本義肢装具学会誌，**15**（2）：151-155, 1999.
10) 加倉井周一・他：上肢装具．装具学（加倉井周一編），第3版，医歯薬出版，2011，p 135-147.
11) Chester DL et al : A prospective, controlled, randomized trial comparing early active extension with passive extension using a dynamic splint in the rehabilitation of repaired extensor tendons. *J Hand Surg Br*, **27**（3）: 283-288, 2002.
12) Thomsen NO et al : Value of dynamic splinting after replacement of the metacarpophalangeal joint in patients with rheumatoid arthritis. *Scand J Plast Reconstr Surg Hand Surg*, **37**（2）: 113-116, 2003.
13) Egan M et al : Splints/orthoses in the treatment of rheumetoid arthritis. Cochrane Database Sys Rev 2003 ; (1) CD004018.
14) Silva, et al : Effective of a night-time hand positioning splint in rheumatoid arthritis : a randomized controlled trial. *J Rehabil Med*, **40** : 749-754
15) 加倉井周一，初山泰弘編：装具治療マニュアル－疾患別・症状別適応－．医歯薬出版，1981.
16) Malick MH : Manual on Static Hand Splinting － New Materials and Techniques. Vol. 1, 4th ed., Harmaville Rehabilitation Center, Pittsburgh, 1978.
17) Malick MH, Meyer CMH : Manual on Management of the Quadriplegic Upper Extremity － Using available modular splint and arm support system. Harmaville Rehabilitation Center, Pittsburgh, 1978.
18) Moberg E : Splinting in Hand Therapy. Thieme, 1978.
19) Redford JB（ed）: Orthotics Etcetera. 2nd ed., Williams & Wilkins, 1980.
20) Malick MH : Manual onDynamic Hand Splinting with Thermoplastic Materials. 2nd ed., Harmaville Rehabilitation Center, Pittsburgh, 1982.
21) Anderson MH (ed) :Upper Extremity Orthotics. 4th printing,Thomas, 1965.
22) Darrell R. Clark, Robert L. Waters, Jane M. Baumgarten : Upper Limb Orthoses for the Spinal Cord Injured Patient [ATLAS of Orthoses and Assistive Devices]. Bertram Gold berg, John D. Hsu (ed), 3rd edition, Mosby, 1997, p 291-303.
23) Carl R. Goodman et al : The use of the prenylR RIC splint in the early rehabilitation of the upper extremity.*The American Journal of Occupational Therapy*, **24**（2）: 119-121, 1970.
24) Clark L. Sabine et al : A plastic tenodesis splint : preliminary evaluation of a functional brace for a paralyzed hand with effective wrist extensor. *The Journal of Bone & Joint Surgery*, **47**（3）: 533-536, 1965.
25) Vernon L. Nickel et al : Development of useful function in the severely paralyzed hand. *The Journal of Bone & Joint Surgery*, **45**（5）: 933-952, 1963.
26) Nichols PJR et al : The value of flexor hinge hand splints. *The Journal of the International Society for Prosthetics and Orthotics*, **2**（2）: 86- 94,

1978.
27) Hector W. Kay : Clinical evaluation of the engen plastic hand orthosis. *The Journal of the International Society for Prosthetics and Orthotics*, **13** (1) : 13-26, 1969.
28) McCluer S, Conry JE : Modifications of the wrist-driven flexor hinge splint. *Archives of Physical Medicine and Rehabilitation*, **52** (5) : 233-235, 1971.
29) 矢崎 潔：手のスプリントのすべて．初版, 三輪書店, 1994.
30) 原 和子：装具作業療法入門．初版, パシフィックサプライ, 1987.
31) 田澤英二：把持装具のバイオメカニカルな考慮とratchet type Hand Orthosis について．日本義肢装具学会誌, **3**（3）: 185-188, 1987.
32) Hepburn GR et al : Case studies ; Contracture and stiff management with dynasprint. *J Orthop Sport Phys Ther*, **8** : 498-504, 1987.
33) 岡西哲夫・他：肘関節拘縮に対する他動的ROMの筋電図学的分析－ターンバックル式装具の効果について－. 理学療法学, **18**（5）: 535-541, 1991.
34) 岡西哲夫・他：拘縮に対する「治療用」装具と運動療法. 理学療法ジャーナル, **28**（5）: 319-324, 1994.
35) Bonutti PM et al : Static progressive stretch to reestablish elbow range of motion. *Clin Orthop*, **303** : 128-134, 1994.
36) 北川恵史・他：腱板修復後の外転位固定による腕神経叢麻痺. 肩関節, **16**: 149-152, 1992.
37) 畑 幸彦：肩関節周囲疾患に対する装具療法．POアカデミージャーナル, **8**: 101-104, 2000.
38) Barnett ND et al : Winging of the scapula : the underlying biomechanics and an orthotic solution. *Proc Instn Mech Engrs*, **209** : 2215-2234, 1995.
39) Rockwood CA : Subluxation and dislocation about the shoulder. Fractures in adults. ed. by Rockwood CA et al, JB Lippincott Co., Philadelphia, 2nd ED., Vol. 1, 1984, p 869-872.
40) 田村 茂・他：脳血管障害のアームスリングとスプリント. 理・作・療法, **18**（6）: 379-386, 1984.
41) Sarmiento A et al : Functional bracing of fractures of the shift of the humerus. *J Bone Joint Surg Am*, **59** : 596-601, 1977.
42) Lichtman DM et al : American Academy of Orthopaedic Surgeons Clinical Practice Guideline on the treatment of distal radius fractures. *J Bone Joint Surg Am*, **93** : 775-778, 2011.
43) 矢﨑 潔：手のスプリントのすべて．第3版, 三輪書店, 2006, p 4.
44) Anderson MH : Upper extremities orthotics. CC Thomas Springfild, 1965, p 325, 343.
45) Licht S ed : Orthotics etcetera. E Lichi, Publisher, 1966, p 218-233.
46) 矢﨑 潔・他：装具総論. 作業療法学全書, 第3版, 協同医書出版, 2009, p123-151.
47) 伊藤利之・他編：新版 日常生活活動（ADL）. 医歯薬出版, 2010, p 61-85.

索引

日本語索引

あ
アームスリング　188
アウトフレアラスト　27
旭川医大式装具　91
足　17
　　――のアーチ　20
足継手　58
足継手軸　86
アッパー　34
　　――の製作　38
アトランタ型　110
あぶみ　65, 70
　　――の曲げ加工　70
アンクルガース　36
アンダーアーム型　138, 143

い
医師　5
インステップガース　35
インフレアラスト　28

う
ウィスコンシン大学型把持装具
　183
ウィスコンシン大学式エンゲル・
　システム　182
ウィリアムス型　136
ウェストガース　35
ウェッジヒール　30
ウォークアバウト　103
内がえし　18

え
エーラス・ダンロス症候群　139
遠位趾節間関節　18
エンゲル型　183
エンゲン型把持装具　183
エンゲン・システム　180

お
凹足　22, 53
横足根関節　17
オフセット式膝継手　85
オルトップAFO　82

か
ガード付き皿　196
ガートレット型　192
外旋変形　53
外側ウェッジ　44
外側楔状骨　17
外側側副靱帯損傷　94
外側縦アーチ　20
開張足　22, 53
外転足　22, 54
外転変形　53
外反股　53
外反膝　55
外反足　21, 54
外反扁平足　22
外反母趾　45, 54
外反母趾用装具　46
外来筋　150
改良型ポーゴスティック型　109
カウンター　39, 41
鉤爪趾　45, 54
下肢　49
　　――の関節運動域　51, 52

　　――の構造　49
下肢機能障害　66
下肢装具の構成要素　57
下肢装具の分類　56
下肢長　50
下腿コルセット　64
下腿周径　50
下腿長　50
肩外転装具　186
肩関節　149
肩装具　186
カックアップスプリント　197
カックアップ装具　168
カットオフヒール　30
カフ　64
カプナースプリント　161
皮製短対立装具　171
看護師　5
寛骨　117
環軸椎亜脱臼　124
関節リウマチ　164, 165, 166, 171
　　――のスプリント　171

き
義肢装具士　5
基節骨　18
機能的スプリント　192
逆トーマスヒール　31
逆ナックルベンダー　163
胸骨上切痕　118
胸骨柄　118
矯正装具　3
強直　53
胸椎　117
胸椎後弯　118
胸椎バンド　122
胸腰仙椎装具　129, 138
距骨　17

距骨下関節　17
距踵関節　17
距踵舟関節　17
近位趾節間関節　18
筋ジストロフィー　139
金属支柱構造　66

く

靴インサート　27, 35, 65
　──の製作　38
　──の適応　22
靴型　26
　──の製作　37
靴型装具　25, 65
　──の採型　36
　──の材料　34
　──のチェックポイント　41
屈曲ダイナミックスプリント　164
屈曲変形　53
屈曲補助装具　164
クッションヒール　30
グッドイヤー・ウェルト式　40
靴の補高　32
クレンザック足継手　62, 64, 79

け

頸胸椎装具　127
頸胸腰仙椎装具　138
脛骨外捻　53
脛骨内捻　53
脛骨内反　53
頸髄症　124
頸髄損傷　172
頸椎　117
頸椎カラー　125
頸椎術後　124
頸椎前方固定術　125
頸椎前弯　118
頸椎装具　124
頸椎椎弓形成術　124

ゲイトソリューション　80
頸部の運動　118
外科開き　26
月状骨骨壊死　168
肩甲間バンド　123
肩甲骨下角　118
肩鎖関節脱臼用装具　188
腱性槌指　161
腱板断裂　186

こ

コイルバネ式IP伸展装具　165
コイルバネ式MP屈曲装具　163
コイルバネ式マレットスプリント　160
効果判定　5
後脛骨筋　18
後十字靱帯損傷　94
拘縮　53
剛性（装具の）　60
後方支柱　122
股外転装具　110
股関節脱臼　98
股装具　96
骨間筋　153
股継手軸　56
骨性槌指　161
骨折用装具　188
骨盤　117
骨盤ガードル　140
骨盤ストラップ　136
骨盤帯　96, 121
骨盤帯長下肢装具　100, 101
骨盤輪不安定症　138
固定式継手　64
固定装具　3
コンラディ・システム　181

さ

先しん　34, 39
作業療法士　5

サポーター　93
サボリッチ型AFO　76
猿手　153
三角筋麻痺　186
三角線維軟骨複合体　149
3点固定の原理　1, 58
三辺形ソケット　109

し

ジェイコ・システム　181
支給　6
軸椎歯突起骨折　124
自助具　194
支柱式頸椎装具　126
膝蓋骨脱臼　94
ジャックナイフ　101
尺骨神経麻痺　173
シャンク　30, 35, 41, 65
　──の取り付け　40
舟状骨　17
シューホーン型　72, 81
ジュエット型　133
手関節　149
手関節固定用スプリント　197
手関節装具　168
手根管症候群　168
手根骨　154
種子骨　18
手内筋　150
手背屈保持装具　168
ジョイントジャック　161
踵骨　17
踵骨外反　19
小趾外転筋　18
上肢装具の構成要素　159
上肢装具の処方　157
上肢装具の分類　159
上肢帯　149
小趾対立筋　18
上前腸骨棘　118
踵足　21, 53
踵立方関節　17

上腕骨骨幹部骨折　188
上腕神経叢麻痺　186
ショパール関節　17
ショルダーリング　140
人工股関節術後　98
深指屈筋腱　152
伸展腱手術後　169
伸展ダイナミックスプリント　169
伸展変形　53
伸展補助装具　169

す

スイスロック式膝継手　86
スコティッシュライト型　110
スコットクレイグ長下肢装具　101
スタインドラー型　131
スタビライザー　104
スパイラル AFD　75
スプリント　191
スプレッダーバー　106
スタビリティ・テスト　140
スワンネック変形　162

せ

制御式継手　64
整形靴　25, 27
　　――の適応　23
制限　4, 77
制限付き継手　64
正常歩行　55
正中基準線　68
正中神経麻痺　172
静的装具　3, 159
制動　1, 64, 77
脊髄　117
脊髄損傷　105
脊柱　117
脊椎　117
脊椎カリエス　121

脊椎骨折　121
脊椎すべり症　121
脊椎長下肢装具　101
セフティーピンスプリント　161
セメント式　40
セレーション継手　169
ゼロポジション　186
前脛骨筋　18
浅指屈筋腱　152
前十字靱帯損傷　93
尖足　21, 53
仙腸装具　137
先天性股関節脱臼　107
先天性股関節脱臼装具　107
先天性内反足　22, 105
前腕　149
前腕回内外拘縮　190

そ

装具　1
　　――の剛性　60
　　――の分類　3
装具療法　1
ソールウェッジ　32
ソーンダイク型装具　187
足関節　17
足関節軸　58
足趾装具　45
足底圧分散　33, 43
足底装具　42
足底挿板　43
足底板　65
足底方形筋　18
足板　65
足部覆い　65
側副靱帯損傷　163
足部の運動　18
足部の神経支配　21
足部変形　21
側方支柱　122
側弯症　137, 138
側弯症装具　138

底型の設計　37
底付け　40
足根中足関節　18
外がえし　18
外羽根式　26

た

ダーメンコルセット　130
ターンバックル　91
ターンバックル式肘装具　185
体幹　117
　　――の運動　118, 120
体幹装具　121
大結節骨折　186
大後頭隆起　118
第 3 腓骨筋　18
第 12 胸椎棘突起　118
大腿遠位半月　89
大腿近位半月　89
大腿骨骨折　100
大腿周径　50
大腿長　50
台付き爪切り　196
大転子　118
ダイヤルロック式膝継手　86
対立運動　153
対立装具　171
対立バー　176
タウメル継手付き肘装具　185
多軸式膝継手　86
短下肢装具　62
短靴　25
短趾屈筋　18
短趾伸筋　18
短小趾屈筋　18
短対立装具　171
短腓骨筋　18
短母趾屈筋　18
短母趾伸筋　18

ち

チェアバック型　134
恥骨　118
千葉大式　144
チャッカ靴　25
中間楔状骨　17
肘関節　149
　　──拘縮　184
中節骨　18
中足骨　18
中足骨パッド　31
中足趾節関節　18
虫様筋　18, 153
虫様筋バー　176
長靴　25
長下肢装具　84
蝶型踏み返し　32
長胸神経麻痺　186
腸骨稜　118
長趾屈筋　18
長趾伸筋　18
長対立装具　173
頂椎　139
長腓骨筋　18
長母趾屈筋　18
長母趾伸筋　18

つ

椎間関節　117
椎間板　117
椎間板ヘルニア　121
椎骨　117
槌指　161
槌趾　45, 54
槌趾用装具　46
ツイスター　97
対麻痺用装具　101
月形　29, 39
月形しん　34
　　──の延長　29

継手付プラスチック短下肢装具　71
つり込み　40

て

手　150
底屈制限　66, 78
底屈制動　66, 77
底側骨間筋　18
テイラー型　131
適合判定　5, 6
テクニカルエイド　194
デニスブラウン装具　106
殿部おさえ　101

と

統一処方箋　4
橈骨遠位端骨折　190
橈骨神経麻痺　170
トウスプリング　36, 41
動的腱固定効果　179
動的装具　3, 159
トーマスヒール　31
トーマスリング　99
特殊靴　25, 27
特発性側弯症　138, 139
ドケルバン病　168
トライラテラル型　109
ドリームブレース　80
トロント型　111

な

内在筋　150, 153
内旋変形　53
内側楔状骨　17
内側股継手　103
内側側副靱帯損傷　94
内側縦アーチ　20, 43
内転足　21, 54
内転変形　53

ナイト型　135
ナイトテイラー型　131
内反股　53
内反膝　55
内反小趾　54
内反尖足　22
内反足　21, 54
長柄付き櫛　196
ナックルベンダー　163, 165
軟性コルセット　130, 133

に

西尾式外転免荷装具　109
二重骨盤帯　101
二分脊椎　105, 139
ニューイントン型　112

ね

ネックリング　140

の

脳性麻痺　139
脳卒中片麻痺　188

は

バーセルインデックス　6
背屈アシストゴム　80
背屈可動性　77
背屈補助　64, 66
背側骨間筋　18
把持装具　179
バタフライ　101
バチェラー型　109, 112
パッテン底　98, 109
バニオン　45
バネ製短対立装具　171
パラウォーカー　102
パラポジウム　104
バルモラル　26

半月　64
　　──の加工　70
半長靴　25
反張膝　55
万能ホルダー　196
反復性肩関節前方脱臼用装具　187
ハンマー趾　54
ハンマートウ　45

ひ

ヒール　30
ヒールガース　35
ヒールピッチ　36
非機能的スプリント　192
膝 OA　96
膝当て　87, 93
膝外反　93
膝靱帯損傷　93
膝装具　90
膝継手　85
膝継手軸　58, 86, 89
膝内反　93
腓腹筋　18
標準靴　65
病的歩行　55
ヒラメ筋　18

ふ

ファンロック式膝継手　86
フィラデルフィアカラー　126
フィンガーフレクションバンド　161
フォンローゼン型　108
ぶかぶか装具　109
福祉機器　194
福祉用具　194
腹部前当て　124
腹腔内圧　120
フットプリント　35
踏まずしん　30

プライムウォーク　103
プラスチック装具用足継手　65
プラスチック短下肢装具　71
ブラッチャー　26
フラットヒール　30
フレアヒール　31
フレクションブレース　136

へ

ヘイロー装具　129
ヘミスパイラル AFD　75
ペルテス病　112
ペルテス病装具　109
変形性脊椎症　121
変形性膝関節症　44, 96
ペンシルホルダー　195
扁平足　22, 53

ほ

ポータブルスプリングバランサー　193
ホーマン型装具　187
ボールガース　35
ボールトウガース　35
歩行周期　55
母指　153
母指 CM 関節　153, 167
母指 CM 関節症　166, 167
母指 IP 関節　165
母指 MP 関節　166
母趾外転筋　18
母趾内転筋　18
補助　4
補助付き継手　64
ボストン型　143, 145
補装具診　4
ボタン穴変形　154, 162
ポリオ　139

ま

マッケイ式　40
末節骨　18
マルファン症候群　139
マレット指　161

み

ミルウォーキー型　140

め

メタタルザルバー　31
メタルスプリント　160
免荷　4
免荷十分タイプ　99
免荷装具　3
免荷不十分タイプ　98

も

モートン病　44
モールド式　132
モールド式頸椎装具　127
モールド式腰仙椎装具　137

ゆ

有痛性胼胝　44
遊動式継手　64
遊動式膝継手　85
湯の児型 AFO　63
指　151
指装具　160
指用逆ナックルベンダー　161
指用ナックルベンダー　161
弓弦現象　153
ゆるい開排装具　109

よ

腰仙椎装具　133
腰椎前弯　118

腰椎パッド　140
腰椎分離症　134, 137
腰痛症　134
腰部脊柱管狭窄症　134, 136
腰部脊柱管症候群　121
翼状肩甲　186
横アーチ　20
予防装具　3
4点固定　90
4点固定式　94

ら

ライニング　34
ラチェットシステム　181
ランゲ型　109
ランチョ型　173
ランチョ型把持装具　182
ランドマーク　49, 117

り

リーチャー　196
リーメンビューゲル型　107, 108
理学療法士　5
リスフラン関節　18
立位保持用装具　104
リッサー分類　139
立方骨　17
両側支柱付長下肢装具　85, 88
リングスプリント　161
リングロック式膝継手　85

れ

連結箸　196

ろ

ローレンツ型　109
60°開排装具　109
ロッカー　33
ロッカーソール　31
ロッカーバー　31
肋骨下縁　118
肋骨下角　118
ロングカウンター　29
ロングシャンク　30, 33

わ

ワイヤーフレーム式　126
鷲手　154, 164
腕神経叢損傷　172

数字・外国語索引

数字

3WAY ジョイント　86

A

abdominal support　124
AC ブレース　143
ACL 損傷　93
active corrective brace　143
advanced reciprocating gait rthosis　103
ape hand　153
APS-AFO　63
ARGO　103

B

balanced forearm orthosis　193
Batchelor type orthosis　108
baterfly roll　32
BFO　193
Boston system　143
bow string　153
bunion　45

C

C バー　175
C ポスチュア　101
cervical collar　125
chairback type　134
Charleston bending brace　144
CHART　6
claw toe　45
CM 関節　155
CM 関節固定装具　167
Cobb 角　139
Conradie system　181
containment　113
CTLSO　138

D

DACS AFO　63
DACS AFO　80
DIP 関節　155, 160
DISI 変形　155
dorsal intercalated segment instability　155
Dorsiflexion Assist Control by Spring　80
dorsifrection assist　64
dynamic splint　159
dynamic tenodesis effect　179

E

Engen system　180
eversion　18
extrinsic muscle　150

F

FIM　6
flexion brace　136
foot abduction brace　106
foot plate　65
functional brace　188
Functional Independence Measure　6

H

Halo brace　129
hammer toe　45
HAS　104
Hoffer の分類　6
hybrid assistive system　104

I

interscapular band　123
intrinsic minus position　165
intrinsic muscle　150
intrinsic plus　154
inversion　18
IP 伸展補助装具　161
IP 伸展補助装置　179
IRM 型把持装具　183

J

Jaeco sysem　181
Jewett type　133

K

Kite 法　105
Kleinert 変法　170
Kleinert 法　170
Knight type　135
Knight-Taylor type　131
KU finger splint　170
KU half AFO　63, 76
KU knee brace　91

L

Lange type orthosis　108
LCL 損傷　94
Lenox Hill derotation brace　90, 94
Lerman multi ligamentous knee control orthosis　90
Lorenz type orthosis　108
lumbo sacral corset　133

M

mallet toe　45
MCL 損傷　94
mid sagittal line　68
molded type　127, 132, 137
MP 関節　156, 163
MP 関節固定装具　166
MP 関節伸展拘縮　164
MP 関節置換術　169

MP 屈曲位保持装具　*163*
MP 屈曲補助装具　*163*
MP 屈曲補助装置　*176*
MP 屈曲防止装具　*163*
MP 伸展止め　*176*
MP 伸展補助装具　*163, 166*
MP 伸展補助装置　*177*

N

no man's land　*152*

O

OMC 型 AFO　*76*
OMC 型　*143, 145*
opposition　*153*
ORLOU　*102*
orthopedic shoe　*25*
orthosis　*1*
Orthotic Research & Locomotor Unit　*102*
Osaka Medical College type brace　*143*
Osgood-Schlatter 病　*95*

P

Pavlik harness　*107*
PCL 損傷　*94*
PDA 足継手　*80*
PDC 足継手　*79*
pelvic band　*121*
Philadelphia collar　*126*
PIP 関節　*155, 156, 161*
PIP 関節伸展拘縮　*164*
Plastic H 型膝装具　*91*
pogo stick brace　*109*
Ponseti 法　*105*
post appliances　*126*
PSB　*193*
PTB シェル　*64, 98*

PTB 免荷装具　*98*

R

ratchet system　*181*
reciprocating gait orthosis　*102*
RGO　*102*
RIC システム　*182*
RIC 型把持装具　*184*
Riemenbügel　*107, 108*
Risser 分類　*139*
Risser table　*145*

S

Saga plastic AFO　*63, 81*
Saltiel brace　*63*
select ankle　*79*
self help device　*194*
SF 36　*6*
Shiga Pediatric Orthopedic Center　*110*
short brace　*138*
SKA Othosis　*63*
SKO　*91*
SMD　*50*
SOMI ブレース　*128*
spider splint　*170*
SPOC　*111*
SPOC 装具　*110*
stability test　*140*
Stack's splint　*160*
standing walking and sitting hip orthosis　*97*
static splint　*159*
Steindler type　*131*
sterno occipital mandibular immobilizer brace　*128*
stirrup　*65*
supracondiler knee orthosis　*91*
SWASH　*97*

Swedish kenee cage　*91*

T

T ストラップ　*66*
Tachdjian 型　*109*
Taylor type　*131*
TFCC　*149*
thoracic band　*122*
thoraco lumbo sacral corset　*130*
tibial torsion　*87*
TIRR 型　*63*
TLSO　*138*
triangular fibrocartilage complex　*149*

U

UC-BL シューインサート　*42*
underarm brace　*138, 143*
University of California Berkeley Laboratory　*42*
University of Wisconsin Engel system　*182*

V

von Recklinghausen 病　*139*
von Rozen splint　*108*

W

Wheaton brace　*106*
Williams type　*136*
Wilmington brace　*144*
wire collar　*126*

Y

Y ストラップ　*66*

装具学　第4版	ISBN 978-4-263-21418-3

1987年 6 月20日　第1版第 1 刷発行
1990年11月10日　第2版第 1 刷発行
2003年 3 月10日　第3版第 1 刷発行
2013年 3 月20日　第4版第 1 刷発行
2022年 2 月20日　第4版第11刷発行

　　　　　　　　　　　　　監　修　日本義肢装具学会
　　　　　　　　　　　　　編 者　飛　松　好　子
　　　　　　　　　　　　　　　　　高　嶋　孝　倫
　　　　　　　　　　　　　発行者　白　石　泰　夫
　　　　　　　　　　　発行所　医歯薬出版株式会社
　　　　　　〒113-8612 東京都文京区本駒込 1-7-10
　　　　　　TEL.(03)5395—7628(編集)・7616(販売)
　　　　　　FAX.(03)5395—7609(編集)・8563(販売)
　　　　　　　　　　　https://www.ishiyaku.co.jp/
　　　　　　　　　　　郵便振替番号　00190-5-13816

乱丁，落丁の際はお取り替えいたします　　印刷・第一印刷所／製本・皆川製本所
　　　　　　　　　　　Ⓒ Ishiyaku Publishers Inc., 1987, 2013. Printed in Japan

本書の複製権・翻訳権・翻案権・上映権・譲渡権・貸与権・公衆送信権（送信可能化権を含む）・口述権は，医歯薬出版(株)が保有します．
本書を無断で複製する行為(コピー，スキャン，デジタルデータ化など)は，「私的使用のための複製」などの著作権法上の限られた例外を除き禁じられています．また私的使用に該当する場合であっても，請負業者等の第三者に依頼し上記の行為を行うことは違法となります．

[JCOPY]＜出版者著作権管理機構　委託出版物＞
本書をコピーやスキャン等により複製される場合は，そのつど事前に出版者著作権管理機構(電話 03-5244-5088，FAX 03-5244-5089，e-mail：info@jcopy.or.jp)の許諾を得てください．

義肢学 第3版

日本義肢装具学会　監修
澤村誠志・田澤英二・内田充彦　編

B5判　368頁
定価9,460円(税10%込)
ISBN978-4-263-21539-5

義手・義足を学ぶすべての医療職に定評あるテキストの改訂第3版．掲載内容の全面的な見直しや整理を実施し，新しい知見を盛り込みながら内容を刷新した．

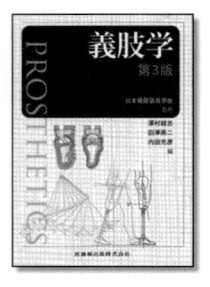

義肢製作マニュアル 第2版

日本義肢装具士協会　監修
田澤英二　編著

B5判　324頁
定価8,580円(税10%込)
ISBN978-4-263-21741-2

必要な義肢製作技術をまとめた好評書が待望の改訂．基本的な手技から各種の採型，義肢の製作法まで，新しい知見を取り入れつつ，豊富な写真やイラストでわかりやすく紹介．

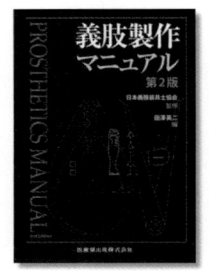

装具学 第4版

日本義肢装具学会　監修
飛松好子・高嶋孝倫　編著

B5判　228頁
定価6,820円(税10%込)
ISBN978-4-263-21418-3

主な装具を網羅的に紹介した定番テキストの改訂第4版．新しい知見を盛り込み，2色化によるわかりやすいイラストへの変更も実施．装具への理解が進む工夫を満載した．

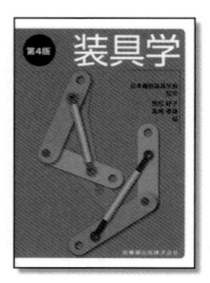

Q&Aフローチャートによる 下肢切断の理学療法 第4版

細田多穂　監修
原和彦・坂口勇人・豊田輝・井上和久・石倉祐二　編

B5判　308頁
定価6,270円(税10%込)
ISBN978-4-263-26555-0

フローチャートとQ&Aで，下肢切断から義足の処方，評価，訓練までを詳細にまとめた理学療法士向けテキストの改訂第4版．臨床現場での留意点や対応が一目でわかる．

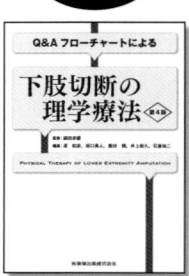

義肢装具と作業療法
評価から実践まで

大庭潤平・西村誠次・柴田八衣子　編著

B5判　388頁
定価7,260円(税10%込)
ISBN978-4-263-21669-9

義肢装具の基本的な知識から，作業療法士が行う臨床実践(評価・操作訓練・学校や職場での活用など)まで網羅的に解説した，ビジュアルでわかりやすいテキスト．

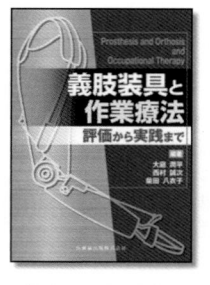

切断と義肢 第2版

澤村誠志　著

B5判　552頁
定価7,920円(税10%込)
ISBN978-4-263-21711-5

四肢切断と義手・義足の定番書として，高い評価を受け続けてきたスタンダードテキストの改訂版．新知見を掲載し，原因疾患や支給制度の説明も充実させ，新機器も掲載した．

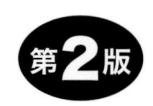

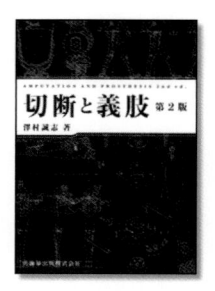

医歯薬出版株式会社　〒113-8612　東京都文京区本駒込1-7-10　https://www.ishiyaku.co.jp/